普通高等教育"十一五"国家级规划教材

全国高等医学院校教材

中国高等教育学会医学教育专业委员会规划教材

护 理 心 理 学

主　编　娄凤兰　曹枫林　张　澜

副主编　田喜凤　姬栋岩

编　者　（以姓氏笔画为序）

田喜凤（华北煤炭医学院护理系）

封丹珺（山东大学护理学院）

张　澜（石河子大学医学院护理系）

张会君（锦州医学院护理学院）

官锐园（北京大学护理学院）

金宁宁（首都医科大学护理学院）

娄凤兰（山东大学护理学院）

姬栋岩（内蒙古医学院护理学院）

黄华兰（汕头大学医学院肿瘤医院）

曹枫林（山东大学护理学院）

北京大学医学出版社

HULI XINLI XUE

图书在版编目（CIP）数据

护理心理学/娄凤兰，曹枫林，张澜主编. —北京：
北京大学医学出版社，2006.6（2014.9 重印）
ISBN 978-7-81071-945-2

Ⅰ. 护…　Ⅱ.①娄…②曹…③张…　Ⅲ. 护理学：
医学心理学-医学院校-教材　Ⅳ. R471

中国版本图书馆 CIP 数据核字（2006）第 039520 号

护理心理学

主　　编：娄凤兰　曹枫林　张　澜
出版发行：北京大学医学出版社
地　　址：（100191）北京市海淀区学院路 38 号　北京大学医学部院内
电　　话：发行部 010 - 82802230；图书邮购 010 - 82802495
网　　址：http://www.pumpress.com.cn
E - mail：booksale@bjmu.edu.cn
印　　刷：莱芜市圣龙印务有限责任公司
经　　销：新华书店
责任编辑：韩忠刚　　责任校对：格　言　　责任印制：张京生
开　　本：787mm×1092mm　1/16　印张：14　字数：356 千字
版　　次：2006 年 8 月第 1 版　2014 年 9 月第 7 次印刷
书　　号：ISBN 978-7-81071-945-2
定　　价：23.00 元

序

护理学是医学的重要组成部分。随着社会的发展、医学科学的进步，人们对健康认识和需求日趋提高，为了满足日益增长的高层次护理人才的需求，高等医学院校内普遍设置了学士学位护理专业，部分院校还开设了护理专业硕士学位培养项目。在近二十多年的高等护理教育实践中，各院校积极开展教学改革，积累了经验，形成了特色。为了适应高等护理教育层次的提升、加强护理学专业教材建设的需要，也为体现各院校教改的成果，北京大学、山东大学、首都医科大学、华北煤炭医学院、内蒙古医学院、青海大学、河北大学、河北工程学院、石河子大学、新疆医科大学、汕头大学、大理学院、长沙医学院等院校共同协作编写了五年制本科护理学专业教材。

新编写的教材紧紧围绕教育部规定的护理学本科医学学士学位学生的培养目标、规格及护理专业教学大纲。力求贯彻"以整体人的健康为中心"的护理理念和作为护理实践框架结构的护理程序。涵盖相关的社会科学、人文科学、心理学和管理学的内容。随着医学科学的迅猛发展，护理专业知识领域也在随之拓宽，出现了不少新的理论和模式。在护理实践中，除了重视临床护理的进展，还要关注社区护理工作人员的需要，并广泛开展以循证医学为主导的探索。

本套教材中，每一本书的主编和编者均经过精心挑选，他们既有学术知名度，又有丰富的教学经验。新编写的教材不仅具有启发性、实用性，体现与时俱进的特点，还注重启发、培养学生的评判性思维及创新能力和国际交流能力。

本套教材可供高等护理专业本科学生、专升本学生使用，也可供各层次护理教学及临床护理工作者参考使用。

在教材编写和教材建设工作中，得到了各院校和北京大学医学出版社的鼎力支持，我们希望在读者们的关爱下这套教材能在市场竞争中脱颖而出，得到广大师生的认可和护理工作者的好评。

王德炳

全国高等医学院校护理本科教材

编委会名单

前　　言

　　护理心理学是护理学和心理学相交叉而产生的一门新兴边缘学科，是高等护理教育中一门重要的主干课程。护理心理学作为一门应用心理学分支学科，对培养护士的职业心理素质，满足广大临床护士掌握护理心理学系统理论知识和临床心理护理实用技能的迫切要求，提高人们身心健康水平，发挥着越来越重要的作用。

　　本书围绕本科护理人才的培养目标，突出专业特点，既将传统的护理心理学内容编入教材，同时根据学科发展的需要和最新的研究成果，将新理论、新方法、新技术编入其中。全书共分为十二章，分别介绍了护理心理学基本知识、心理学基础知识、心理卫生、心理应激、心身疾病、异常心理与不良行为、护患关系、患者心理、心理评估、心理治疗与心理咨询、心理护理、护理人员心理。

　　本书主要读者是我国高等医药院校护理学专业本科生，也可供临床护理教师和护理工作者使用和参考。

　　本书在编写过程中得到了各编者所在院校和单位的大力支持，在此表示衷心的感谢。本书参编人员均具有丰富的教学经验和严谨的治学态度，但由于时间仓促和水平所限，疏漏和错误之处在所难免，敬请读者和同行提出宝贵意见。谢谢！

娄凤兰　曹枫林　张　澜

2006 年 3 月

目　　录

第一章 绪 论

第一节 概 述

一、护理心理学概念

（一）定义

心理学是一门研究心理现象发生、发展规律的科学。心理学的理论研究目的是探索人的心理现象和人格心理特征的表现；心理学的应用研究目的是研究这些原理和规律应用于不同的领域和情景，来解决各种实际问题。因此，心理学领域形成了诸多应用学科。

护理学是由专业护理人员在护理职责分工范围内，协助医生诊断和治疗疾病，并应用护理手段向服务对象提供援助，以帮助其满足生理、心理基本需要，提高社会适应能力，维护和增进健康水平的一门学科。

心理学与护理学相结合，便产生了一门新的应用学科——护理心理学。护理心理学是指将心理学和护理学相结合，研究在护理情景这个特定社会生活条件下，个体心理活动发生、发展及其变化规律，以维护个体的心理健康水平，全面增进健康的一门交叉、应用学科。

（二）护理心理学定义的特征

护理心理学的定义主要有以下特征：

1. 重视护理情景 指心理护理活动必须在护理情景这个特定的社会生活条件下进行。因而，下述因素是进行心理护理必须予以考虑的。

（1）应用的心理学方法必须是护理人员可以操作的。心理学的知识犹如浩瀚的海洋，在护理心理学的研究中，所选取的知识应紧紧与护理情景相联系。例如：心理治疗的知识在心理护理过程中，被应用的很少，这与护理人员的工作范围有关。而心理咨询中的访谈技术，在心理护理中被广泛使用。

（2）进行心理护理活动的是临床工作第一线的护理人员：心理护理是护理人员在护理工作的全过程中，应用各种方法和手段帮助患者及影响其心身状态的活动。因而，进行此项工作的必须是护理人员，而非心理医生或心理咨询师。

2. 强调个体心理因素 人的心理过程是千差万别的，即使是在相同的护理情景之下，不同的患者，其心理反应也是不相同的。因此，在心理护理的过程中，一定要考虑个性的差异，根据患者的个体心理特征，为其实施切实有效的心理护理。

3. 强调护理心理学的学科性质是交叉、应用学科

（1）护理心理学是交叉的边缘学科：护理心理学是介于心理学和护理学之间的一门交叉学科，这是由其研究对象的特点所决定的。护理心理学除了用心理学的理论及观点，阐明护理过程与护士、患者个体间的相互作用，揭示其心理学的规律外，还需广泛吸收医学、护理学等学科的研究成果。因而决定了它是心理学和护理学两个主要学科领域交叉点上的边缘学科。

（2）护理心理学是应用学科：近年来，应用心理学的发展十分迅速，心理学向社会各个专业扩展。护理心理学是生物-心理-社会医学模式转变的产物。临床护理实践中的诸多问题，单靠医学、护理学领域的知识已无法得以解决，必须协同心理学等学科另辟蹊径，开拓新思路，构建新体系。护理心理学在解决本领域各种现实问题中，体现出巨大的潜力。

二、护理心理学的研究对象和任务

护理心理学的研究对象主要涉及病人和护士两大范畴。护理心理学的任务是把心理学的基本理论和技术运用于临床护理，指导护理人员依据病人的心理活动规律做好心理护理。为实现这一任务，护理心理学必须深入研究如下四个方面的内容：

（一）研究心身交互作用对健康的影响

护理心理学不仅要深入研究人们的心理活动对躯体生理活动的影响，从而揭示疾病与心理因素之间的内在联系，还要探讨人在患病之后所引起的各种心理反应。护理人员只有认识并掌握了这其中的规律，才能自觉地采取恰当措施进行心理护理。

（二）研究病人心理活动的特点

深入研究病人的一般心理活动规律和特殊的心理表现，并依据其特点，采取恰当措施实施最佳心理护理是护理心理学研究的一项主要内容。显然，这是一项复杂而又繁重的任务。正如南丁格尔说的："人是各种各样的，由于社会职业、地位、民族、信仰、生活习惯和文化程度不同，所得的疾病与病情也不同，要使千差万别的人都能达到治疗或康复所需要的最佳身心状态，本身就是一项最精细的艺术。"

（三）研究干预病人心理活动的理论与技术

护理心理学不仅要研究病人的心理活动规律，还要在此基础上进一步研究干预病人心理活动的理论与技术。例如：权威性的劝说和解释可以改变病人的认知方式；感人肺腑的温暖和热情可以转变病人的情绪状态；热情的鼓励和支持可以使病人振作精神；巧妙的积极暗示又可以使病人按照医护人员的意志行事。类似这些干预病人心理活动的理论和技术，是护理心理学的又一项十分重要的任务。

（四）研究护理人员的心理品质及培养

护理人员通过护理服务为病人减轻疾苦，并使之安全与舒适，这是一项崇高的职业。要做好这项工作，就要求护理人员必须具备一系列良好的心理品质。比如，对病人要有同情心，尊敬和体贴他们；对病人的需要认真对待，尽量给予满足；在工作中表现出高度的责任心和精湛娴熟的护理技术，以增强病人的安全感。甚至连护理人员的言谈举止、仪表修饰都应十分讲究，以便给病人带来"白衣天使"的崇高形象，从而使病人在心理上增强战胜疾病的信心和力量。因此，护理人员的心理品质及培养也是护理心理学要研究的一项内容。

三、发展护理心理学的意义

（一）护理心理学正在推动着护理学的发展

要想使我国的护理学尽快发展成为一门独立的新型学科，不仅要善于综合运用基础医学、临床医学和预防医学的有关理论知识和技术，还必须吸收社会医学和护理心理学的有关内容。护理心理学的发展，必将逐步使生理护理和心理护理融为一体，使护理学成为一门崭新的科学。

（二）护理心理学有助于提高护理质量

随着生物-心理-社会医学模式的转变，临床护理要求护理人员为病人提供包括生理、心理、社会在内的全方位的护理服务。这个过程中，心理护理的作用十分重要。只有护理心理学发展起来，护理人员才能全面地认识疾病和病人，并以此为依据进行全面恰当的护理，使病人感到生理上舒适、心理上舒畅，从而提高护理质量。

（三）护理心理学有助于提高护理人员的整体医学观念

护士服务的对象主要是病人，要想为病人提供高质量的护理服务，就必须有整体的医学观念，视病人为包括生理、心理、社会在内的整体的人。护理心理学有助于培养和提高护理人员的整体医学观念，为病人提供身心整体护理。

第二节　护理心理学研究方法

一、护理心理学研究的原则

作为科学的研究工作，护理心理学必须遵循科学研究的基本原则，采取科学的方法和态度，才能保证研究的正确性，揭示心理护理过程中的本质和规律。护理心理学的研究原则，归纳起来有以下几点：

（一）客观性原则

客观性是任何科学及其研究都必须遵循的原则。所谓客观性原则是指对客观事物采取实事求是的态度，既不能歪曲事实，也不能主观臆断。客观性原则贯穿于护理心理学研究的整个过程。

在护理心理学的研究过程中，研究者带着一定假设对事实进行分析和验证，因而研究往往受研究者本人好恶的影响，这种现象在研究中应尽量避免。此外，由于护理心理学是发展较晚的一门学科，尚无统一的或标准化的评价标准及观察尺度，且研究者之间存在差异，这就要求研究者既要认真负责，具有高度责任感，又要熟练掌握研究方法。

（二）系统性原则

任何研究的基本假设之一都是"事物之间是互相联系的，任何事物都不是孤立的，而是处在一个有组织的系统之中"。心理和护理现象同样处在一个有机的系统之中，其产生和变化都有一定的原因。进行护理心理学研究，如果孤立地考虑研究对象，就无法揭示其中的本质发展规律。

（三）理论联系实践的原则

在护理心理学的研究中，理论与实践是辩证的统一。实践是理论的源泉，也是验证理论正确与否的唯一标准；而理论能指导实践，为实践服务，并在实践中不断得到发展。只有在正确理论指导下的实践，才能取得成效。

（四）伦理学原则

在进行护理心理学的研究中，经常要采用一些控制情景或被试的研究手段或方法，这时就应特别注意在创设情景时切忌采取违背伦理原则的方法。在科学性与伦理性相违背时，应首先保证伦理性。护理心理学研究的伦理学原则主要包括：

1. 以无损于被试的身心健康为原则　在研究过程中，不允许人为地对被试施以惊恐、忧伤等不良的情绪刺激，需避免使用易致被试疲惫或不快的研究。

在护理心理学研究中，有时为了排除某些干扰，以获得尽可能真实可靠的结果，研究者常常需要在研究策略上做些技术处理，如采用"单盲法"或设置"假被试"，向被试隐瞒研究的真实目的或意图。但这是出自研究工作的需要，并不违背研究的伦理学原则，与欺瞒被试有着本质的区别。

2. 以尊重被试的主观意愿为原则　研究者邀请被试予以合作，必须奉行自愿的原则，不能采取强迫命令的手段强求被试参与某项实验。即使被研究者在研究中途提出中止合作的要求，研究者也应从维护被试的个人权利出发，尊重他们的选择。

3. 以不泄露被试的个人隐私为原则　对研究过程中所收集到的个人资料，研究者有责任实行严格的保密原则，未经被试本人允许，不得将任何涉及个人的原始研究资料公诸于众。若确需将有关资料反映在研究报告中，必须隐去被试的真实姓名，或将从某被试那里获得的整体原始资料做分解处理。研究者必须对被试的个人隐私，负有终身保密的义务。

二、护理心理学研究的基本程序

护理心理学研究，应按照科学的程序进行。包括：选题、文献综述、研究设计、收集并整理资料、得出结论、撰写科研报告。

（一）选题

进行护理心理学的研究，最重要的是选题。因为这不仅是研究的起点，而且决定整个研究工作的成败。具体来说，选题正确与否，决定了研究能取得什么样的成果，以及成果的科学、社会、经济价值，在一定程度上还决定了研究的主要方法。选题时，下述原则是必须予以考虑的。

1. 需要性原则　需要性原则是指根据当前护理学科发展的需要选择研究课题，以解决心理护理过程中的实际问题。只有紧密为临床护理服务，护理心理学的研究才能显示出强大的生命力。因此，护理心理学的研究应注意选择当前临床护理服务中亟待解决的重大问题作为研究内容，如：心理护理的服务内容，心理护理实际效果的评价等。

2. 创新性原则　护理心理学的研究，要解决未被解决的问题，因而必然要求创新性，要有自己的独到之处，这是选题时必须遵守的原则之一。在研究中，为了选择有创新性的课题，应加强科研情报工作，注意了解前人的研究结果，把握护理心理学的研究动态，避免重复研究。

3. 可行性原则　可行性原则就是指根据研究者具备的主观的以及从事研究所需要的客观条件，选择研究课题，以确保课题的顺利完成。主观条件是指研究者为完成课题所需要的知识、能力以及工作经验，它反应了研究者所承担和完成课题的水平及可能性。客观条件是指完成课题所需要的设备、环境以及必要的人力、物力、财力、时间、图书资料、被试来源、医院的配合等。对于研究者而言，选题必须与自己的主客观条件相符，才有可能完成它。

（二）文献综述

文献综述在护理心理学的研究中是非常重要的。它是在研读大量国内外有关资料的基础上，通过归纳、整理、分析，对一定时期内某一专题的研究成果进行比较系统、全面的综合论述和评论。综述的主要特点是：能全面、系统地反映国内外某一学科、专业或领域在某一时期的发展历史、状况以及发展趋势。它把原始资料中的大量数据和主要观点进行归纳整理，得到一个脉络清晰、有内在逻辑关系的发展概况。其目的在于通过深入分析过去和现在的研究成果，指出目前的水平、动态、应当解决的问题和未来的发展方向，并依据有关的科学理论，结合具体的研究条件，对各种研究成果进行评论，提出自己的观点、意见和建议，指明这些研究成果已达到的水平和具有的实践意义，以及存在的问题、今后的出路。

文献综述对于护理心理学的研究具有非常重要的意义。它以其严密的分析评价和有根据的动向预测为新课题的确立提供强有力的逻辑论证，使研究者在今后的研究工作中方向明确，研究系统化、条理化，避免盲目性。因而起到了总结既往、开辟未来、提出理论和指导新课题的重要作用。

（三）研究设计

研究设计是指研究者根据研究目的，经过周密考虑，制定出整个研究工作的具体计划和安排。重点是对如何实施研究做出比较详细的规划。研究设计主要包括以下内容：

1. 明确研究目的，选择研究对象　进行研究设计时，首先要明确研究目的和假设，理清研究思路。设计工作的第一步就是要明确研究目的和假设，从而使研究者在思想上更明确，学术上更严密。研究目的明确之后，还要充分考虑研究对被试代表性和典型性的要求，选定具体研究的被试，以确保研究可以说明某一地区、某一类情景或对象的一般规律，具有普遍指导意义。此外，还要根据统计学的知识估算样本容量的大小，即应选取的被试数量。其目的在于保证样本的代表性以及减少研究者不必要的时间、精力以及物力的浪费和误差。

2. 选择研究方法与技术方式　在护理心理学的研究中，可以采用的收集数据的方法是多种多样的，如实验室研究、现场研究、谈话法、观察法、问卷法、测量法等。每种方法都有不同的设计方式，这些不同的方法和设计各有其优点与局限性，有其特定的适用条件。所以，在研究设计时，应根据研究的目的、被试的特点、研究的主观条件、各种方法与设计的优缺点与适用条件，选用最适当的方法和设计方式去解决课题所提出的问题。由于同一研究课题往往采用多种方法收集数据，每种方法又有优点与不足，因此，在目前护理心理学实际研究工作中，提倡多种方法的综合应用，以相互取长补短，提高研究的效果。

3. 确定研究变量与观测指标　无论采用哪种具体的研究方法，护理心理学的研究都是为了探讨一个或多个变量的关系，并以研究假设的形式对其性质与密切程度进行预测。因此，在选择具体方法和设计方式之后，应根据研究目的与假设，进一步明确所要研究的变量和观测指标。

4. 选择研究工具　确定了研究变量与观测指标之后，还要确定研究工具。确定使用已有的研究工具还是研究者根据研究的需要编制研究工具。护理心理学发展较晚，缺少成熟的研究工具，因而编制研究工具较为多见。

5. 选择研究环境　在护理心理学的研究中，研究环境对研究的进行非常关键，是研究设计时必须认真考虑和选择的。研究环境分自然环境和非自然环境，研究者应根据研究的具体目的进行选择。

6. 考虑数据整理和统计分析的方法　在研究设计时，要初步考虑如何对收集到的数据和资料进行整理、分类，用什么方法统计分析，并据此对收集资料的方法和内容提出进一步要求。

（四）资料的收集和整理

即用恰当的统计方法对资料加以整理。资料的类型包括：计数资料、计量资料、等级资料、描述性资料。

（五）得出结论

得出结论前要对研究结果加以讨论，包括如下几个方面：

1. 讨论某一项实验结果的有关问题，如对误差、显著性的分析，指出该项结果所能说明的原理，以及对出现的新现象的解释。

2. 对本研究几项实验结果的综合分析和推论，来说明某种理论和可能的展望。

3. 将前人在本研究问题上的观点和结论与本研究结果加以比较，分析其间的异同和原因。

4. 用其他科研领域中的成果来解释本研究的结果和推论。

5. 分析并提出本研究中尚未解决或需要进一步加以解决的问题。从而为得出结论铺平道路。必须以实事求是的态度对获得的结果给予解释，分析它与假设符合的程度。分析研究结果的可信、效度，谨慎地下结论。

（六）撰写科研报告

科研报告应包括下列几项内容：题目、作者姓名及通讯地址、中文摘要、前言、方法、结果、讨论、结论、参考文献、附录和英文摘要。

三、常用的护理心理学研究方法

在护理心理学专门方法论原则的指导下，护理心理学研究的具体方法和技术较多，如观察研究、调查研究、实验研究、心理测验等。

（一）观察法

1. 概念　是指研究者通过感官或借助于一定的科学仪器，在一定时间内有目的、有计划地考察和描述客观对象并收集研究资料的一种方法。作为科学研究史上最原始、应用最广泛的方法，观察法是从事任何研究都不可缺少的。

2. 分类

（1）在心理学研究中使用观察法，通常依据研究情境的不同，将其分为自然观察法（naturalistic observation）和控制观察法（controlled observation）。自然观察法是指在自然情境中对研究对象的行为进行直接观察、记录、分析、解释某些行为变化的规律。控制观察法是在研究者预先设置的情境中对研究对象进行观察研究。

（2）根据研究的不同目的和要求，现场观察中通常可采用以下几种方式：①连续性观察：是指对同一对象的同一问题所进行的持续的、多次反复的观察。这种方式多用于对患者个性化心理问题的研究。如针对某个因患急性心肌梗死而进入重症监护病房的患者，了解其病情变化是否与他的情绪波动有显著相关，就必须对这个患者情绪状态与病情发展的关系进行持续、反复的观察，才可能获得比较可靠的结论，进而掌握其心理活动的一些规律。②轮换性观察：是指对同一问题进行观察研究时，需变换几次甚至几十次对象施以反复观察。这种方式比较适用于对患者心理状态的一些共性问题的研究。如想了解患某一类疾病的人最常见的心理活动特点是什么，仅通过观察一个患者的典型心理反应来做结论显然是不行的，必须分别对患此类疾病的不同患者的心理活动进行轮番观察，才可能归纳出他们因患有某种疾病而产生心理变化的共同特点。③隐蔽性观察：是指研究者的观察活动需在被研究者不知情的情况下进行，力求使被研究者的心理活动变化在自然情境中真实流露。如观察中为避免被研究者受到干扰，可采用在隔间墙壁上装置单向视屏的方法。这种观察方式既适用于患者共性心理问题的研究，也适用于患者个体心理问题的研究。观察若在室内进行，一般需设置里明外暗的观察室，研究者可通过单向"观察窗"，任意地对任何研究对象的所有言行做详细观察而不被研究者所察觉。如果观察性研究在室外展开，研究者可通过扮演"假被试"，与那些"真被试"打成一片，在掩盖其真实身份的情况下亲身参与其中，以获得较可靠的研究。

3. 观察研究的基本原则

（1）重复性原则：由于客观上时间因素的影响，仅根据1～2次观察即做出结论，免不了有很大的偶然性。只有多次反复地观察，才有助于发现研究对象心理活动的稳定性特征，使所得结果更具有代表性。

（2）主题性原则：这是指在每一次具体观察研究的过程中，只能确定一个观察主题，观察一种行为，以避免观察指标设置太多，彼此造成干扰，无法得到准确的研究结论。如观察病室环境（物理环境）对患者情绪状态的影响，研究者除了必须把物理环境与社会心理环境严格区分，还要进一步对物理环境中的噪声、通风采光条件、病室布置等各种观察指标加以区别。

（3）真实性原则：这个原则充分体现在隐蔽性观察的研究方式中。隐蔽性观察，是为了防止被观察者的心理活动出现某些假象，比如被试的"迎合"心理或"逆反"心理。如果被试了解研究者的意图，当他们产生"迎合"心理时，就会主动配合研究者，有意表现出符合研究者主观愿望的心理活动；当他们发生"逆反"心理时，则可能一反常态地表达自己的心理反应。因此，上述两种情况，都是被试以假象掩饰真实心理状态的结果，都会使所研究的资料失去意义。

（二）实验研究的方法和技术

1. 概念　实验研究是指在观察和调查的基础上，对研究对象的某些变量进行操纵或控制，创设一定的情境，以探求心理、教育现象的原因和发展规律的研究方法。与其他研究方法相比，实验法被公认为是最严谨的方法。

护理心理学的实验研究，具体包括实验室实验（laboratory experiment）、实地实验（field experiment）、模拟实验（imitative experiment）三种。不同学科的学术研究，对三种实验法的使用也各有侧重，护理心理学常用的实验研究是后两种。

2. 实验室实验　实验室实验是自然科学研究和社会科学研究都需采用的一种方法。虽然实验室实验常需借助于仪器，且以自然科学研究所用居多，但并不意味着实验法与使用仪器及自然科学之间存在必然联系。护理心理学实验研究的内容，既有自然科学的，也有社会科学的。如研究患者的情绪状态与机体免疫机制的交互影响的课题，可主要采用自然科学的实验研究方式；而研究语言暗示对患者情绪调节作用的问题，则可着重于社会科学的实验研究方式。实验室实验的优点在于，研究的控制条件严格，可排除许多的干扰因素，能获得说服力较强的研究结果等。

3. 实地实验　又可称为现场实验。是将实验法延伸到社会的实际生活情境中进行研究的一种方法。与实验室实验的不同之处在于，它是在现场（自然）情况下控制条件进行的实验。从对控制实验的干扰因素来看，实地实验虽不及实验室实验那么便利，但它具有更接近真实生活、研究范围更加广泛、实验结果易于推广等优点，因此在社会心理学、管理心理学等领域的科学研究中被广泛采用。实地实验，也是护理心理学研究的常用方法之一。如研究"住院患者心理状态与疾病的发展及转归的相关性"这类问题时，显然难以进入实验室开展实验，只能以病房为现场来开展实地研究。

4. 模拟实验　模拟实验是指由研究者根据研究需要，人为地设计出某种模拟真实社会情境的实验场所，间接地探求人们在特定情境下心理活动发生及变化规律的一种研究方法。

如研究者可设计一些模拟的护患交往情境，请有关人员扮演患者，以观察护士个体的人际沟通能力，进而深入了解、力求解决一些共性化问题。模拟情境虽是人为设计的，但对被试而言，只要他们未察觉自己置身于人为情境，所产生的心理反应实际上也与实地实验相近，基本是真实的、可信的。因此，模拟实验情境应尽可能地做到逼真，不被被试所识破，以求得到最接近真实的可靠结果。

（三）调查研究的方法和技术

1. 概念　调查研究的方法，是指研究者以所需研究的问题为范围，预先拟就一些问题，让被试根据自己的意愿选择作答，再对其调查结果进行统计分析的一种方法。这种研究方法比较简便、可行，调查所得结果可提供一定参考价值，在社会心理学等领域被广泛采用。对护理心理学研究而言，在分析患者心理需要、了解护患关系等问题时，通常可采用调查研究法。

2. 调查研究的主要方式　调查法一般可采用两种方式进行，一种是问卷调查（questionnaire survey），多用于短时间内大范围人群的资料收集；另一种是访问调查（interview survey），一般采用面对面的个体访谈形式，由调查者按被调查者所述做好记录。

3. 调查研究的注意事项

（1）精心策划：进行调查前必须精心设计调查表。研究者应力求就某范围的调查获得较大的信息量，以便在资料分析时得到更多有价值的结果。信息量小的调查问卷往往易导致片面的结论。

（2）确保真实：为确保调查结果的真实性，调查问卷一般可采用无记名方式收集资料，以打消被调查者的答卷顾虑。访谈调查时，则需要调查者积极营造一个和谐、宽松的谈话氛围。必要时，调查者还可以向被调查者做出替他保守个人隐私的承诺，以便被访问者能无拘无束地袒露心迹。

（3）科学抽样：调查研究的成败，主要取决于所抽样本的代表性，故调查法的另一名称叫做抽样调查（sampling survey）。随机抽样和分层抽样都是可增强调查结果代表性的常用方法。

（4）通俗易懂：调查者在自行设计问卷时，既应注重文字表达上的言简意赅和通俗易懂，还应考虑如何方便作答，尽量选用"是非法"、"选择法"的答题方式供被调查者使用，以便人们能在比较轻松的状态下顺利地完成调查问卷。

（四）测验研究的方法和技术

心理测验的研究方法，通常是指使用某种"引起行为反应的工具"，即用心理量表作为中介来揭示人们各种心理现象产生的本质特征的一种研究方法。在护理心理学研究中，常需采用心理测验（psychological test）的方法来揭示研究对象的心理活动规律。关于心理测验的相关内容，将在第九章心理评估中详细介绍。

（五）个案研究的方法和技术

1. 概念　个案研究法（case study），有时也称作档案研究法（archive study），是心理学领域以个人或由个人组成的团体为研究对象的另一种方法，它是借鉴病案记录的模式逐步发展而来的。个案研究法把医生诊治疾病过程中所实施的询问患者的个人既往史、生活史、全面查体等一系列规范化程序引用到心理学研究的各个领域。护理心理学的研究对象，包括护士、患者两大群体中的个体或团体。因此，个案研究法也是护理心理学领域研究常需采用的方法之一。

2. 特征

（1）广集个案资料：个案研究必须积累足够的个案资料，否则无法展开研究，更谈不上解决个案问题。以护理心理学中护士人才培养的个案研究为例，要想了解某个人才的整个角色行为及成长的心理历程，在资料的收集上必须涵盖以下内容：①个人基本资料包括姓名、性别、年龄、出生地、学历、职务、工龄、婚姻状况等。②家庭背景，包括父母的年龄、父母的职业及受教育程度、兄弟姐妹人数及排行、家庭经济状况及家居环境、父母教育方式及其与子女的关系等。③工作经历，包括所在岗位的职业特性、轮岗情况、与工作表现有关的奖惩记录、上下级所做的工作评价等。④社会环境，包括工作单元内的人际氛围、工作场所的各种人际关系、邻里关系、亲友关系、居家所在社区环境等。⑤身体素质，包括健康既往史、健康现状、营养状况、体形特征等。⑥心理特征，包括智力水平、情绪稳定性、性格倾向性、社会适应性、人际交往能力、自我意识和道德意识的发展水平、社会态度与价值取向等。

（2）兼用多种方法：采用任何一种单一的研究方法，显然都无法满足研究之需要。因此，从事个案研究，必须是多种方法并重，才能收集到各种有价值的较全面的研究资料。

第三节　护理心理学发展简史、现状与展望

一、护理心理学的发展简史

心理学和护理学，都是只有百年历史的年轻学科，护理心理学作为由两门学科交叉而来的新兴学科，历史就更为短暂。但若追根寻源，究其学科思想的发展由来，护理心理学还是一门有着几千年历史的古老学科。

（一）护理心理学的起源

自人类社会诞生，就植入了护理心理学未来发展的历史根源。因为面对人类的生老病死所产生的各种属于护理职能范畴的对应措施中，都包含着护理心理学思想的萌芽。早在三千多年以前，就有了身心辨证关系的思想萌芽，随后据此编写的、成书于两千多年前的《逻迦集》即明确地提出了关于"护士必须心灵手巧，有纯洁的心身"的倡导；关于"护士应该注意病人的需要，给病人以关心"的提法；关于护士应具有"良好的行为、忠于职务、仁慈和善，对病人有感情"等论述，都体现古代学者对病人心理状态的密切关注。《内经》在分析疾病原因时，还特别强调了影响人的社会、心理因素，提出了"喜怒惊忧恐皆可损伤人体……精神内伤，身必败之"等身心交互影响的疾病诊治观。可见几千年前的祖国医学，就已经注重强调情绪对健康的重要影响了。

（二）护理心理学的近代发展史

护理心理学的近代发展史，始于19世纪中叶至20世纪中叶的100年间，即从南丁格尔创立第一所新型护士学校到建立并推行责任制护理之前的这段时间内。南丁格尔以她对护理工作的独到见解，创建了全新的护理概念；她指出："护理工作的对象，不是冰冷冷的石块、木片和纸张，而是具有热血和生命的人类"。近代护理心理学在南丁格尔的引导下，开始从数千年来自发的、朦胧的、粗浅的原始阶段，逐渐步入比较自觉的、清晰的、精细的准科学发展历史。继南丁格尔之后，随着护理工作内涵的不断扩展，奥利维亚等专家学者认识到加强病人的健康教育以及让病人保持生理和心理平衡的重要意义。他们先后提出了护理是"加

强健康教育，包括病人及其环境、家庭、社会的保健"；护理是"对病人加以保护、教导"；护理是给需要的人们"提供解除压力的技术，使其恢复原有的自我平衡"等一些新的护理观念，促使护理领域显著增加了帮助病人提高生理、心理素质的健康教育内容。

（三）护理心理学的现代发展史

护理心理学在现代医学模式的深刻影响下，近二三十年来，进入了一个快速发展期。人类疾病谱、死亡谱的重大变化以及现代社会中人类对健康的迫切需求，带来了现代医学模式的彻底转变，也引起了护理领域的深刻变革。50 年代末，责任制护理开始在美国明尼苏达大学医院付诸实践，并经不断修正、补充和健全后，于 70 年代在美国以及一些欧洲国家普遍推广，并在那里以有益于人们身心健康的显著优势，全面取代了传统的沿用了百年的功能制护理，逐步形成了护理学科综合自然科学和社会科学知识的、独特的完整体系。我国自 80 年代初恢复高等护理教育以来，各校的课程设置中，也都实施了护理心理学的普及教育。

二、护理心理学现状

（一）正在确立科学体系的雏形学科

护理心理学的发展历史是非常短暂的，虽然在广大学者的努力之下，取得较大发展，但是纵观其发展过程，护理心理学依然是初具雏形的学科。主要表现在：目前只有少数人有能力开展护理心理学领域的实验研究，大多数临床护士对心理学理论的运用，还处于对实践经验的总结阶段；护理心理学的研究方法，大多仍以定性的研究为主，很少运用客观、量化的研究工具。此外，护理心理学的学术研究，尚处于学科创建的初始阶段，学科的成熟和发展，尚有待于为之付出艰苦的努力。

（二）受到世人关注的萌芽学科

护理心理学与众多的已成熟学科相比，还只是一个"萌芽"学科，同时它又具有强大的生命力。随着社会的演变、时代的变迁，人们对护理心理学的发展寄托着厚望。作为人类健康事业重要支撑学科之一的护理心理学，必然伴随着新世纪的到来而逐渐成长、壮大，在努力满足全人类的健康需求中求发展，在促进人类生命质量的优化中获得重要的学科地位。

（三）我国护理心理学发展现状分析

通过十几年的建设和发展，我国的护理心理学取得以下成绩：

1. 已建立国内最高学术机构 1995 年 11 月，随着全国护理心理学专业委员会在北京宣告正式成立，护理心理学领域有了国内最高层次的学术机构，护理心理学的学科建设从此进入了一个新的历史时期。

2. 已普遍实施专业基础教育 80 年代初期，责任制护理所带来的全新护理观念，对护理教育的发展产生了深刻影响，增加心理学等人文学科的比重，成了护理教育改革的大趋势。护理心理学作为护理教育的必修课，起始于 80 年代初我国恢复高等护理教育后的课程设置中，先后在大专、本科、中专的专业教学中逐步展开，尤其在我国现行的主体护理教育——中专护理教育中的普及速度较快。对培养专业人才的职业心理素质、增强护士的职业技能等，起到了积极的促进作用。

3. 广泛开展群众性科研活动 20 多年来，随着责任制护理在我国引进、推广，整体化护理模式病房的建立等，心理护理的重要性越来越被人们所接受。1980 年第一届医学心理学学术年会时仅 2～3 篇护理心理学论文参与交流，此后这方面的论文在数量上连年成倍递增。

4. 已初步形成学科人才队伍　随着心理学知识的普及教育及心理护理临床实践的广泛开展，一支专业人才队伍已初步形成，这支人才队伍主要由四部分人组成。第一部分，是一些长期从事护理教育、护理管理、护理临床的骨干，不仅积累了丰富的实践经验，又对心理学理论有颇深的造诣。第二部分，则是近几年来，那些少数已获得博士、硕士学位的心理学专业人才，充实到护理心理学学科人才这支队伍中来，他们所拥有的经高层次系统化教育获得的心理学专业知识，对学科发展是一种不可缺少的能源补充，也是我们日后开展高起点、深层次学术研究的一支中坚力量。第三部分，是指一大批经十多年高等护理教育培养的成千上万的本科生、大专生，她们在新的教育模式中强化了全新的护理概念后，又可凭借自身知识结构的优势，在临床一线实践相应的角色。第四部分，则是我们有一支积极性很高的群众队伍，她们中尽管有相当一些人没有受过心理学的系统训练，但她们大多已经从自己的工作实践中深切体会到了心理护理的重要性，主动参与心理护理研究的意识较强。

三、护理心理学发展的展望

（一）护理心理学发展趋势的分析

护理心理学的发展支撑着人类健康事业。当人类即将进入"生命科学的世纪"，当"健康的一半是心理健康"的观念日益深入人心、家喻户晓时，当高速发展的现代化社会环境中，人类健康更多地受到来自心理压力的困扰时，护理心理学将与咨询心理学、发展心理学、临床心理学等学科一起，成为人类健康事业最重要的支撑条件之一。

（二）护理心理学的发展目标

学科发展目标制定的是否得当，直接影响学科发展的进度。护理心理学的发展目标主要为：

1. 学科理论体系从一般组合型走向独特综合型　这个具体目标是学科发展的首要任务。因而一定要尽快突破当前普遍使用的专业教科书的传统格局，力争在各层次课程教学中彻底淘汰组合型、堆砌式的"护理专业用心理学教材"，根据不同层次人才培养目标的教学计划，把心理学领域中那些与护理实践最相关的先进理论吸收、借鉴过来，与现代护理学的人才培养目标、临床应用模式等相互融合，创立出名副其实的独特综合型科学体系。

2. 学科研究方法从一般描述型走向实验论证型。

3. 学科研究领域从局限单一型走向开阔多元型　当前本学科领域中过多地把研究内容集中在"患者的心理护理"这类专题上。护理心理学的研究领域，可涉及的范围很广，研究内容也极为丰富，围绕着实现护理心理学研究的总体目标，有许多问题有待探索，最终便可殊途同归。

4. 学科人才队伍逐渐走向成熟强盛　随着学科发展的不断深入，学科建设将会对人才队伍提出越来越高的要求，尤其是高层次骨干人才的质量，学科带头人队伍的水平等，都会对学科发展产生直接影响。从前述现状分析来看，我国护理心理学专业的人才队伍已初具雏形。但目前在我国护理学研究生教育中，尚未设立护理心理学专业，还需要通过积极呼吁，尽快弥补这个空缺，以增强学科人才的发展后劲，特别是学科带头人队伍的实力。

5. 临床应用模式从经验体会型走向科学规范型　这个目标，也是任何一个学科发展的必然趋势，是学科水平达到一定境界的象征。只有彻底摆脱过多的经验束缚，才可能真正为科学探索不断进行新的尝试。即使有个别成功的经验，如果不能上升到理论的高度来认识并揭示其本质，就很难再对实践起指导作用。此外，由于个别经验之间缺乏可比性和统一的评判标准，通常很难区别出哪些更具有普遍推广价值。然而未经实践反复验证的个别经验，其科学性、先进性便无法得到确认。如果不彻底改变目前临床心理护理中以个人实践经验为主导的各自为阵的状况，我国护理心理学的临床实践，就不可能走出学科发展的低谷。建立科学、规范的临床应用模式并制定相应的效果评定标准，才有可能总结、推广那些具有科学规律的先进模式，才足以充分体现护理心理学对人类健康的实用价值。

（张　澜）

第二章 心理学基础知识

第一节 心理现象与心理实质

一、心理概念

心理是脑的机能，是客观世界在人脑中发生的反映，即心理是客观世界的主观映像。人类的心理包括低级形式和高级形式，分为多个阶梯和多个水平。

二、心理现象

心理现象又称心理活动，作为脑的机能是以活动的形式存在的，并且以脑的神经活动为物质基础。人的心理现象是一个多层次相关联的复杂大系统，总体上可以分为心理过程和个性心理两个方面。

（一）心理过程

心理过程是指：在人的认识、情感、意志行动方面表现出来的心理活动。认识、情感、意志三种心理过程相互联系、彼此制约，从而构成人的整个心理过程。

1. 认知过程　是个体在生活中对客观事物和对象在认识方面的心理活动，主要包括感觉、知觉、记忆、想像、思维和言语等。

2. 情感过程　是个体在实践活动中对事物或行为的态度体验和感受。

3. 意志过程　是个体根据自身的需要和动机，自觉地拟定目的和计划去行动，并根据目的调节自身的行动克服困难，实现预定目标的心理过程。

（二）个性心理

个性心理就是指个体在心理过程的发展和进程中，经常表现出来的那些比较稳定的心理倾向和心理特点。包括个性倾向性和个体心理特征等方面。

1. 个性倾向性　反映了个体对周围世界的趋向和追求，包括需要、动机、兴趣、信念、理想和价值观、世界观等方面。

2. 个体心理特征　是个体经常表现出来的本质的稳定的心理特征，集中体现了个体心理活动的独特性，主要包括气质、性格和能力。其中性格是个性心理特征的核心。

三、心理实质

（一）心理是脑的机能

现代科学表明，脑是心理的器官，心理是脑的机能。人脑是人的心理活动的物质载体。人的各种心理和行为不仅直接依赖于大脑的有关部位，同时也都是神经系统中各部分协同活动的结果。

从生物演化的历史来看，心理是物质发展到一定阶段的产物，即生物演化到具有一定神经组织的动物机体才开始出现简单的心理现象。人脑则是生命物质发展的最高阶段。

（二）心理是脑对客观现实的反映

脑是心理的物质载体，但人脑本身不能自动产生心理现象。心理反映的内容和材料来自客观世界，心理是人脑与客观现实相互作用的结果。

（三）人的心理的主体性

人的心理活动不仅依附于人脑这个器官，同时也取决于反映主体的个人主观状况。心理是人脑的主观映像，它不同于摄影或镜面反射，它带有很大的主观性和个体性。这也就是为什么不同的人对同样的对象可以产生不同的反映。此外，心理的主体性还表现在人对现实反映的主观能动性方面。人对客观现实的反映并不是消极被动的，而是积极主动的过程。

第二节　认　　知

一、感觉与知觉

（一）感觉

人要在丰富多彩的世界上生存，就必须能准确地理解和掌握这个世界，从现实中获得可靠的信息。人们对于客观世界的认识首先是从感觉开始的。感觉是认知的开端，一切较高级、较复杂的心理现象都是在感觉的基础上产生的。

1. 感觉的概念　感觉（sensation）是人脑对直接作用于感觉器官的客观事物的个别属性的反映。例如人们看到颜色、闻到气味、触摸到形状、质地、温度等都属于感觉现象。感觉是对当前直接作用于感觉器官的客观事物的反映，而不是对间接作用或过去直接作用于感觉器官的事物的反映。感觉所反映的是客观事物的个别属性，即某一具体特征，而不是事物的整体。

2. 感觉的分类　人们不仅能感觉到外界的事物，还能感觉到自己内部器官的状态，如饥饿、运动等。根据刺激物的来源不同，可将感觉分为外部感觉和内部感觉两大类。

（1）外部感觉：指由外部刺激引起的，反映外界事物的个别属性的感觉，包括视觉、听觉、嗅觉、味觉、触觉和肤觉等。外部感觉的分析器位于身体的表面或接近身体表面的部位。

（2）内部感觉：指由机体本身的刺激引起的，反映机体位置、运动和内部器官状态的感觉，包括运动觉（动觉）、平衡觉（静觉）和机体觉（内脏感觉）。

3. 感觉的生理基础　感觉的产生是由机体的感觉器官直接接受体内或体外的刺激，然后由传入神经将能量（或信息）传入高级神经中枢（主要是大脑），最后由大脑皮下和皮层中枢接受信息并进行分析、加工、解释，从而产生相应的感觉。

4. 感受性（sensibility）　感受性是指个体对刺激物的感受能力。不同的人对刺激的感受性不同。对同一刺激，有人能觉察到它的存在，有人觉察不到。感受性是用感觉阈限（sensation threshold）的高低来度量的，感觉阈限分绝对阈限和差别阈限两类。

（1）绝对阈限（absolute threshold）：指能可靠地引起感觉的最小刺激强度。心理量的感受曲线呈一条平滑的"S"形，这意味着随着刺激量的增加，对刺激的感觉从不发生到逐渐提高觉察率，直至最终能被正确觉察到，是一个渐进的过程，而不是突变的过程。因此，不存在一个唯一的、真正的绝对阈限，而是将能有一半机率被感觉到的最小刺激量称为绝对阈限。个体某种感觉的绝对阈限值越小，个体该种感受器的绝对感受性就越大，反之则越小。

（2）差别阈限（differential threshold）：当人们感受一个刺激强度的变化时，只有当它的强度变化差别达到一定的量值时，才能被人们察觉。这种能（有50％机率）被觉察到的最小的刺激物理量的差别或变化，叫做差别阈限。个体某种感觉的差别阈限越小，说明该种感受器的差别感觉性就越高，反之则越低。

5. 感觉的基本规律

（1）感觉适应（sensory adaptation）：指当同一刺激持续作用于同一感受器而产生的感受性提高或降低的现象。例如"入芝兰之室久而不闻其香，入鲍鱼之肆久而不闻其臭"描述的就是嗅觉适应，通常人的嗅觉适应最为迅速。而视觉的适应可分为暗适应和明适应。当人们从光亮处进入暗处时，一开始只觉一片漆黑，什么也看不到，逐渐才能慢慢看见周围物体，这是暗适应。当人们从暗处突然进入光亮处时，最初会两眼发眩，什么也看不到，稍后才逐渐看清周围事物，这是视觉的明适应。在肤觉中，温度觉和触觉的适应较明显，而痛觉的适应不明显。感觉适应对人们在多变的环境中生存具有重要意义。

（2）感觉对比：是指当同一感受器接受不同刺激时感受性发生变化的现象，它可分为同时对比和继时对比。当不同的刺激同时作用于同一感受器时所产生的感觉对比现象称为同时对比。刺激的性质相反而在空间或时间上接近时，往往会产生非常突出的对比效应。这在视觉活动中表现最为明显，如把同一个浅黄色的物体放在黑色背景上比放在白色背景看起来显得更亮。当不同刺激先后作用于同一感受器时，可产生继时对比。如先吃糖再吃苹果，就会感到苹果是酸的。

（3）不同感觉的相互作用：不同感觉相互作用时，通常对某一感受器的弱刺激会提高另一感受器的感受性，而强刺激会降低这种感受性。例如，微弱的声音、清香的气味可提高视觉对颜色的感受性，而巨大的噪音、浓烈的气味会降低视觉的差别感受性。联觉是不同感觉之间相互作用的另一种特殊表现，指一种感觉引起另一种感觉的心理现象。最常见的联觉有视觉联觉和听觉联觉。例如，红色、橙色等颜色可使人有温暖感，而蓝色、紫色等颜色使人有寒冷感。据此，医院的病房可根据患者的疾病特点采用不同的色彩，以利于疾病的治疗，如淡蓝色对高热患者有好处，而紫色可使孕妇感到镇静。

（4）感觉补偿：指当个体的某种感觉缺失或机能不全后，其他感觉的感受性会得到提高，起到补偿作用。如盲人的听觉和触觉往往十分灵敏，这种补偿作用是在持之以恒的努力练习中逐渐获得的。

（二）知觉

1. 知觉的概念　知觉（perception）是人脑对直接作用于感觉器官的客观事物的各个部分和属性的整体反映，知觉是在感觉基础上产生的，是对感觉信息的整合和解释。知觉过程不是各种感觉的简单总和。感觉的产生依赖于客观对象的物理特性，相同的刺激产生相同的感觉，而知觉的产生不仅依赖客观对象的物理特性，还需要依赖人本身的特点，如过去的经验或知识、情绪状态、需要和态度等。

2. 知觉的分类　按知觉对象的性质，可将知觉分为空间知觉、时间知觉和运动知觉。

（1）空间知觉：是对物体的形状、大小、远近、方位等空间特性的知觉。空间知觉是由多种感觉分析器，如视觉、触摸觉、动觉等协同活动形成的。

（2）时间知觉：是对客观现象的延续性和顺序性的知觉。时间知觉的线索主要来自于自然界的周期变化及其他客观标志（如树的年轮等），以及人体本身的节律性活动。人对时间的知觉受当时的情绪、态度、身心状态及正在从事的活动的性质的影响，因此往往与客观实际不相符合。欢乐时或参与紧张工作时，总感到时间过得很快；而心情郁闷、烦躁时总觉得时间过得太慢。

（3）运动知觉：是指对空间中的物体和自身机体在空间中位移的知觉。运动知觉是视觉、动觉、平衡觉等多种感官协同作用的结果。

3. 知觉的基本特性

（1）知觉的整体性：指个体在过去经验的基础上把由多种零散的属性构成的事物知觉为一个统一的整体的特性。知觉的整体性具有一定的规律：空间、时间上接近的客体易被知觉为一个整体；物理属性（强度、颜色、大小、形状等）相似的客体易被知觉为一个整体；具有连续性或共同运动方向等特点的客体易被知觉为一个整体。反应知觉整体性最典型的例子之一就是主观轮廓现象，即人们倾向于将不完整的图形知觉成完整的图形。如在图 2-1 中，人们在图形的中心位置似乎可以看到一个白色的三角形落在图形的最上面。

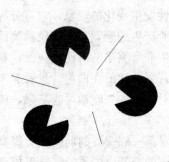

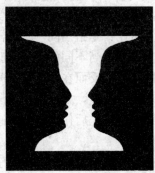

图 2-1　主观轮廓　　　　　　　　　　　图 2-2　两可图形

（2）知觉的选择性：人的生活环境丰富多彩，但人们并不是同时注意到所有的刺激，而是根据当前的需要有选择地把其中一部分作为知觉对象，对它进行清晰的知觉，其他部分则当作背景。人的这种对外来信息有选择地进行加工的特性称为知觉的选择性。知觉的对象和背景之间的关系是相对的，这表现在知觉的对象和背景可以互相转换。如图 2-2 所示，当我们把图中白色部分作为知觉的对象，黑色部分作为知觉的背景时，我们看到的是一个杯子；当我们把图中黑色部分作为知觉的对象，白色部分作为知觉的背景时，我们看到的是两个侧面人头。知觉对象的选择与客观对象的自身因素有关，如强度大、色彩鲜明、活动的、规律的物体易被选择为知觉的对象，同时知觉选择也与知觉者的经验、兴趣、爱好、职业等有关。知觉的选择性使得人们能够从纷繁复杂的周围环境中摄取有用的信息，从而能更深入地认识世界、适应外界环境。

（3）知觉的理解性：人的知觉并不是对观察到或感觉到的事物的简单复制，而是根据过去的经验、知识，对知觉的对象做出解释说明，知觉的这一特性就是知觉的理解性。不同知识经验的人在知觉同一对象时，由于他们的理解可能不同，知觉到的对象也可能不同。而知觉者在不同的情境下知觉同一对象，也可能会引起不同的知觉，这是由于不同的情境唤起了知觉者不同的经验所致。如图 2-3，如果遮住左右的 12、14，我们会把中间的图案看成是英文字母 B；如果遮住上下的 A、C，我们会把中间的图案看成是阿拉伯数字 13，这是由于其所处的背景不同导致了对其不同的知觉。

（4）知觉的恒常性：指知觉系统能在一定范围内保持对客观事物稳定的认识，而不随知

16

觉条件或感觉映像模式的改变而改变。即当人们从不同的角度、不同的距离和不同明暗程度的情境下知觉某一熟知物体时，虽然该物体的客观映象可能发生变化，但人们根据过去的知识经验，倾向于对其保持不变的判断。如我们分别从 10 米远和 50 米远处观察同一个朋友，尽管他在视网膜上的映像大小不同，但我们仍能知觉到同样高矮的人。

（5）知觉定势：指知觉者对一定知觉活动预先的特殊准备状态。即人们当前的知觉活动常受到前面曾从事的活动的影响，倾向于带有前面活动的特点。例如（图 2-4），由于受知觉定势的影响，如果按字母顺序往下看，会看成男人的面孔，而如果逆字母顺序看，则会看成是盘腿坐的女人。此外，知觉者的需要、情绪、态度和价值观等也会对知觉产生定势作用。

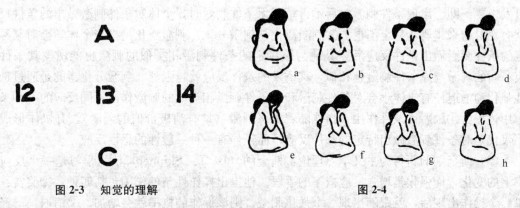

图 2-3　知觉的理解　　　　　　　　　　　　　　图 2-4

二、学习

（一）学习的概念

学习（learning）指人和动物在生活过程中，凭借经验而产生的行为或行为潜能的比较持久的变化。学习是人和动物共有的心理现象，但人类的学习是有目的的、自觉的、积极主动的过程。学习是人类的永恒主题，人类正是通过不断学习而获得各种习得行为，从而提高其适应和改造环境的能力。

（二）学习的分类

不同的心理学派对学习有不同的分类，这里介绍几种影响较大的分类方法。

1. 传统心理学　心理学在传统上将学习分为记忆学习、思维学习、技能学习和态度学习四类。我国学者倾向于把学习分为知识的学习、动作技能的学习、心智技术的学习和社会生活规范的学习四类。

2. 加涅的学习分类　加涅（R. M. Gagne）根据产生学习的情境由简单到复杂，由低级到高级，把学习分成 8 类，依次为信号学习、刺激反应学习、连锁学习、言语的联合、多样辨别学习、概念学习、原理学习和解决问题学习。

3. 奥苏伯尔的学习分类　奥苏伯尔（D. P. Ausubel）根据学习进行的方式把学习分为机械学习和意义学习。机械学习是指学习者并未理解符号所代表的新知识，只是依据其字面上的联系，或是将其与自身认知结构中已有的知识建立非实质性和人为性的联系而进行死记硬背式的学习。意义学习是指学习者将符号、文字等所代表的新知识与自身认知结构中已有的适当观念建立非人为的和实质性的联系，从而使学习者在头脑中获得相应的认知内容的学习。

（三）学习的理论

心理学中有关学习的理论很多，总的来说可分为联结理论和认知理论两大类。

1. 学习的联结理论　该类理论认为一切学习都是通过经典条件作用与操作性条件作用，在刺激与反应之间建立直接联结的过程，强化在刺激-反应联结的建立中起着重要的作用。个体是通过反复练习与强化来学到一种习惯，从而建立刺激-反应联结。该类理论适宜用来解释许多简单行为的学习。

（1）巴甫洛夫的条件反射学说：巴甫洛夫（I. Pavlov）认为，学习是通过经典条件作用进行的。经典条件作用是：①获得：即当条件刺激（如给狗的铃声）反复与无条件刺激（如食物）相匹配时，个体就会学会对条件刺激做出条件反应（如狗会分泌唾液）。②消退与自发恢复：即当出现条件刺激之后不再呈现无条件刺激时，个体对条件刺激做出的条件反射就会变得越来越弱，甚至消退。③刺激泛化与刺激分化：刺激泛化是指当个体学会对某种特定的条件刺激做出条件反应后，其他与该特定的条件刺激相类似的刺激也能诱发其条件反应。新的刺激与原条件刺激越相似，其诱发的条件反应就越强烈。刺激分化指的是通过选择性强化和消退使有机体学会对条件刺激和与条件刺激相类似的刺激作出不同反应的一种条件作用过程。④厌恶性条件作用：指伴随着厌恶刺激（具有消极价值的刺激），有机体形成的不仅仅是对条件刺激做出特定的条件反应，而且伴有一种一般性的恐惧反应。

（2）斯金纳的新行为主义学习理论：斯金纳（B. F. Skinner）认为学习是一个反应概率上的变化，而强化是增强反应概率的手段。他提出操作性条件作用包括四种：①奖赏：如果一个操作出现后，就跟随出现一个强化刺激，则该操作的概率就会增加。②消退：已经通过条件作用强化了的操作，如果出现后不再有强化刺激尾随，则该操作的概率就会减弱，甚至消失。③逃避条件作用与回避条件作用：当个体处于厌恶刺激或不愉快情境中时，如果采取某种操作后，就逃避了厌恶刺激或不愉快的情境，则该操作在以后的类似情境中发生的概率就会增加。④惩罚：当一个操作出现后尾随一个厌恶刺激或不愉快刺激，则此类操作会被抑制或消除。

2. 学习的认知理论　认知理论则认为学习并不是在外部环境的支配下被动地形成刺激-反应联结，而是主动地在头脑内部构造完成、形成认知结构；学习并不是通过练习与强化形成反应习惯，而是通过顿悟与理解获得期待；个体当前的学习依赖于其从记忆中抽取的认知结构和当前的刺激情境；学习受主体的预期所引导，而不是受习惯所支配。其中著名的主要有柯勒的顿悟学习理论、托尔曼的方位学习理论和皮亚杰的"图式"论等。此类理论在分析解释复杂的学习过程时，具有较大的理论指导意义。

三、记忆

（一）记忆的概念

记忆（memory）是人脑对过去经验的保持和提取。人们感知过的事物、体验过的情绪、思考过的问题和做过的行为都会在脑子里留下一定的"痕迹"，在一定情境下，会在脑海中再现出来，这一心理活动过程就是记忆。记忆对人类个体的心理活动有着极其重要的作用，它是一切智慧的根源，是心理发展的奠基石。记忆将人们从外界获得的信息保留下来，形成知识、经验以使人类能更好地适应环境，生存发展。记忆使人的心理过程在时间上得到延续，从而使个体的心理发展、知识积累和个性形成得以实现。

（二）记忆的基本过程

记忆的基本过程包括识记、保持、再认或回忆三个阶段。

1. 识记（memorizing）　是通过反复感知从而识别并记住事物的过程。也就是将输入信息进行编码（encoding），使其转换成为人脑可接受的形式的过程。

（1）根据识记的目的性和努力程度，可将识记分为有意识记与无意识记：有意识记（voluntary memorizing），是指个体有目的、有计划，并通过意志努力进行的识记，也称随意识记。通常在系统学习知识和技能的过程中需要进行有意识记。无意识记（involuntary memorizing）是指事前没有明确目的，也无需经过意志努力的识记，又称不随意识记。这类记忆的内容多为零散的，或偶然获得的。如看到一处美景后，其中美丽的景色会自动在头脑中留下印象。有意识记和无意识记对人们都是必须的，通常有意识记比无意识记的效果好。

（2）根据对识记材料的理解程度，可把识记分为机械识记和意义识记：机械识记（rote memory）指在不理解材料意义的情况下，只依照识记材料的外部联系或表现形式，采取多次重复的方法进行的识记，如识记电话号码、地名、人名等。意义识记（meaningful memorizing）指在理解材料意义的基础上，依照识记材料所具有的内部联系进行的识记。理解是意义识记的基本条件，即在对识记材料进行分析、综合的基础上，与个体过去已获得的知识联系起来，再进行加工，从而使识记材料系统化。意义识记是人们掌握知识有效的基本方法之一，它通常比机械识记更迅速、保持时间更持久，但准确性较机械识记低。

2. 保持（retention）　指识记材料在头脑中储存和巩固的过程，即对输入信息进行加工、储存（storage）的过程，这是记忆过程的中心环节。保持并不是原封不动的保存识记过的材料，而是对识记材料不断进行加工、改造、巩固的动态过程。因此在保持过程中，识记材料在记忆中并不是一定能完全永久地被保持，其在质和量的方面会发生变化，如发生充实、遗漏、夸大、歪曲等现象。这些变化有的具有积极意义，能使材料更加完整；有的则有消极作用，会影响个体知识经验的积累。

3. 再认（recognition）与回忆（recall）　再认指当识记过的事物再度出现时能够把它识别出来，如当与一个朋友再次相遇时，能将他辨认出来。回忆，又称再现，指识记过的事物不在面前时，由于其他刺激的作用，能使其在头脑中重新呈现并加以确认的过程，如考试时回答问题。再认和回忆都是对输入信息进行提取（retrieval）的过程。再认比回忆要容易，人们能否对某一材料进行再认和回忆不仅取决于识记的准确性与保持的巩固性，而且受再认或回忆时提供线索的影响。回忆根据有无预定目的可以分为有意回忆与无意回忆，如"触景生情"属于无意回忆，而考试答题属于有意回忆。

（三）记忆的分类

1. 根据记忆的内容进行分类　可把记忆分为形象记忆、运动记忆、情景记忆、语义记忆和情绪记忆。

（1）形象记忆（imaginal memory）：是以感知过的事物的具体形象为内容的记忆，例如事物的颜色、形状、声音、气味等。它保持的是事物的感性特征，具有鲜明的直观性。

（2）运动记忆（action memory）：是以个体过去做过的动作或运动为内容的记忆，也称动作记忆。例如，游泳、骑自行车等，动作记忆与其他类型的记忆相比，一旦形成，保持的时间较长，不易遗忘。如人学会游泳后，即使多年不游也不会忘记。

（3）情景记忆（episodic memory）：是对个体亲身经历的、发生在一定时间和地点的事件或活动的记忆。它由于受时空的限制和其它因素的干扰，因而难以储存，且不易被提取。

（4）语义记忆（semantic memory）：是指以概念、文字及数字符号为内容的记忆，如概念、定理、公式、思想观点、科学规则等关于事物内涵、性质、意义、规律等方面的内容。这些内容都是逻辑思维的结果，只有通过语义记忆才能成为人类的间接知识保存下来。

（5）情绪记忆（emotional memory）：指以体验过的情绪、情感为内容的记忆，如个体经历过的快乐、痛苦、悲哀、恐惧等。积极愉快的情绪记忆对人的活动有激励作用，而消极负性的情绪记忆有降低人的活动的作用。

2. 根据信息存储时间的长短进行分类 记忆可分为感觉记忆、短时记忆和长时记忆（图2-5）。

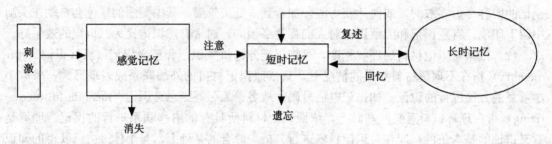

图 2-5　记忆多存贮模型

（1）感觉记忆（sensory memory）：亦称瞬时记忆（immediate memory），指外界刺激对感觉器官的刺激停止以后，刺激物的映像仍然持续极短时间才消失的记忆。人的各种感官都可产生感觉记忆。感觉记忆保持的信息是完全按刺激原样被登记下来的，是不被个体意识到，也未被加工的，信息量比短时记忆大，且具有鲜明性，但保持时间短，视觉记忆保持通常不超过1秒，声音记忆通常不超过2秒，然后很快消失，但其中会有一部分信息通过注意而被选择进入短时记忆。感觉记忆具有重要的作用，它把外界刺激保持一定时间，以便使精确加工得以进行。从信息加工的角度讲，感觉记忆起到对信息登记的作用。

（2）短时记忆（short-term memory）：又称操作记忆或工作记忆，是信息呈现一次后，保持时间在1分钟以内的记忆。短时记忆是操作性的、是正在工作的、活动着的记忆。人们短时记忆某一信息，是为了对该事物进行某种操作，操作过后即将其遗忘。例如，人们通过查询获得一个临时需要的电话号码，然后立即根据短时记忆拨打电话，拨打后又将电话号码忘记。短时记忆的记忆容量有限，容量的大小与识记材料的性质及人们对材料的编码加工程度有关。如材料有意义、有联系，又为记忆者所熟悉，则短时记忆的容量大。短时记忆的信息可以通过复述转入长时记忆系统。

（3）长时记忆（long-term memory）：指获得的信息、材料，经过复习或精确复述后，在头脑中长久保持的记忆。长时记忆容量没有限度，且信息的保持时间很长，可达到几年甚至终生。长时记忆是备用性的、静态的记忆，储存在长时记忆的信息如果不被有意识地回忆，也不能被个体意识到。我们所有的知识经验都储存在长时记忆中的。长期记忆的获得主要是通过识记来达到的。

（四）遗忘

1. 概念　遗忘（forgetting）指不能或错误地再认或回忆识记材料。心理学家艾宾浩斯（H. Ebbinghaus）根据对无意义材料的识记研究发现，遗忘的规律是先快后慢，遗忘材料的数量随时间递增（图2-6）。

2. 遗忘的分类　根据遗忘时间的长短可分为暂时性遗忘和永久性遗忘。暂时性遗忘指

20

识记的材料在需要的时候提取不出来，而不需要时或需要过后能够再现的信息，又称"舌尖现象"。永久性遗忘指识记的材料如不经重新学习，永远不能被再认或回忆的现象。根据遗忘的性质可分为消极遗忘和积极遗忘，前者指识记的材料自然地、无意识地被遗忘，后者指识记材料经过大脑加工处理后，将有价值的信息保存起来，而将无价值或不利的信息自觉地摒弃的过程。

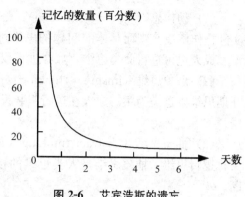

图 2-6　艾宾浩斯的遗忘

3. 遗忘的原因　对遗忘的原因不同学派有不同的解释，主要有以下几种理论。

（1）痕迹衰退理论：认为遗忘是由于记忆痕迹得不到强化而随时间推移逐渐减弱，以致消退的结果。经常的复习或使用，可避免记忆痕迹的衰退。

（2）干扰理论：认为遗忘是由于识记和回忆之间受到其他刺激的干扰的结果，一旦排除干扰，记忆就可以恢复。

（3）压抑理论：认为遗忘是由于个体不想回忆痛苦或可怕的经历的结果。

（4）同化理论：认为遗忘是知识的组织与认知结构简化的过程，是一种积极的现象。即当个体学习了高级知识后，就可以遗忘低级的知识，以减轻记忆的负担。

（五）影响记忆的因素

1. 识记的目的　有意记忆比无意记忆效果好，记忆的目的越明确，记忆的效果越好。

2. 识记材料的性质　材料的内部联系越好，越有意义，与识记者的知识经验联系越多，识记的效果越好。

3. 识记材料的数量和排列　识记材料的数量越多，效果越差；排在最前和最后的识记材料容易记住，中间部分不易记住。

4. 识记时注意的集中程度　注意集中程度越高，识记效果越好。

5. 识记时的情绪状态　心境越好，识记效果越好。

6. 识记的次数　识记的次数越多，识记材料的保持越好。

四、思维

（一）思维的概念

思维（thinking）是指人脑对客观事物的本质特征的规律性的、间接的和概括的反映。思维是人类认识的理性阶段，以内隐的或外显的动作或言语形式表现出来，是人类认识世界的高级形式。

思维具有间接性和概括性的特点。间接性是指个体借助于已有的知识经验或其他媒介来认识客观事物。如当人们早晨起来看到地面湿了后，推断昨晚下过雨。概括性是指把同一类事物的共同的、本质的属性抽取出来，加以概括，同时把概括出来的知识推广到同类事物或现象中去。如人们把数字 1、3、5、7 等概括为奇数，并根据概括的这一属性来判断其他数字是否为奇数。

（二）思维的种类

1. 根据思维的凭借物分类　思维可分为动作思维、形象思维和抽象思维三类。

（1）动作思维（action thinking）：是指以实际动作为支柱解决问题的思维活动，即通过实际操作解决直观而具体的问题的思维过程。没有掌握语言的婴儿的思维活动属于这一类型。成人也可进行此类思维，如在进行仪器故障检查时，边检查边思考，直到问题解决。

（2）形象思维（imaginal thinking）：是指凭借事物的具体形象和表象而进行的思维。幼儿期思维以这类为主。成人在进行服装设计、装潢设计、艺术创作等工作时也会运用形象思维。

（3）抽象思维（abstract thinking）：是指运用抽象的概念和理论知识解决问题的思维，又称逻辑思维。抽象思维是人类思维的核心。如护士根据收集到的资料对病人提出护理诊断。

事实上，上面三种思维方式相互联系、密不可分，人们在进行思维时，极少单纯运用一种思维形式，往往同时运用几种思维方式。

2. 根据思维探索目标的方向分类　思维可分为聚合思维和发散思维。

（1）聚合思维（convergent thinking）：也称求同思维、集中思维或辐合思维，是指个体在解决问题时，根据已有的知识和经验，遵循逻辑规律去寻求唯一正确的或最好的答案。这种思维有方向、有条理、有范围，如学生做选择题。我国学生在学习中较多进行这种思维方式。

（2）发散思维（divergent thinking）：也称求异思维、分散思维或辐射思维，指个体在解决问题时，同时想到数个可能的解决方向，尝试沿着不同的途径探索解决问题的方案。这种思维无一定方向和范围。例如，问木材的用途，可以有各种各样无穷尽的答案。发散思维能力是衡量个体创造力的一个重要指标。

3. 根据思维的创造性分类　思维可分为再造性思维和创造性思维。

（1）再造性思维（reproductive thinking）：也称常规思维，指人们运用已有的知识经验、惯常的方法和固定的模式解决问题的思维方式。如学生运用数学公式解决同类问题。

（2）创造性思维（creative thinking）：是指以独创的、新异的方式来解决问题的思维方式。如发明家发明一项新产品。

4. 根据思维基本过程的特点分类　思维可分为逻辑思维和直觉思维。

（1）逻辑思维（logical thinking）：指遵循严密的逻辑规律，逐步推导最后获得逻辑结论或合理答案，是最常见的抽象思维形式。它包括分析、综合、抽象、概括、比较等形式。

（2）直觉思维（intuition thinking）：指思维过程没有体现完整的逻辑步骤，而是迅速地对问题的答案做出合理的猜测、设想或结论，使人有"顿悟"的感觉。如有经验的护士在收集患者的病史和症状资料后，立即判断出患者病情的严重程度，而没有经历缜密的逻辑思维过程。

（三）思维的过程

1. 分析（analysis）　指在头脑中把事物或现象由整体分解为各个部分、各个方面、各个特征的思维过程。如分析某种疾病的各种症状的产生。

2. 综合（synthesis）　指把事物的各个部分、各个方面特征整合起来的思维过程。如把狗的外形、特点等整合起来得到这一种属的全面认识。

3. 比较（comparison）　指确定事物或现象之间异同的思维过程，包括横向比较和纵向比较两类。

4. 分类（classification）　指根据事物或现象的共同点和差异点，将它们归入相应类别中的思维过程。

5. 抽象（abstraction）　指将同类事物或现象的本质属性提取出来的思维过程。

6. 概括（generalization）　指将抽象出来的事物或现象的本质属性综合起来，并推广到同类事物或现象中去的思维过程。

7. 具体化（concretizing）　指把抽象、概括出来的概念、原理、理论等运用到实际中去的思维过程。

8. 系统化（systematization）　指把具有相同本质特征的事物归入到一定顺序中，使之相互发生一定联系的思维过程。如通过列图表总结学习内容等。

（四）思维的形式

1. 概念（concept）　指人脑对客观事物的一般特征和本质属性进行概括反映的思维形式。

2. 判断（judgment）　指用概念去肯定或否定某一事物具有某种属性的思维方式。如医生诊断疾病的过程。

3. 推理（inference）　指从已知的判断中推出新的判断的思维形式。包括：

（1）归纳推理：即从对特殊事例的判断出发推导出一般原理的思维形式。

（2）演绎推理：即从一般原理出发推导出对特殊事例的判断的思维形式。

（3）类比推理：即从对某个特殊事例的判断推导出对另一个特殊事例的判断的思维形式。

（五）解决问题的思维过程及影响因素

1. 解决问题的思维过程　包括提出问题、分析问题、提出假设、验证假设四个过程。

2. 影响解决问题的心理因素　影响解决问题的因素很多，如问题的性质、专业知识、经验、策略等。仅就心理因素讲，主要有以下几方面：

（1）定势（mental set）：指在过去经验的影响下，个体在解决类似问题时习惯运用和以前同样的方式进行处理。定势对解决问题有正面的影响，也有负面的影响。

（2）功能固着（functional fixedness）：指个体在解决问题时，只看到事物的通用功能，而忽视它的其他功能，从而影响了问题的顺利解决。如人们只想到砖可以用来盖房子，而忘了砖也可以用来砸东西。

（3）认知结构（cognitive structure）：指个体对事物的一种基本看法。当问题情境与个体的认知结构完全符合时，他只需靠经验就可以解决，而如果问题情境远超过个体的认知结构，则问题解决就会比较困难。

（4）迁移（transfer）：指已获得的知识、经验和技术对解决新问题所产生的影响。如起促进作用，则为正迁移，如起干扰或阻碍作用，则为负迁移。

（5）动机强度：动机是影响问题解决的重要因素。在一定范围内，动机的强度和解决问题的效率成正比，太强或太弱的动机都会降低问题解决的效率。

（6）心境情绪状态：良好的情绪状态可以提高思维的活跃性，有助于问题的解决；而消极的情绪状态会干扰或阻碍问题解决。

（六）衡量思维能力的标准

1. 思维的广度　指思维过程中全面思考问题的能力。例如能关注到事物之间的联系以及多层次、多方面、系统地考虑问题。思维的广度与人的知识面、兴趣及思维方式等因素有一定关系。

2. 思维的深度　指思维过程中对事物本质和规律性的认识程度。即由表面现象看本质的能力。

3. 思维的敏捷性　指对问题能迅速地做出反应，并提出解决问题的正确意见。

4. 思维的灵活性　指能够根据情况的发展变化，及时地改变解决问题的角度和方法。

此外，还可以从思维的逻辑性、独立性和评判性去衡量思维的品质。

五、注意

（一）注意的概念

注意（attention）是意识的选择性活动，是人心理活动或意识对一定事物的指向和集中。注意是心理活动的一种积极状态，是高级心理活动的条件，它能使心理活动具有一定的方向，并能够在某一瞬间停留在某一特定对象上，而离开其他对象，从而有利于对该对象进行反映和认知。注意不是一种独立的心理过程，它是伴随感知、记忆、思维、想像等心理活动过程的一种心理状态。

（二）注意的生理机制

巴甫洛夫的高级神经活动学说对注意的生理机制做过系统的阐述。他认为注意是大脑皮层的功能，表现为两个水平的机制。

初级机制为定向反射，是机体对新异刺激的反应，即机体将自己的外部感受器朝向刺激物，并调整自己行为以适应新的变化。与此同时，常伴有许多身体反应，如肢体血管收缩、头部血管舒张、手掌皮肤电阻降低、皮层进入兴奋状态等。

当个体在注意一定对象时，大脑皮层的相应区域就产生一个优势兴奋中心，这一兴奋点使其周围区域处于抑制状态，这一负诱导过程使得个体能更集中更清楚对引起这一优势兴奋中心的那些刺激做出反应，这就是注意产生的生理过程。负诱导越强则注意越集中。

此外，研究表明脑干网状结构对注意的唤醒和保证注意的选择性功能有重要作用。而脑的边缘系统也是对新旧刺激物进行选择的机构。

（三）注意的种类

根据引起注意及维持注意的目的是否明确和意志努力程度的不同，可以把注意分为三类。

1. 无意注意（involuntary attention）　它是一种没有预定目的、不需付出意志努力的注意，也称不随意注意。如人会不自主地注意到突然发生的巨大声响。通常，强度较大的刺激物与周围环境形成鲜明对比的、运动的或富于变化的刺激物等都易引起无意注意。此外，个体本身的需要、兴趣、态度以及对事物所持的期待等，也都影响着个体的无意注意。

2. 有意注意（voluntary attention）　指人自觉的、有预定目的，需付出一定意志努力的注意，又称随意注意。如学生学习遇到困难时，会通过意志努力将注意力保持在学习上。有意注意受意识调控，它与心理活动的任务、目的性及意识水平有关。

3. 有意后注意（post voluntary attention）　指在有意注意的基础上发展起来的，既有目的性，又不需要意志努力的注意，又称继有意注意。如人们读一部吸引人的小说。有意后注意的产生是由自觉的目的或预定的意图引起的，其发展依靠有目的、有组织、有系统的学习或训练，从而达到对一切与保持注意有关的行动表现出熟练而自动化的程度。

（四）衡量注意力的标准

1. 注意的广度　指在同一时间内，个体能清晰地把握的注意对象的数量，又称注意的范围。注意的广度受知觉对象特点的影响，通常知觉对象越集中、排列越有规律、越能成为相互联系的整体，则注意的广度越大；反之则越小。此外，个体的知识经验、心理活动任务、目的等也影响注意的广度。

2. 注意的稳定性　指注意在一定时间内相对稳定地保持在注意对象上。如学生在一定时间内把注意保持在课堂学习上。

3. 注意的分配　指在同一时间内，把注意分配到两种或几种不同的对象或活动上。注意分配的条件是个体对同时进行的几种活动达到一定的熟练程度和自动化程度。

4. 注意的转移　指根据一定目的，主动地把注意从一个对象转移到另一个对象或活动上。注意转移的质量与速度取决于前后活动的性质和人对前后活动的态度。

第三节　情绪与情感

一、概述

人在活动中，不仅认识和改造了客观事物，而且还会表现出不同的态度和独具色彩的体验形式。例如，当人们欣赏一首动听的乐曲时，人们除了感知它的曲调之外，还会产生愉快的心境和美的感受；当人们阅读一本小说时，除了了解它的内容之外，还会随着书中的故事情节而欢喜或哀伤；当人们面临一项巨大的挑战时可能会感到紧张或焦虑。这些喜、怒、哀、乐、悲、恐等就是各种形式的情绪和情感。在人的一生中时时刻刻都会为波动起伏的情绪情感所伴随。情绪情感使人的生活呈现出斑斓的色彩，人的一切活动行为无不打上情绪的印迹。积极快乐的情绪是人获得幸福与成功的动力，使人充满生机；而痛苦消极的情绪会使人心灰意冷、意志消沉，甚至严重危害人的身心健康。那么，究竟什么是情绪、情感呢？

（一）情绪和情感的概念

情绪和情感是一个非常复杂的概念，不同的心理学家对其有不同的理解和认识。概括地说，情绪（emotion）是人类对于各种认知对象是否符合主观需要而产生的一种内心感受或态度。它不同于认知活动和意志活动，它是与个体特定的主观愿望相联系的，对周围环境条件、自身及他人行为活动的一种情感体验。情绪有正性的与负性的或积极的与消极的之分。凡对人有积极意义的事件会引起正性的情绪，而具有消极作用的事件则引起负性的情绪。

而情感（feelings）经常被用来描述具有稳定而深刻社会含义的高级感情。一般指个体通过社会化过程发展起来的特殊心理现象，多与个体所处的社会文化、个体社会需求的满足相联系，例如幸福感、成就感、责任感、自豪感、耻辱感等。

情感与情绪既相联系又有区别。情绪和情感同属感情性心理活动的范畴，是同一过程的两个方面，心理学者们常将情绪和情感活动统称为感情（affection）。情感是对感情性过程的体验和感受，是内在的、稳定的、深刻的、意识性的，往往没有明显的表情和行为冲动伴随。而情绪是这一体验和感受状态的活动过程，情境性强、冲动性大、发生时间短暂、伴有明显的外部表现，并具有可测量性。

（二）情绪和情感的分类

1. 从情绪的基本形式上分　对于情绪的基本形式，不同的心理学家从不同角度进行了不同的分类。

（1）我国传统的情绪分类：我国传统上将人的情绪分为"喜、怒、哀、乐、爱、恶、惧"七种形式，即所谓"七情"。现代研究中，常把快乐、悲哀、愤怒和恐惧列为情绪的四种基本形式，即原始情绪或初始情绪。

(2) 伊扎德的情绪分类：伊扎德（C. Izard, 1977）将情绪分为基本情绪与复合情绪两大类。他认为基本情绪是先天的、不需经后天学习的，并具有独立外显表情、内部体验、生理神经机制和适应功能。基本情绪包括兴趣、惊奇、痛苦、厌恶、愉快、愤怒、恐惧、悲伤、害羞、轻蔑及自罪感等 11 种。他把复合情绪分为三类，一类为由 2～3 种基本情绪混合而成的情绪；一类为基本情绪与内驱力身体感觉混合的情绪，如疼痛-恐惧、疲劳-厌烦等；另一类为感情-认知结构（特质）与基本情绪的混合，如自卑-痛苦、多疑-恐惧-内疚等。

(3) 克雷奇的情绪分类：克雷奇（Krech）等心理学家将情绪分为四类：①原始情绪，如快乐、愤怒、恐惧、悲哀等。②与感觉刺激有关的情绪，如疼痛、厌恶和轻快等，这类情绪可以是正性的、也可以是负性的。③与自我评价有关的情绪，如骄傲、羞耻、内疚、悔恨等，这些情绪取决于一个人对自身行为与客观行为标准的评价与知觉。④与他人有关的情绪，是发生在人与人之间的情绪种类，按照积极的与消极的维量，可以划分为爱和恨两大类。

2. 从情绪的存在形式上分　从情绪活动发生的强弱程度和持续时间来分，可分为心境、激情和应激等基本形式。

(1) 心境（mental state）：心境是一种程度比较微弱而在较长时间持续存在的情绪状态。心境不是关于某一事件的特定体验，它的形成往往是由对人有重要意义的情况所引起而滞留在心理状态中，如遇到事业的成败、工作的顺逆和身体状况的变化等。它对人的生活活动有很大的影响，积极、良好的心境有助于提高工作效率、克服困难；消极、不良的心境使人厌烦、消沉。

(2) 激情（intense emotion）：是一种强烈的、爆发性的、时间短暂的情绪状态，如暴怒、惊恐、悲痛、狂喜等。激情通常是由意外事件或对立意向冲突、生活中重要事件、过度兴奋或抑制所引起的。激情具有强度大、紧张度大、外部表现明显、表情色彩丰富、内部体验强烈的特点。激情可以是正性的，也可以是负性的。在激情状态下，人的认识活动范围往往会缩小，理智分析和控制能力均会出现短暂的减弱。积极的激情可诱发人的潜能，成为人前进的动力，但过度的激动并不十分可取；而消极的激情常导致破坏性的活动。因此应避免过分激动。

(三) 情绪和情感的维量与极性

情绪的维度（dimension）指情绪在其所固有的某种性质上存在的一个可变化的度量。例如，情绪在紧张这一属性上可以有不同的幅度，则紧张度就是情绪的一个维量。而情绪的维度变化具有极性（polarity）的特点，即维度上存在不同幅度上的两极，例如快乐轴的两极为"愉快-不愉快"。在每一对相反的两极中存在着许多程度上的差别。不同维度上程度的变化体现了情绪的多样化。要对情绪进行准确的评估测量就必须把它的维度与极性作为一个变量来加以考虑。不同的心理学家提出了不同的情绪维度理论。

1. 冯特的三维理论　冯特（W. Wundt）的情绪三维理论认为，情绪可以在愉快-不愉快、激动-平静、紧张-松弛这三个维度上被评估。每种具体情绪都处在这三个维度的两极之间的不同位置上。

2. 普拉切克的情绪三维结构　普拉切克（R. Plutchik）提出情绪具有强度、相似性和两极性三个维度，并用一个倒置的锥体说明这三个维度。锥体底面的每一块代表一种原始情

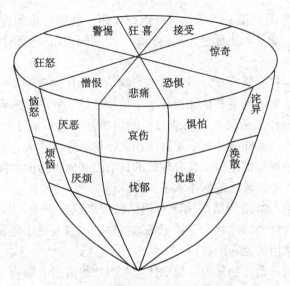

图 2-7　普拉切克情绪三维模式图

绪，共有 8 种原始情绪，每种原始情绪都随自上而下强度逐渐减弱而表现出不同的情绪形式，如悲痛、哀伤和忧郁。底面上处于相邻位置的情绪是相似的，处于对角位置的情绪是相对立的，底面的中心区域表示冲突，是由混合的动机卷入而形成的（图 2-7）。普拉切克认为所有的情绪都表现出不同的强度，如忧虑与恐惧；任何情绪在与其他情绪相似的程度上都有不同，如狂喜与接受比憎恨与惊奇更为相似且任何情绪都有相对立的两极，如悲痛与狂喜。

3. 伊扎德的四维理论　伊扎德根据个体对情绪情境的自我评估，提出了情绪的四个维度：愉快度、紧张度、激动度和确信度。其中愉快度表示主观体验的享乐色调；紧张度和激动度表示情绪的神经生理激活水平，其中紧张度表示个体对情绪情境出现的预料程度和准备程度，激动度表示个体的兴奋程度；确信度表示个体承受和胜任情绪的程度。根据伊扎德的四个维度能较准确的评估情绪。

（四）情绪和情感的功能

1. 适应功能　有机体在进化过程中，为了生存和种族延续，有着许多适应方式。而情绪和情感是人类适应生存的心理工具。例如，人类从出生开始，由于不具有独立行动、觅食和表达自己的能力，因此需要靠情绪反应传递信息，以此获得成人的哺育，并及时调整他们的生活条件。人类在认识和探索环境过程中，恐惧情绪提醒他们回避危险。人类在搏斗和防御时发生的愤怒情绪有助于调动机体的防御能力，从而战胜对手。

2. 动机作用　情绪是激发心理活动和行为的动机。个体行为的内驱力是使需要得到满足，而伴随需要的满足而产生的情绪和情感体验，能激励个体的行为，改变个体的行为效率，因此起着重要的动机作用。情绪能够放大个体的生理内驱力，从而更强有力地激发行动，如人在缺水的情况下，会产生补充水分的生理需要，但这种生理驱动力本身并没有足够的力量驱动行为，而伴随缺水产生的恐慌感和急迫感对生理内驱力起到放大和增强的作用，并与之合并而成为驱动人行为的强大动机。此外，情绪还可以脱离内驱力而独立起到动机作用，如愤怒会引发攻击行为，厌恶会引起躲避行为，而兴趣和好奇心会促使人趋向和认识事物。

27

3. 组织作用　情绪对其他心理活动具有组织作用。情绪的组织作用包括对心理活动的瓦解作用和促进作用。通常，正性情绪起协调的、组织的作用；而负性情绪起破坏、瓦解或阻断的作用。

（1）对认知的影响：有研究显示，情绪能影响认知操作的效果，其影响效应取决于情绪的性质及强度。愉快情绪的强度和认知操作水平呈倒"U"型，即中等强度水平的愉快情绪对认知活动效率的促进作用最强，过高或过低的愉快强度均不利于认知操作。而负性情绪中，痛苦、恐惧的强度与认知操作水平呈直线相关，情绪强度越大，操作水平越差；而与痛苦、恐惧不同，中度的愤怒情绪由于具有较强的自信度和向外指向的倾向，反倒有可能组织个体倾向于面对任务，导致较好的操作水平。

（2）对记忆的影响：情绪的组织功能对记忆的效果也有影响，当人处于某种情绪状态时，更容易回忆那些在此种情绪状态下被记忆的材料。如当人处于良好的情绪状态中时，更容易回忆那些带有愉快情绪色彩的材料。

（3）对行为的影响：个体的行为常被个体当时所处的情绪所影响。当人处在积极、乐观的情绪状态时，更倾向于注意事物美好的一面，乐于助人，并勇于承担重任。而当人处于消极情绪时，则容易失去希望与渴求，更容易产生攻击性。

4. 信号作用　情绪和语言一样，是人际通讯交流的重要手段。情绪是通过其外部表现——面部表情、姿势和声调等来实现信息传递的。其中，面部表情是最重要的情绪信息媒介，常会于不知不觉中反映出个体最真实的感受和需求，它不仅有助于对语言的信息传递，还能传递语言所不能直接表达的细微信息。

二、情绪生理机制

情绪的产生与表达在神经生理上是多水平整合活动的结果，涉及包括中枢神经系统、自主神经系统、躯体神经系统和内分泌系统等多个系统的广泛的神经生理生化活动。

（一）中枢神经系统与情绪

现代生理心理学的研究表明，中枢神经系统的活动与情绪的发生密切相关。

调节情绪发生的核心部位主要在皮层下部，整个丘脑系统、边缘系统、网状结构、皮下神经节等部位活动的整合形成了极为复杂的情绪中枢机制。网状结构在情绪的产生中主要起激活作用，由外周感官和内脏组织传入的感觉冲动进入网状结构后，在下丘脑被整合和扩散，从而激活大脑皮层。而边缘系统在情绪的产生中主要起整合的作用，只有当皮层下部位输入的神经冲动经过边缘系统的整合，并同皮层活动联系起来时，才能产生情绪。此外，研究表明某种特定情绪的产生往往与中枢神经系统的某个特定部位有密切的关系，如丘脑和下丘脑是产生怒的关键部位。

大脑皮层是情绪的最高调节和控制机构，它对情绪有抑制和调节功能，能直接对情绪和情感加以控制。切除皮质能使引起情绪的刺激阈限降低，使个体变得过于敏感；且情绪发生的时间不规律，易产生也易消失；同时情绪反应泛化，指向性减弱。此外，研究还显示大脑两半球具有情绪功能的不对称性，左半球为正性情绪优势，右半球为负性情绪优势。

（二）自主神经系统与情绪

自主神经系统是由下丘脑控制和支配，主要负责控制和调节机体各器官和组织活动的一个特殊系统。它由交感神经和副交感神经两个分支系统构成，二者的机能作用相互对立、拮抗。交感神经和副交感神经两个系统的平衡依赖的是唤醒刺激的性质和强度。

自主神经系统的活动与情绪过程密切相关。一方面，当个体处于情绪状态时，情绪的激动度和紧张度增大，在情绪的刺激作用下，通过自主神经系统，广泛激活机体各器官和组织，从而产生明显的生理反应。且不同的情绪可产生不同的生理反应模式。例如，愤怒可引起肾上腺素分泌增加，心血管活动加速，血压、血糖升高，皮温升高；焦虑可引起消化道蠕动减弱，消化液分泌被抑制；而恐惧则导致外周血管收缩，面色苍白，咽、口发干，皮温下降，出冷汗等。另一方面，机体的生理变化（包括内脏活动的变化和行为）对情绪的产生也起着"唤醒"的作用。因此，自主神经系统的活动对情绪起支持和延续的作用。

（三）躯体神经系统与情绪

个体在处于情绪状态时，会通过面部表情、姿态表情和声调表情等来表达情绪反应。个体表达情绪反应的表情活动，是由躯体神经系统支配的随意运动实现的。躯体神经系统能随意支配躯干、四肢及面部肌肉活动，是表情活动的生理基础，这与自主神经系统控制内脏活动之间有着根本的差别。因此，表情具有随意性和复杂性的特点，且随文化差异而出现不同的表情类型。

面部表情是人类表达情绪的最主要的一种表情。不同的情绪会产生不同的面部表情。例如，当人愤怒时会横眉立目、鼻孔张大、咬牙切齿；当人惊奇时会睁大眼睛、张大嘴巴；当人轻蔑时会嘴角微撇等。目前，心理学者已将面部表情作为情绪研究的一项客观指标，而面部表情测量也成为一种有效的情绪测量方法。

姿态表情是情绪在身体的姿态和动作方面的表现。心理学者往往把这种表达方式称为"体态语言（body language）"。例如，当人觉得十分有趣时会捧腹大笑；当人悔恨时会顿足捶胸；当人恐惧时会手足发抖等。即使是不经意的手势、坐姿也可把人们内在的情绪表现出来。

声调表情是指情绪在言语的音调、节奏和速度等方面的表现。如呻吟表示痛苦的情绪、怒叱表示愤怒的情绪、笑声表示快乐、尖锐的叫声常表示惊奇或恐惧等。

（四）内分泌系统与情绪

内分泌系统对情绪的作用是近年来神经生理、生化研究进展的重要方面。研究已证明肾上腺的活动同情绪的关系最为密切，它实际上是情绪内脏反应的最主要来源。肾上腺由皮质和髓质两部分组成，这两部分通过两条神经分泌途径对情绪行为发生影响。

一条是下丘脑-垂体-肾上腺皮质系统。当情绪产生时，下丘脑释放促肾上腺皮质激素释放因子，调节腺垂体促肾上腺皮质激素的分泌，从而控制肾上腺皮质类固醇的分泌。研究表明，焦虑、恐惧、发怒等有害的心理刺激能明显增加促肾上腺皮质激素和皮质类固醇的分泌量，并导致一系列的生理反应。同时，Cushing 综合征可伴有躁狂、精神错乱和神经症。而 Addison 病患者常有冷漠、疲劳和抑郁表现。

另一条是下丘脑-交感神经-肾上腺髓质系统。当情绪发生时，交感神经同时刺激内脏器官和肾上腺髓质，肾上腺髓质则分泌激素——肾上腺素和去甲肾上腺素，并促进生理应激反应。例如，当人愤怒时，去甲肾上腺素分泌增高；如果应用去甲肾上腺素药物时也会增强人的愤怒情绪。

三、情绪理论

所谓情绪理论（theory of emotion）是指心理学家对情绪发生系统的理论性的解释。心理学上有关情绪理论的研究已有一百多年的历史，不同的心理学派从不同的角度对情绪进行了一定程度的理论与实验研究。这里，我们仅就几种影响较大的著名的情绪理论进行介绍。

（一）詹姆斯-兰格的外周论

美国心理学家威廉·詹姆斯（W. James，1884）和丹麦生理学家卡尔·兰格（C. Lange，1885）分别先后提出了观点基本相同的理论，该理论首次提出了情绪与机体生理变化之间的直接关系，强调了外周生理活动在情绪产生中的作用。

詹姆斯认为情绪是内脏器官和骨骼肌活动在脑内引起的感觉。他指出"情绪，只是一种身体状态的感觉，他的原因纯乎是身体的。""因为我们哭，所以愁；因为动手打，所以生气；因为发抖，所以怕。并不是愁了才哭，生气了才打，怕了才抖。"兰格则强调血液系统在情绪发生中的作用。他以酒精和药物为例，说明这些因素之所以能引起人情绪的变化，是因为它们影响了血管系统的活动。血管扩张产生愉快，而血管收缩、器官痉挛就产生恐怖。

詹姆斯-兰格的外周论在今天看来具有相当的片面性，因为它断言外周生理反应是情绪产生的唯一来源，而否认了中枢神经系统对情绪的调控作用。但是它推动了关于情绪机制的大量研究，在情绪心理学发展史上处于不可抹杀的地位。

（二）巴甫洛夫的动力定型理论

巴甫洛夫的情绪理论是动力定型理论。该理论认为大脑皮层的高级神经活动，可以建立、维持和破坏各种条件反射和动力定型，这就在主观上构成了个体的各种积极或消极的情绪和情感。其中第二信号系统（代表一定具体事物及其属性的言语或词）调节和控制着人们的情绪和情感。也就是说，可以采用一定的方法对人的情绪行为进行长远的控制。例如人们可通过学习和培养良好的情绪反应习惯，而成为理性的、有教养的文明人。

这种理论为行为主义的情绪理论奠定了理论基础。但该理论过于强调情绪产生的被动性及情绪的他控性，而忽视了情绪产生的自主性与情绪的自我调控性，因此也具有一定的片面性。

（三）坎农的丘脑学说

坎农（Cannon，1927）和巴德（Bard，1927）创建了丘脑学说，又称坎巴二氏理论。该理论对詹姆斯-兰格理论提出了质疑，他们在研究中发现机体的生理变化发生相对缓慢，不足以说明情绪迅速发生、瞬息变化的事实。且同样的内脏器官活动可以在极不相同的情绪状态中发生，因此仅根据生理变化难以分辨各种不同的情绪。而用药物人为地引起与某种情绪有联系的身体变化，并不会产生真正的情绪体验。此外，研究还显示切断动物内脏器官与中枢神经系统的联系，情绪反应并不完全消失。据此，他们得出结论，情绪产生的机制不在外周神经系统，而在中枢神经系统的丘脑。

他们认为，当刺激引起的感觉信息传到皮层时，丘脑中心的抑制被解除，丘脑被唤醒，并对刺激信息进行加工。丘脑将冲动同时传送给大脑皮层和身体的其他部分，当神经冲动向上传至大脑皮层时，则产生情绪的主观体验；向下传至交感神经，则引起机体的生理变化，所以身体变化和情绪体验是同时发生的，它们之间没有因果关系。信号传到皮层某一位置，则产生情绪感觉。

坎农-巴德理论强调大脑皮质解除丘脑抑制的过程是情绪产生的机制，提出了情绪的特定脑中枢，将詹姆斯-兰格对情绪的外周性研究推向对情绪中枢机制的研究，预测了身体和心理反应的独立性。但是它忽视了大脑皮层和外周生理反应对情绪的作用。

（四）沙赫特认知-激活理论

沙赫特（S. Schachter，1971）提出，情绪既来自生理反应的反馈，也来自个体对导致这些反应情境的认知评价。他认为情境刺激、生理唤醒和认知因素这三者相互作用可引起特定的情绪反应，而其中认知因素对情绪的产生起关键作用。生理唤醒是情绪激活的必要条件，但真正的情绪体验是由个体对唤醒状态赋予的"认知标记"决定的。认知标记是个体根据过去的经验和当前环境的信息对自身唤醒状态做出的合理解释，正是这种解释决定着产生怎样的情绪。

该理论强调认知因素对情绪发生的关键作用，还对情绪的认知调节进行了一定程度的内外归因，具有一定的现实意义。但该理论的科学依据还不够完善。

（五）情绪的动机-分化理论

动机-分化理论认为情绪是独立的心理过程，有它本身的机制，并在人的心理生活中起着独特的作用。它的代表人物是汤姆金斯（S. Tomkins）和伊扎德，该理论至今已成为很有影响的情绪理论之一。

该理论认为情绪的激活发生在大脑皮层，是对多个系统活动信息进行整合的结果。这些信息包括内脏活动的神经信息，机体尤其是面部、姿势活动的信息，个体主动获得的、情境中提示的和经验性的信息，刺激源性质或环境与社会事件中值得注意的信息。整合过程是一个十分复杂的过程，其中对以上系统信息的认知评估起核心作用。

该理论认为情绪是一种基本的动机系统，具有重要的动机性和适应性的功能。个体的内驱力需要通过情绪的放大，才能激发个体的行为，情绪是比内驱力更加灵活和强有力的驱动因素，它本身可以离开内驱力而起到驱动作用。此外，情绪是人格的一个子系统。在各个系统中，所有的情绪都能相互影响，按不同的等级形成相互关系，并形成人格特质。

此外，伊扎德还从进化的观点出发，提出了多种情绪分化是进化过程的产物，因此才具有灵活多样的适应功能，每种具体的情绪都有其发生的渊源，都有特定的意识品性和适应功能，从而使得情绪在个体的适应和生存上起核心作用。

这一理论既阐述了情绪产生的机制，又说明了情绪的功能，为情绪在心理现象中确立了相对独立的位置，具有创新性和极大的说服力。

四、情绪与健康

情绪与健康的关系非常密切，它能直接影响机体的神经调节功能、内分泌系统和免疫力，对个体全身功能也会产生影响。

（一）情绪适应与情绪适应不良

情绪具有适应功能，无论正性情绪还是负性情绪均有其原本适应功能的合理性。但如果某些情绪的发生过于频繁或强度过大，或情绪与认知及人格适应性相冲突时就会导致适应不良。情绪适应不良会使个体在承担和经受程度上超负荷，从而可能引起身体疾病，或导致个体的社会适应行为异常而产生心理疾病。

（二）情绪与疾病

消极的情绪可以使人致病或诱发某些躯体疾病，而积极的情绪可以治疗疾病，促进机体的健康。所谓心理护理就是通过改变人的情绪、调解人的生理功能，从而达到促进疾病康复的目的。

悲伤、愤怒、焦虑、忧郁等负性情绪可以导致或诱发各种各样的疾病。研究显示，愤怒、焦虑、紧张等情绪可引起交感神经兴奋，长期处于此类情绪状态中可引发高血压、冠心病、消化道溃疡等；而长期的忧郁、悲伤可引起副交感神经为主的疾病，如哮喘、癌症等。

突然剧烈的情绪变化还可导致反应性精神病的发生。

积极、愉快的情绪，如高兴、快乐、满意等可使个体的免疫力提高，从而促进个体的健康，帮助预防和治疗疾病。我国的调查研究显示，百岁老人的主要情绪特点是胸襟开阔、心情舒畅、知足常乐、自甘淡泊、不图名利、自得其乐、乐于助人。

（三）保持健康情绪的有效机制

1. 紧张释放机制　紧张和压抑是对个体健康最有害的情绪状态，如果有压抑的情绪，应尽可能把内心的积郁倾吐出来，可通过找亲友倾诉、发泄或哭泣等方式进行情绪宣泄，而不要将这种情绪体验长期压抑在心中。此外，紧张还可通过练气功、放松训练等方法进行释放。

2. 增加积极的情绪体验　幸福、快乐等积极的情绪体验可以对紧张起重要的调节作用，使人从紧张中得到休息，感到轻松。积极的情绪体验可以从实现有意义的目的中得到，如通过实现自己在工作学习中提出的目标而获得愉快和喜悦的心情。个体还可通过积极参加集体活动，多与朋友沟通交流、相互鼓励、相互帮助，学习用幽默的态度去对待生活等方式来增加积极的情绪体验。

3. 正确地认知自我　自我内部的矛盾冲突常是导致不良情绪的重要心理因素之一。个体应该正确地建立自我和对待自我，只有在勇于了解和面对自我的能力与缺点后，才能缓解自我的内在冲突，进行自我调整和主动适应，这对避免情绪困扰和异常情绪有重要作用。

4. 树立正确的人生追求目标　正确的人生追求是个人学习、工作与生活的精神支柱。有了这种精神支柱，就能使人在遭受挫折、打击和失意时，始终保持坚强的精神和健康的、乐观向上的情绪。

第四节　意　志

一、意志的概念

意志（will）是指个体自觉地确定目的、并根据目的支配调节行动，克服困难，从而实现预定目的的心理过程。人们在工作、学习和生活中都需要意志的参与。意志活动是人类所特有的。

二、意志行动的基本特征

意志行动是人的有目的的行动，表现在人类能动地反映世界和改造世界的能力和作用中。人类的意志行动具有目的性、主动性、前进性和创造性的特点。人的意志行动有如下三个基本特征。

（一）意志行动是人类特有的、自觉的有目的的行动

意志是在有目的的行动中表现出来，这个目的是自觉的、有意识的。意志行动的目的性是人与动物的本质区别。目的在意志行动中起着极其重要的作用。它既能发动符合于目的的某些行动，同时又能制止不符合于目的的另一些行动。目的越高尚，目的的社会意义越大，产生的意志力也越大。

目的的确定，不是凭主观任意决定的，而是受客观现实制约的。人的目的是否能实现，主要看人的目的和行动是否符合客观现实的情况和社会历史发展的规律。如果符合客观规

律，人的目的就有可能达到。反之，人的目的就不能实现。

（二）意志行动是与克服困难相联系的行动

克服困难是意志行动最重要的特征。在意志行动的过程中必然会遇到各种各样的困难，因此克服困难和战胜困难的过程也就是意志行动的过程。

意志行动中遇到的困难主要有两大类：内部困难和外部困难。内部困难是指存在于人自身的不利因素的影响，如消极情绪、态度犹豫、信心不足、不良习惯、知识经验不足等。外部困难是指由于外在客观条件而造成的不利因素，如环境条件恶劣、缺乏必要的工具和工作条件、来自他人的讥讽和打击等。困难的性质和程度有轻有重，通常外部困难是通过内部困难起作用的。正是在意志行动中克服困难的过程才表现出一个人的意志力量。

（三）意志行动是以随意动作为基础

人的行动都是由一系列简单动作组成的。动作可分为不随意的和随意的两种。不随意动作主要是指那些不受意志支配的动作，如瞳孔反射等。而随意动作是有预定目标，由意识指引的动作，它们是意志行动的最基本单位。意志行动表现在随意运动中。有了随意动作，人们就可根据目的去组织、支配和调节一系列的动作，组成复杂的行动，从而实现预定的目的。

三、意志的基本过程

意志的心理过程指意志对行为的积极能动的调节过程，主要包括两个阶段，即采取决定阶段和执行决定阶段。

（一）采取决定阶段

采取决定是意志行为的开始阶段，它决定意志行为的方向及动因。通常要经过动机斗争和确定目的等环节。

1. 动机斗争　人的意志行动都是由一定的动机引起的。动机是激起人去行动或抑制人行动的愿望和意图，是引起人行动的内部原因和推动力量。在意志活动中，动机的激活水平影响着行为的效率。通常由动机激活水平而引起的心理压力对行为效率有促进作用，但如动机激活水平过强，则会对行为效率起阻碍作用。

2. 确定目的　确定目的在意志行动中至关重要。能否通过动机斗争正确地树立行动的目的就体现了一个人的意志力量。动机间的矛盾越大，斗争越激烈，确定目的时需要的意志努力就越大。意志的力量就表现在正确地处理动机斗争，选择正确的动机上。通常个体在行动前往往会有几个彼此不同甚至是相互抵触的目的，因此常需要进行权衡比较，最终确定一个目的。目的的确定过程也是一个决策过程，是意志行动的重要组成部分。在进行决策之初，必须首先探讨各个目的实现的意义、价值和可行的实现方案，从而从中选择最有意义的目的和最可行的方案。在决策的执行阶段，必须建立一套信息反馈系统，以便及时修正行动，以保证目的顺利实现。

（二）执行决定阶段

决定的执行是意志行动的关键，通常包括行动方法、策略的选择和为克服困难所做的决定。

1. 执行决定是需要意志、情感和认识活动协同作用的过程　在决定的执行阶段，必然伴随着各种肯定或否定的情绪情感体验。这就需要个体能随时认识和评价自我的行动，进行自我调节，而这就需要认知活动的积极参与。因此，决定的执行过程是多种心理活动积极参与、协同作用的过程。

2. 执行决定是克服困难的过程　人在按预定目的执行决定的过程中，必然会遇到各种主观和客观上的困难。例如与既定目标不符的各种动机还可能重新出现，或还可能有新的动机、目的和手段出现，引诱人的行动脱离预定的轨道；行动中发生意外的新情况、新问题；个体原有个性中的消极品质，如保守、懈怠、懒惰、畏惧等。因此，执行决定的过程也就是依靠意志品质不断克服各种困难，从而保证实现预期目标的过程。

四、意志的品质

坚强的意志品质是个体克服困难，完成各种实践活动的重要条件。我们在评价一个人的意志品质时，根本的一条是评价其意志活动的社会价值，只有在具有社会价值的意志行动中，才能表现出坚强的意志品质，否则只能称为卑劣的意志品质。判断一个人的意志力强弱，则看其意志的表现程度。意志的基本品质包括自觉性、果断性、坚韧性和自制力。

（一）自觉性

这是指一个人在行动中具有明确的目的性，尤其是能充分认识到行动的社会意义，使自己的行动服从社会、集体利益要求的品质。这种品质反映着一个人的坚定立场和信仰。它贯穿于意志行动的始终，是产生坚强意志的源泉。具有自觉性的人能自觉、独立、主动地调控自己的行动，即使遇到挫折和困难，也能百折不挠地克服困难，勇往直前。在行动中一方面不轻易受外界影响，另一方面也不拒绝一切有益的意见。

与自觉性相反的特征是意志的动摇性和独断性。具有动摇性的人，缺乏独立精神和创造精神，只能在得到提示、命令、建议时才表现出积极性，但对自己的行动缺乏信心，对别人的思想、行为不加批评地接受，很快屈从于环境的影响。具有独断性的人，则不考虑自己采取的决定是否合理，固执己见、独断专行，经常毫无理由地拒绝考虑别人的任何批评、劝告，结果只能是行动的最终失败。

（二）果断性

这是指善于明辨是非，适时地采取决定，并执行决定的品质。所谓适时，指在需要立即行动时，当机立断、毫不犹豫；在不需立即行动或情况发生改变时，又能立即停止执行或改变已做出的决定。具有果断性的人能全面而又深刻地考虑行动的目的及其达到的方法，懂得所作决定的重要性，清醒地了解可能的结果。果断性必须以正确的认识为前提，以大胆勇敢和深思熟虑为条件，是个体聪明才智和学识的有机结合。

与果断性相反的品质是优柔寡断和草率决定。优柔寡断的人主要特征是思想、情感的分散。他们不善于克服矛盾的思想和情感，在各种动机、目的和手段之间摇摆不定，患得患失、迟疑不决。草率决定主要是指对任何事情都不假思索，盲目冲动、冒失行事，而不考虑后果的一种莽撞行为。这二者都是意志薄弱的表现。

（三）坚韧性

这是指在执行决定时能坚持到底，在意志行动中能长期保持充沛的精力、坚韧的毅力、勇往直前、顽强地克服一切困难，实现预定目标的品质。意志的坚韧性在于一方面善于抵制不符合行动目的的主客观诱因的干扰，不为所动，从而顺利完成各项工作；另一方面能长久地坚持已做出的正确决定，做到锲而不舍，有始有终，不半途而废。

和坚韧性相反的品质是顽固、执拗、肆意妄为、虎头蛇尾、见异思迁等。顽固执拗的人是对自己的行动缺乏正确的评价估计。而肆意妄为、虎头蛇尾等都是意志薄弱的表现。

（四）自制性

这是指在意志行动中善于控制自己的情绪，约束自己的言行方面的品质。自制性反映了意志的抑制职能。有自制力的人，善于促使自己去克服不利因素，执行已做出的决定。同时能克制自己的恐惧、懒惰、害羞等消极情绪，时刻激励自己前进。不善于控制自己的情绪与冲动行为是缺乏意志自制力的表现。

五、意志与健康

（一）意志与健康的关系

意志与个体的认识、情感和个性相互影响、密切相关，因此意志也和个体的健康密切联系。

1. 意志与认知的相互影响　首先，意志的产生是以认识过程为前提的，只有当个体正确地认识了客观世界，才可能提出切合实际的目的，也才能以一定的方法和方式实现目的。因此离开了认识过程，意志就不可能产生。如果个体发生了认知障碍，则其意志也会随之发生障碍。

另一方面，意志也对认知过程有巨大的影响。没有意志努力，个体就不可能进行认识，更不可能有深入持久的认识过程。例如个体有意注意的维持、记忆的巩固、思维活动的开展等都需要意志的参与。所以，当个体意志薄弱或缺乏时，就不能有效地进行认知思维、更不可能有效地参与社会实践活动，从而严重影响个体的心身健康。

2. 意志与情绪的相互影响　情绪与意志密切相关。当某种情绪情感对人的活动起支持或推动作用时，这种情绪情感就会成为意志行为的动力，如在工作中，社会责任感和爱心会推动护士努力工作、认真负责。而当某种情绪情感对人的活动起消极或阻碍作用时，该情绪情感就会成为意志行动的阻力。如当人们厌烦某些活动时，就会使这些意志活动容易出现半途而废的情况。因此，如果个体缺乏积极健康的情绪情感，或长期沉浸于消极情绪情感中，则不会有坚定的意志品质。如抑郁症患者往往出现意志减弱或缺失。

另一方面意志能够控制情绪。人们可以通过意志努力，对生活工作中产生的消极情绪加以调节控制，积极主动地寻找正性的情绪情感。因此，当一个人意志薄弱时，就更容易为不良情绪所控制，不能自拔，而发生心身疾病。

3. 意志与个性的相互影响　个体的个性倾向性制约着意志的表现。一个人的理想、信念、价值观和世界观对意志有着巨大的影响。一个树立了科学世界观和正确价值观的人，必然有坚强的意志品质，能抵制环境中各种不利因素的影响和不良诱惑，克服困难，最终达到预定目的。意志在个性形成和发展过程中也起着重要的作用，它影响着个体目标的选择和确定，以及自身行为的自觉调节方式和水平。因此坚强的意志品质能促进个体发展良好的个性倾向。

（二）意志品质的培养

1. 树立科学的世界观和人生观，确立正确的行动目标　坚强意志的动力来自于科学的人生观和世界观。只有具有崇高人生目标的人，才能有顽强的意志品质，不畏艰险、勇于探索、勇于进取。

2. 注意在克服困难的实践活动中加强意志锻炼　人在实践活动中常会遇到各种各样的困难，要勇于面对困难，把这些困难当成是对自己意志品质的考验和磨炼。

3. 注重在日常生活的小事中培养和锻炼自身的意志品质，养成脚踏实地、从点滴做起的习惯。

4. 养成自我锻炼的能力和习惯　使个体在意志品质形成中真正发挥主观能动性，随着自我意识和自我评价能力的提高，逐渐意识到意志品质的重要性，从而主动地进行自我锻炼。

第五节　人　格

一、概述

（一）人格的概念

人格一词的英文"personality"是由拉丁文"persona"演变而来的，persona原意是指面具，是用来在戏剧中表明人物身份和性格的，这也是人格最初的含义。

综合心理学各种关于人格的定义，可以这样概括：人格（personality），又称个性，是指一系列复杂的具有跨时间、跨情境特点的，对个体特征性行为模式（内隐的以及外显的）有影响的独特的心理品质。人格是个体区别于其他人的独特的精神面貌和心理特征。

（二）人格的基本构成

心理学者一般认为人格主要包括三大组成部分，即个性倾向性、个性心理特征和个性调控等方面。三者有机结合即构成人格这一整体结构。

个性心理倾向性是指人进行活动的基本动力，是人格结构中最活跃的因素，它主要包括需要、动机、兴趣、理想、信念和世界观等。个性心理倾向性决定着个体对现实的态度及对认识活动的对象的趋向和选择。其中需要又是整个个性心理倾向性的源泉，个性心理倾向性就是以个体需要为基础的动力系统。在需要的推动下，人格得以形成和发展，动机、兴趣、信念和世界观等都是需要的表现形式。

个性心理特征是指一个人身上经常稳定表现出来的心理特点，主要包括气质、性格和能力。

个性调控以自我意识为核心，包括自我认识、自我评价和自我调控等。

（三）人格的基本特性

1. 整体性　人格是由许多心理特征组成的，这些心理特征不是简单地"叠加"在一起，而是相互联系、相互制约，经"整合"形成一个复杂的整体。它首先表现在个体内心世界、动机和行为之间的和谐一致；其次表现在个体在不断变化中总是表现出带有个人整体特征的精神风貌。

2. 独特性　由于人格结构组成的多样性，导致了不同个体之间的差异性。即使不同个体间可能具有某些相同的个别特征，但没有个体间具有完全相同的整体人格。个体间人格的差异不仅表现在是否具有某些方面的特点上，也表现在这些特点的不同水平上。

3. 稳定性　人格是相对稳定的，在个体的行为中恒常地、一贯地予以表现，具有跨时间、空间（情境）的一致性。也正是由于这种稳定性，我们才能识别出每个个体，并把他同其他个体区别开来。

4. 适应性　形成个体间人格差异性的价值及实际过程在于适应社会。人格的形成是由遗传获得的生理素质与环境的影响和要求相互作用的结果。

5. 社会性和生物性　个体人格的形成和发展不仅受生物因素的制约，而且受社会因素的制约。个体的生物因素为人格的发展提供了可能性，个体所在的社会因素使得这种可能性转化为现实。人格是在个体与社会交往的过程中逐渐形成和发展的，它在极大程度上受社会文化、教育教养内容和方式的影响。如果离开人类的社会生活，个体的正常心理就无法形成，因此社会生活条件对人格的形成和发展起决定作用。

二、人格理论

长久以来，人们一直都在尝试建立各种理论或模型以期对人格做出说明。心理学家们从不同的出发点、采用不同的方法，在不同的层次上对人格进行了探索研究，建立了许多不同的人格理论和模型。这里仅介绍几种影响较大的人格理论：

（一）体液说

体液说是早期的人格类型理论之一，是公元前5世纪由希腊医生希波克拉底提出来的。希波克拉底认为人体内含有四种基本的体液：血液、粘液、黑胆汁和黄胆汁，每种都与特定的性格相联。他认为血液与多血质的人格（敏感性低、主动性强、快乐、好动、外倾）有关；粘液与粘液质人格（缺乏感情、行动迟缓）有关；黑胆汁与抑郁质人格（悲伤、易哀愁）有关；而黄胆汁与胆汁质（易激怒、易兴奋）人格有关。希波克拉底的理论没有经受住现代社会的考验，但它流行了几个世纪，并对后人造成了深远的影响。

（二）高级神经活动类型说

高级神经活动类型说是巴甫洛夫提出的。他认为人的气质是由人的高级神经活动类型决定的。

巴甫洛夫发现，大脑皮层的基本神经过程有强度、均衡性和灵活性三种基本特性。根据这三种特性的不同组合，可将个体的神经活动分为四种不同的神经活动类型，每一种高级神经活动的类型都对应着一种气质类型。

1. 强、不平衡型（兴奋型）　对应胆汁质。表现为易冲动、神经质，对自己的行为常难以控制。

2. 强、平衡、迟缓、不灵活型（安静型）　对应粘液质。此类型主要表现为行为惰性较强，不容易适应环境的变化。

3. 强、平衡、灵活型（活泼型）　对应多血质。此类型的人健康、顽强、充满活力、对恶劣的心理社会环境有较高的抵抗力。

4. 弱型（抑制型）　对应抑郁质。表现为难以适应生活，易出现神经官能症症状。

（三）卡特尔的人格特质理论

卡特尔（R. B. Cattell）认为，人格特质是在不同情境中表现出来的稳定而一致的行为倾向。人格特质是人格结构的基本单元，通过分析人格特质的特点，可揭示个体的人格结构。

卡特尔根据人格特质的独特性，将人格特质区分为独特特质和共同特质。前者是个体所特有的人格特质，后者是许多人（同一群体或阶级的人）所共有的人格特质。

卡特尔还根据人格特质的层次性，将人格特质区分为表面特质和根源特质。表面特质是能够从个体外部行为中直接观察到的特质，是个体的行为表现。根源特质是一种反映个体整个人格的根本特质，不能直接被观察到。表面特质是由根源特质派生出来的。

卡特尔认为，每个人都具有16种根源特质：乐群性、聪慧性、情绪稳定性、恃强性、兴奋性、有恒性、敢为性、敏感性、怀疑性、幻想性、世故性、忧虑性、激进性、独立性、自律性、紧张性。但是，每个人的人格特质存在一定量的差异。正是由于这种量的差异，才使个体之间表现出人格结构上的差异。

（四）弗洛伊德的人格结构理论

弗洛伊德认为，人格是由本我、自我、超我三个部分组成的结构。

1. 本我　是人格结构的基础。它是由与生俱来的、原始、无意识的本能或欲望（如饥、渴、性等）组成的。本我是人格结构中能量的供应源，它追求最大限度的快乐，满足其欲望，而不管其欲望在现实中有无可能实现。

2. 自我　是人格中现实性的一面。自我的基本任务是协调本我的非理性需要与现实之间的关系，并在超我形成后调解本我与超我之间的矛盾。按现实性原则行事。

3. 超我　是社会教化的结果，包括良知和自我理想。超我约束人的行为，当发现不符合理性或不符合行为规范的需要时，就警告自我，迅速地加以抑制。超我按道德原则行事。自我经常地处在三者的包围中，承担着协调三者关系的任务。当三者相互矛盾时，就会产生焦虑。

弗洛伊德的人格理论过分强调本能的作用，是一种生物决定论的观点，显然是不科学的。但这个理论对人格结构的深层次研究，特别是强调本我、自我、超我保持相对平衡的观点，是有一定的科学价值的。

三、需要与动机

（一）需要

1. 需要的概念　需要（need）是有机体感到某种缺乏而力求获得满足的心理倾向，是人脑对生理和社会需求的反映。人在生存和发展的过程中必须需求一定物质条件（如空气、食物、水等），以及精神和社会生活条件，如被关爱、与人交往、劳动等。当这些条件出现匮乏使机体内部出现了不平衡状态时，需要就产生了。一旦机体内部的某种缺乏或不平衡状态消除了，需要就得到了满足。需要是个体行为和心理活动的内部动力，推动着人在各个方面积极地活动。

2. 需要的种类　需要是一个多层次、多维度的复杂系统。根据人的基本属性，可以把人的需要划分为三类。

（1）生理性需要：是指个体为维持生命和延续后代而产生的需要，如对食物、水、休息、运动、排泄、性等方面的需要。生理需要是人类最原始、最基本的需要，但需要的满足方式和手段也会受个体所处的社会文化环境的制约。

（2）社会性需要：指人在社会生活中形成的，为维护社会的存在和发展而产生的需要，如对社会交往、劳动生产、道德、伦理等的需要。

（3）精神性需要：指人对自我与周围人或事物关系的认识、内省和体验的需要，如对信仰、审美、荣誉、自我价值等的需要。

生活中，个体的生理性需要、社会性需要和精神性需要很难严格区分开来，三者往往紧密联系、不可分割。

3. 马斯洛的需要层次理论　美国心理学家马斯洛（A. H. Maslow）是人本主义心理学的创始人，他将人的基本需要归纳为五个层次。

（1）需要的层次：人的需要按先后次序，由低到高依次为生理的需要、安全的需要、爱与归属的需要、尊重的需要和自我实现的需要（见图 2-8）。①生理的需要：是个体生存所必须的最基本的需要，如空气、水、食物、排泄、性等。②安全的需要：指个体需要有保障、受保护、有安全感、生活稳定。③爱与归属的需要：指个体渴望归属于某一群体，希望爱与被爱，与他人友好相处。④尊重的需要：指个体有自尊、被尊重和尊重他人的需要。⑤自我实现的需要：指个体希望自己的能力和潜力得到充分发挥，实现自己的理想，这是人类最高层次的需要。

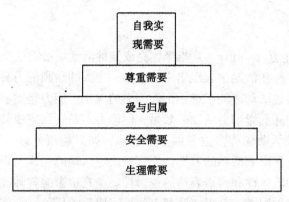

图 2-8　马斯洛人类基本需要层次理论模型

（2）各需要层次间的关系：马斯洛认为个体必须先满足低层次的需要，然后再考虑较高层次的需要；通常在一个层次的需要被满足后，更高一层次的需要才出现，并逐渐强烈，但有时，不同层次的需要会出现重叠，甚至颠倒；有些需要需立即、持续给予满足，如维持生存所必需的空气、水等，有些需要可暂缓，如爱与归属的需要等，但它们最终需得到满足；个体满足较低层次需要的方式类似，但满足较高层次的方式差异显著；随需要层次的上移，各种需要满足的意义越具有个体差异性；各需要层次间可相互影响；个体的基本需要满足程度和健康状况成正比。

（3）影响基本需要获得满足的因素：主要有生理障碍、心理障碍、认知障碍和知识缺乏、环境障碍、社会的障碍、个人的障碍、文化障碍等。

（二）动机

1. 动机的概念　动机（motivation）是推动个体从事某种活动的原因。动机以需要为基础，是一种内部刺激，是个人行为的直接原因，它为个人行为提供力量以达到体内平衡。

2. 动机的种类

（1）根据动机的引发原因，可分为内在动机和外在动机：内在动机是由活动本身产生的快乐和满足所引起的，它不需要外在条件的参与。如护士为充实自己而继续参加学习就属于内在动机。外在动机是由活动的外部因素引起的，如个体为追逐奖励而从事某种活动。内在动机的强度大，时间持续长；外在动机持续时间短，往往带有一定的强制性。事实上，这两种动机结合起来才能对个人行为产生更大的推动作用。

（2）根据动机在活动中所起的作用不同，可分为主导性动机与辅助性动机：主导性动机是指在活动中所起作用较为强烈、稳定、处于支配地位的动机。辅助性动机是指在活动中所起作用较弱、较不稳定、处于辅助性地位的动机。当主导性动机与辅助性动机一致时，活动动力会加强；彼此冲突时，活动动力会减弱。

（3）根据动机的起源，可分为生理性动机和社会性动机：生理性动机是与人的生理需要相联系的，具有先天性，但同时也受社会生活条件所制约。社会性动机是与人的社会性需要相联系的，是后天获得的，如学习动机、交往动机、成就动机等。

（4）根据动机行为与目标远近的关系，可分为近景动机和远景动机：近景动机是指与近期目标相联系的动机；远景动机是指与长远目标相联系的动机。远景动机和近景动机具有相对性，在一定条件下，两者可以相互转化。远景目标可分解为许多近景目标，近景目标要服从远景目标，体现远景目标。

四、能力与智力

1. 能力的概念　能力（ability）是指个体完成某种活动所必需的个性心理特征。能力是在活动中形成和发展，并在活动中表现出来的。如一个人的绘画能力只有在绘画活动中才能显示出来。我们只有通过活动才能了解一个人能力的大小。能力是顺利完成某种活动直接有效的心理特征，能力的高低影响着活动的效果。但能力不是顺利完成某种活动的全部心理条件。因为成功完成某种活动受许多主观因素的影响，如兴趣与爱好、性格特征、知识经验等，但这些因素都不直接影响活动的效率，不直接决定活动的完成与否，只有能力才具有这种作用。例如，思维的敏捷性和言语表达的逻辑性，是直接影响教师能否成功地完成教学任务的能力因素，缺乏这种因素，就无法顺利有效地完成教学任务。个体能力的形成和发展既受先天因素，如生理解剖特点、遗传因素等的制约，也受社会生活实践和教育的影响。

2. 能力的分类　能力可分为一般能力和特殊能力两类。

（1）一般能力：即智力（intelligence），指个体在一切生活中所必须的基本能力，包括观察力、注意力、记忆力、想像力和思维能力。而以抽象思维能力作为智力的核心。

（2）特殊能力：指个体从事某种特殊活动所必须具备的能力，如体操运动员的平衡能力、画家的色彩感知力、演说家的语言表达能力等。

一般能力和特殊能力是相互联系的，特殊能力是在一般能力基础上发展起来的，而特殊能力的发展又能反过来促进一般能力的发展。

3. 能力的个体差异　人的能力有个体差异，这些差异主要表现在以下三个方面。（1）能力发展水平的差异：能力发展水平的差异主要是指智力上的差异，它表明人的能力发展有高有低。研究发现，就智力水平（IQ）来看，人类的智力水平呈常态分布，即智力极低或智力极高的人很少，绝大多数的人属于中等智力，其智商在 100 左右。只有少数人的智商超过 130 分，称为超常，其共同的心理特征表现为：浓厚的认识兴趣，旺盛的求知欲；良好的观察力，理解力强，记忆准确，思维敏捷，有独创性；注意力集中并易转移，记忆速度快而准。智商 70 以下的都可以称为智力低常，按程度的不同，可将其分为三级：迟钝（智商在50～69），愚笨（智商在 25～49），白痴（智商在 25 以下）。低常的主要特征为：知觉速度缓慢，范围狭窄，记忆能力差，语言发展迟缓，词汇贫乏，思维概括能力差，生活自理能力差。造成智力低常的原因很复杂，主要是先天因素与后天因素两方面。先天因素包括遗传和非遗传性的；后天因素如脑疾病、脑损伤、剥夺学习机会等。（2）能力类型差异：能力类型差异是指构成能力的各种因素存在质的差异，主要表现在知觉、记忆、想像、思维等方面的品质。能力类型的差异，一般不代表智力水平的高低，只影响人们学习的过程和获取知识经验的方式。①知觉方面的差异主要表现为三种类型：综合型，即善于概括、综合，但分析能力较弱；分析型，即善于分析，对细节感知清晰，但概括能力较差；分析综合型，是分析和概括能力全面发展，即同时具有较强的分析能力和概括能力。②记忆类型的差异，根据个体擅长的记忆材料方法可分为：视觉型，即运用视觉记忆的效果最好；听觉型，运用听觉识记的效果最好；运动型，即有运动参加时记忆效果较好；混合型记忆，即综合运用多种记忆效果较好。③在言语方面，有的人属于生动的言语类型或形象思维类型，言语富于形象性，情绪因素占优势；有的人属于逻辑联系的言语类型或抽象思维类型，言语富于概括性，逻辑因素占优势；还有居二者之间的混合型。④在思维能力方面，每个人在思维的深刻性、灵活性和评判性等品质上又都有自己的特点。（3）能力表现早晚的差异：各种能力不仅在质或量的方面表现出明显的差异，而且能力表现的早晚上也存在着明显的差异。有的人能力在幼小时就显露出来，称为"早慧"。有的人则才能显露较晚，称"大器晚成"。此外，各种不同能力在发展速度上是不同的。某些能力发展得较早，有的却很晚；到了老年，各种能力衰退速度也是不一样的。例如，知觉能力发展较早，也首先开始下降，其次是记忆力，然后是思维能力。

4. 智力的结构　属于一般能力，是各种能力的综合。对智力的结构不同的学者有不同的观点，这里介绍影响较大的两种观点。

（1）智力三维结构模式理论：由美国心理学家吉尔福德（J. P. Guilford, 1967）创立。该理论认为智力结构应从操作、内容、产物三个维度去考虑。智力的操作过程包括认知、记忆、发散思维、聚合思维、评价 5 个因素；智力加工的内容包括图形（具体事物的形象）、符号（由字母、数字和其他记号组成的事物）、语义（词、句的意义及概念）、行为（社会能力）4 个因素；智力加工的产物包括 6 个因素，即单元、类别、关系、系统、转换、蕴含。这样，智力便由 4×6×5＝120 种基本能力构成（如图 2-9）。此后，他将内容维度中的图形改为视觉和听觉，使其增为 5 项，将操作维度中记忆分为短时记忆和长时记忆，使其变为 6 项，则智力结构的组成因素增加到 180种。吉尔福德认为每种因素都是独特的能力。

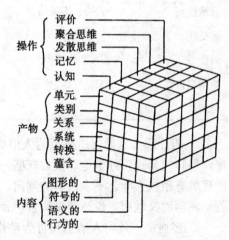

图 2-9　智力三维结构模型

（2）嘉纳的智力架构：美国心理学家嘉纳提出的智力架构具有深远的影响。他将智力分为七大类，即逻辑性和数理性的智力（逻辑数学能力），言语能力，身体-动觉智力，空间智力，音乐智力，洞悉人性、善解人意、人际智力和自我内省智力等。

五、气质

（一）气质的概念

气质（temperament）是个体表现在心理活动和行为方面的典型的、稳定的动力特征。气质是个体心理活动和行为的外部动力特点，主要表现在心理活动的速度、强度、稳定性、指向性方面的特征。气质特点一般不受个人活动的目的、动机和内容等的影响，具有较强的稳定性。此外，研究显示气质受先天生物学因素影响较大，即先天因素占主要地位，但同时气质又具有一定的可塑性，即在生活环境和教育条件的影响下，在性格的掩盖下，气质可以得到相当程度的改造。

（二）气质的类型

气质类型是各种气质心理特征的有规律的结合。气质心理特征包括：①感受性，即人对外界刺激的感受能力。②灵敏性，即指不随意注意及运动的指向性，心理反应和心理过程的速度和灵活程度。③耐受性，即人在经受外界刺激作用时，在时间和强度上可经受的程度。④向性，即心理活动、言语与行为动作反应是表现于外部还是内部的特性。⑤情绪兴奋性，即指以不同的速度对微弱刺激产生情绪反应的特性。⑥可塑性，即指人根据外界事物变化的情况而改变自己适应性行为的灵活程度。

目前气质类型通常被分为胆汁质、多血质、粘液质和抑郁质四种基本气质类型。这四种气质类型中的气质心理特征表现归纳如下（表2-1）：

表 2-1 四种气质类型中的气质心理特征

	胆汁质	多血质	粘液质	抑郁质
感受性	低	低	低	高
灵敏性	快、不灵活	快、灵活	慢、不灵活	慢、不灵活
耐受性	较高	较高	高	低
向性	外倾	外倾	内倾	内倾
情绪兴奋性	高	高	低	体验深
可塑性	较小	大	稳定	刻板

1. 胆汁质 这种气质类型的人情感和行为动作产生迅速、强烈；性情开朗、热情，坦率，但脾气暴躁，好争论；精力旺盛，但有时缺乏耐心；思维具有一定的灵活性，但对问题的理解有粗枝大叶、不求甚解的倾向；意志坚强、果断勇敢，注意稳定而集中但难于转移；行动利落而又敏捷，说话速度快且声音洪亮。

2. 多血质 此类人情感和行为动作发生得很快，变化得也快，但较为温和；易于产生情感，但体验不深，善于结交朋友，易适应新环境；语言具有表达力和感染力，姿态活泼，表情生动；机智灵敏，思维灵活，但常表现出对问题不求甚解；注意与兴趣易于转移，不稳定；在意志力方面缺乏忍耐性，毅力不强。

3. 粘液质 这类人情感和行为动作进行得迟缓、稳定、缺乏灵活性；情绪不易发生，也不易外露，很少产生激情，遇到不愉快的事也不动声色；注意稳定、持久，但难于转移；思维灵活性较差，但比较细致，喜欢沉思；在意志力方面有耐性，自制力强；态度持重，不鲁莽，但对新的工作较难适应。

4. 抑郁质 这类人情感和行为动作进行得都相当缓慢，柔弱；情感容易产生，而且体验相当深刻，隐晦而不外露，易多愁善感；往往富于想像，聪明且观察力敏锐，敏感性高，思维深刻；胆小怕事、优柔寡断，受到挫折后常心神不安，但对力所能及的工作表现出坚忍的精神；不善交往，较为孤僻。

在现实生活中，很少有人是绝对单一的气质类型，大多数人都偏于中间型或混合型，也就是说，他们较多地具有某一气质类型的特点，同时又具有其他气质类型的一些特点。

（三）气质对社会实践的影响

气质贯穿在心理活动和行为方式中，对人的各种实践活动都造成一定的影响。

1. 气质本身没有好坏之分 气质只表明一个人心理活动的动力特征，不涉及心理活动的方向和内容，没有好坏之分。每种气质类型都有积极的和消极的方面。因此，个体在任何一种气质的基础上，都既可以发展良好的性格特征和优异的才能，也可能发展不良的性格特征和限制才能的发展。

2. 气质本身不决定一个人社会价值和成就的高低　气质虽然对性格与能力等个性方面有一定的作用，但气质本身不能决定人的社会价值与成就的高低，任何一种气质类型的人都能发挥自己的才能，为社会做出贡献。事实上，在卓越有成就的人物中各种气质类型的典型代表都可见到。如俄国四位著名文学家就是四种气质的典型代表：普希金属于胆汁质类型，赫尔岑属于多血质类型，克雷洛夫属于粘液质类型，果戈理属于抑郁质类型。

3. 气质影响人的活动方式与效率　在各种实践领域中，气质虽不起决定作用，但都在一定程度上影响着人的工作方式和工作效率。因此在职业的选择上，考虑气质因素是十分重要的。研究和实践表明，某些气质特征人更适于从事某种工作或职业。例如，粘液质、抑郁质的人，容易适应持久细致的工作；而多血质、胆汁质的人容易适应迅速灵活的工作。

六、性格

（一）性格的概念

性格（character）表现在个体对客观现实的一种稳定的态度以及与之相适应的习惯化的行为方式方面的个性心理特征。性格是一个人独特的、稳定的个性心理，凡属于一时的、情境性的、偶然的表现，都不能构成人的性格特征。

人与人之间个性特征方面的个别差异首先表现在性格上。性格是个性特征中最具核心意义的心理特征。一方面，在所有的个性心理特征中，性格与个体需要、动机、信念和世界观联系最为密切。性格是一个人道德观和人生观的集中体现，具有直接的社会意义。人的性格受社会行为准则和价值标准的评判，所以有好坏之分，这一点是与气质有明显区别的。另一方面，性格对其他个性心理特征具有重要的影响。性格制约了能力和气质的发展方向和水平，良好的性格品质能使人最大限度地发挥自己的聪明才智。

（二）性格的特征

性格是一个复杂而完整的系统，它包含着多个侧面和丰富的内容。对性格结构的分析，主要从以下四个方面进行。

1. 性格的态度特征　是性格的重要组成部分。主要由以下几方面构成：

（1）对社会、对集体、对他人的态度特征：积极的有热爱集体，具有社会责任感与义务感，乐于助人，待人诚恳，正直等；消极的有不关心社会与集体，没有社会公德，为人冷漠、自私、虚伪等。

（2）对学习、劳动和工作的态度特征：积极的有认真细心，勤劳节俭，富于首创精神；消极的有马虎粗心，奢侈浪费，拈轻怕重，因循守旧等。

（3）对自己的态度特征：积极的有严于律己，谦虚谨慎，自强自尊，勇于自我批评；消极的有放任自己，骄傲自大，自负或自卑等。

2. 性格的意志特征　指人在自觉调节自身行为的方式和水平上表现出来的心理特征。主要表现为：

（1）对行为目的明确程度的特征：如独立性或易受暗示性、目的性或盲目性，纪律性或散漫性等。

（2）对行为自觉控制水平的特征：如主动性或被动性、自制或任性等。

（3）贯彻执行决定方面的特征：如有恒心、坚忍不拔或见异思迁、半途而废。

（4）在紧急或困难情况下表现出的特征：如勇敢或怯懦，果断或优柔寡断，镇定或紧张等。

3. 性格的情绪特征　指人在情绪活动中经常表现出来的强度、稳定性、持久性以及主导心境方面的特征。

（1）情绪强度特征：表现为人的情绪对工作和生活的影响程度和受意志控制的程度。如有人情绪反应强烈、明显、难以控制；有人反应微弱、隐晦、容易控制。

（2）情绪稳定性特征：表现为情绪的起伏波动程度。

（3）情绪持久性特征：指人受情绪影响时间的长短程度。

（4）主导心境特征：反映不同的主导心境在人身上的稳定程度。如有人总是乐观开朗；有人却总是悲观烦恼。

4. 性格的理智特征　指人在感知、记忆、思维等认识过程中表现出来的个别差异。

（1）感知方面：如有主动观察型和被动观察型、详细罗列型和扼要概括型等。

（2）记忆方面：速度有快有慢、保持时间有长有短、记忆方式有直观形象记忆和逻辑思维记忆等。

（3）思维方面：有独立型和依赖型，分析型和综合型等。

（4）想像方面：有现实型和幻想型，狭窄想像型和广阔想像型等。

以上性格结构的四方面相互联系，相互影响，在个体身上构成一个统一体，从而形成其独特的性格。

（三）性格的类型

1. 按心理机能优势分类　这是英国的培因（A. Bain）和法国的李波特（T. Ribot）提出的分类法。他们根据理智、情绪、意志三种心理机能在人的性格中所占优势不同，将人的性格分为理智型、情绪型、意志型。

（1）理智型：通常以理智来衡量一切，并以理智支配和控制行动。

（2）情绪型：通常用情绪来评估一切，情绪体验深刻，言行易受情绪左右。

（3）意志型：通常行动目标明确，主动、积极、果敢、坚定，自制力强。

除上述三种典型类型外，还存在一些混合类型，如理智-意志型等，在生活中大多数人是混合型。

2. 按心理活动的倾向分类　瑞士心理学家荣格（C. G. Jung）根据个体心理活动的倾向性，把性格分为外倾型和内倾型。前者表现为外向、活泼开朗，善交际、活动能力强，容易适应环境的变化；后者表现为内向、沉静、反应迟缓、不善交际。

3. 按个体独立程度分类　美国心理学家威特金（H. A. Witkin）等人根据场的理论，将人的性格分成场依存型和场独立型。前者又称顺从型，独立性差、易受环境或附加物的干扰，常不加批评地接受别人的意见，应激能力差；后者又称独立型，善于独立思考、独立解决问题，不易受外来事物的干扰，应激能力强。

七、自我意识

（一）自我意识的概念

自我意识是人对自己身心状态及对自己同客观世界的关系的意识。自我意识包括对自己及其状态的认识，对自己肢体活动状态的认识，对自己思维、情感、意志等心理活动的认识。自我意识也反映人与周围现实之间的关系。自我意识是人类特有的反映形式，在个体发展中有十分重要的作用。

（二）自我意识的结构

自我意识的结构包括自我认识、自我体验和自我调节三个部分。

1. 自我认识　这是自我意识的认知成分，也是自我意识的首要成分。它是自我调节控制的心理基础，包括自我感觉、自我概念、自我观察、自我分析和自我评价等。

2. 自我体验　是指自我意识在情感方面的表现，如自尊心、自信心等。

3. 自我调节　是自我意识的意志成分，主要表现为个人对自己的行为、活动和态度的调控，包括自我检查、自我监督、自我控制等。自我调节是自我意识中直接作用于个体行为的环节，它是一个人自我教育、自我发展的重要机制，自我调节的实现是自我意识的能动性的表现。

八、人格与健康

（一）人格与健康的关系

人格与健康密切相关。良好的人格可以帮助保持和促进人的身心健康，而不良的人格特征会损害人的身心健康，促使某些疾病的发生，且对疾病的康复与预后带来不良影响。

1. 人格特征可以成为某些疾病的发病基础　目前，研究已经证实的和疾病的发生有显著相关的人格特征主要有 A 型人格特征和 C 型人格特征。A 型人格特征的人易患高血压、冠心病、溃疡等疾病，其主要行为特征为争强好胜、急躁、易怒、时间紧迫感强；C 型行为特征的人癌症的发生率显著高于其他人群，其主要行为表现为克制、压抑、怒而不发、抑郁焦虑。此外，谨小慎微、过分严格要求自己、固执刻板的人易患强迫症。诸如此类，都说明人格特征与疾病的发生密切相关。

2. 人格特征可影响疾病的病程和预后　乐观开朗、意志坚强的人患病后，相对于多愁善感、紧张焦虑、悲观抑郁的人，其疾病发展较慢、病程短，预后好。

3. 人格特征影响人的心理健康水平　如多血质的人开朗、乐观、对环境的适应能力强，对心理应激的耐受性高，从而具有较高的心理健康水平。而抑郁质的人懦弱、抑郁、焦虑，对环境的适应能力差，封闭自己，其心理健康水平就较低。

（二）健康人格的特征

1. 对社会（世界）持开放态度，热爱工作和生活，善于学习，能不断从社会实践中学习新知识，吸取新经验。

2. 有良好的人际关系、团队精神和协作精神。

3. 能正确地认识评价自己，有自知之明，自尊自爱（自我悦纳——包括自己的优缺点）。

4. 能以积极的态度看待过去、现在和未来。

5. 能以积极的态度对待困难和挫折（积极适应社会，自觉调控情绪，心境良好，心理富有），是一个积极的、幸福的、快乐的进取者。

（金宁宁）

第三章 心理卫生

第一节 概　述

一、心理卫生概念

心理卫生，又称精神卫生或精神保健，是指以积极有益的教育和措施，维护和改进人们的心理状态以适应当前和发展的社会环境。这一定义包括三种含义：一是指一门学科，即心理卫生学；二是指专业或实践，即心理卫生工作；三是指心理健康状态。心理卫生的主要任务是研究和促进人们的心理健康，包括：采取适当的措施来培养健全的性格，提高对环境的适应能力；消除各种不良影响，预防精神方面的各种疾病和问题的发生；提高和改进一般医疗服务的质量；以及改善和增强学习和工作的效能。

心理卫生的工作内容，从横向而言，是指不同社会群体的心理健康工作，包括家庭、学校、工作单位到整个社会的心理卫生工作，其内容在于探讨有关婚姻、朋辈、文化、风俗、职业等不同社会群体的心理卫生的特殊要求和具体任务。从纵向而言，指一个人从胚胎开始到年老临终的人生各个阶段，包括胎儿、婴幼儿、青少年、中年、更年期、老年各个阶段的心理保健工作。

心理卫生的目的是为了促进心理健康。心理卫生所关注的是采取何种手段来达到和维护心理健康，要按照不同年龄和阶段的心理特征和心理发展规律，通过各种有益的教育和训练，以家庭和社会的良好影响来培养和维护健全的人格、健康的心理和社会适应能力，使人在学习、工作和生活中保持身心两方面的健康。

心理卫生工作的范围很广，而且随着社会的发展和科学技术的进步，心理卫生的范围还会扩大。从当前国内外心理卫生工作的状况来看，心理卫生工作的范围可概括为如下四方面：①从优生学的角度指导婚姻、配偶、受孕等过程，提高个体的心理卫生素质。②研究各年龄阶段（如儿童、青少年、青年、中年、老年）的心理卫生特点与规律，指导各年龄阶段的人们做好心理保健。③研究各社会群体中的心理卫生问题，使人们在家庭、学校、工作单位、业余团体中能良好地适应环境，处理好人际关系，以便心情愉快地工作、学习与生活。④研究个体积极主动保持心理卫生的机制与措施，指导人们提高承受挫折的能力，调节情绪，改善不良行为，完善人格。

二、心理卫生运动简史

当代心理卫生运动可以追溯到18世纪。法国比奈尔（P. Pinel）医生为精神病患者争取人道主义待遇的事件引起了人们对心理疾病患者的重视。在此之前，精神病患者一直遭受锁链的折磨和非人的待遇，比奈尔在他工作的两家医院里，尽力为精神病人提供干净的房间、质量好的食物和人道的护理。这一举动在当时的社会中引起巨大反响，法国政府也开始支持比奈尔，着手对精神病院的治疗环境进行改善。

现代心理卫生运动潮流的兴起是在美国，发起人是美国人比尔斯（C. W. Beers）。比尔斯生于 1876 年，耶鲁大学商科毕业后，在纽约一家保险公司工作，他的哥哥患有癫痫病并且经常发作。当比尔斯目睹他的兄长病情发作时的可怕情景，整日担心自己也会患此病。24 岁时，比尔斯因精神失常被送入精神病院。在精神病院的三年中，比尔斯亲身经历了精神病患者的痛苦和所受到的虐待。病愈出院后，比尔斯于 1908 年出版了一部自传体性质的著作，名为《自觉之心》（A mind that found itself）。在书中，他揭露了当时精神病院的冷酷和落后，向世人发出改善精神病者境遇的强烈呼吁。此书中的观点后来得到了心理学大师詹姆斯（W. James）和精神病学家迈耶（A. Meyer）的支持。比尔斯于 1908 年 5 月成立了"康涅狄格州心理卫生协会"，这是世界上第一个心理卫生组织。1909 年 2 月，又在纽约成立了"美国全国心理卫生委员会"。1917 年，全国心理卫生委员会创办了《心理卫生》杂志，用多种形式宣传和普及心理卫生知识，心理卫生运动从此在全世界范围内逐渐发展起来。1930 年 5 月 5 日，第一届国际心理卫生大会在华盛顿召开，同时产生了一个永久性的国际心理卫生委员会，标志着心理卫生运动已经发展成为一种世界性的潮流。

目前，世界各国都十分重视心理卫生工作，各国政府都拨出大量资金资助心理卫生工作的开展。工作范围也在逐渐扩大，心理卫生所提倡的各种原则和方法，与心理卫生运动有关的各种工作和措施，在维护和保护人类心身健康方面正越来越显示出积极的和重大的作用。

从 20 世纪 70 年代开始，心理卫生运动逐渐达到新的高潮，该运动倡导努力提高个体的适应能力和全面提高人的心理素质。这一时期的心理卫生工作可概括为三个方面：一是初级预防，即提供心理卫生知识，防止心理疾病的发展；二是中级预防，即及早发现心理异常，迅速干预；三是三级预防，即抑制心理疾病的发展，使病人尽快复原。到 20 世纪 80 年代心理卫生的涵义又有了新的扩展。三级预防的功能成为：一是防止心理疾病；二是完善心理调节；三是健全个体与社会。当今心理卫生的着眼点已放在健康人的心理保健上，放在个体发展的全过程上。

在世界心理卫生运动的影响下，我国的心理卫生运动也逐渐发展起来。1933 年，心理学家吴南轩先生在高等小学开设了心理卫生课程，后又在《旁观》杂志上发展《心理卫生》专号。1936 年，"中国心理卫生协会"在南京成立。后来相继出版了一些中国人自己编著的心理卫生著作。后来抗日战争爆发，心理卫生工作随即中断。新中国成立后，由于种种原因，心理卫生工作也没有得到很好的发展。心理卫生运动在我国的兴盛始于改革开放以后。1982 年，我国第一个儿童心理卫生研究中心在南京成立。1985 年 7 月，在山东泰安宣布中国心理卫生协会正式成立。此后，全国各地也纷纷建立分会，有关心理卫生的研究成果不断涌现，进一步促进了心理卫生的发展。与此同时，心理健康问题越来越为人们所关注，心理卫生工作也逐渐渗透到各个领域。

三、心理健康的标准

心理健康的涵义可以从广义与狭义两个角度来理解。从广义上讲，心理健康是指一种高效而满意的、持续的心理状态，在这种状态下，人能做出良好的反应，具有生命的活力，而且能充分发挥其身心潜能。从狭义上讲，心理健康是指人的心理活动的基本过程内容完整，协调一致，即认识、情感、意志、人格、行为完整和协调，能适应社会。

马斯洛认为，心理健康应具有以下标准：①有充分的自我安全感。②充分了解自己并对自己的能力作适当的估价。③生活的目标能切合实际。④不能脱离现实环境。⑤能保持人格的完整与和谐。⑥具有从经验中学习的能力。⑦能保持良好的人际关系。⑧能适当地宣泄和控制情绪。⑨能做有限度的个性发挥。⑩在不违背社会规范的情况下，对个人基本要求作适当的满足。

斯柯特（Scott，1968）提出心理健康的标准应该有如下几个方面：①一般的适应能力：适应性；灵活性；把握环境的能力；适应和对付变化多端的世界的能力；阐明目的，并完成目的的能力；成功的行为；顺利改变行为的能力。②自我满足的能力：生殖性欲（获得性感高潮的能力）；适度满足个人需要；对日常生活感到乐趣；行为的自然性；放松片刻的感觉。③人际间各种角色的扮演：完成个人社会角色；行为与角色一致；社会关系适应；行为受社会的赞同；与他人相处的能力；参与社会活动；利用切合实际的帮助；托付他人；社会责任；稳定的职业；工作和爱的能力。④智慧能力：知觉的准确性；心理功能的有效性；认知的适当；机智；合理性；接触现实；解决问题的能力；智力；对人类经验的广泛的了解和深刻的理解。⑤对他人的积极态度：利他主义；关心他人；信任；喜欢他人；待人热情；与人亲密的能力；情感移入。⑥创造性：对社会的贡献；主动精神。⑦自主性：情感的独立性；同一性；自力更生；一定的超然。⑧完全成熟：包括自我实现；个人成长；人生哲学的形成；在相反力量之间得以均衡；成熟的而不是自相矛盾的动机；自我利用；具备把握冲动、能量和冲突的综合能力；保持一致性；完整的复杂层次；成熟。⑨对自己的有利态度：包括控制感；任务完成的满足；自我接受，自我认可；自尊；面对困难、解决问题充满信心；积极的自我形象；自由和自决感；摆脱了自卑感；幸福感。⑩情绪与动机的控制：包括对挫折的耐受性；把握焦虑的能力；道德；勇气；自制力；对紧张的抵抗；道义；良心等。

世界心理卫生联合会曾提出心理健康的标准：①身体、智力、情绪十分调和。②适应环境、人际关系中彼此谦让。③有幸福感。④在工作和职业中，能充分发挥自己的能力，能够高效率地生活。

总的来说心理健康一般有如下标准：

1. 有正常的智力水平　智力是人们在获得知识和运用知识解决实际问题时所必须具备的心理条件或特征，是人的观察力、注意力、思维力、想像力和实践活动能力的综合。智力正常是心理健康的基本条件。

2. 有健康的情绪特征　情绪是人对事物的态度的体验，是人的需要得到满足与否的反映。一个心理健康的人，能经常保持乐观、自信的心境，热爱生活，积极向上；同时，善于调节和控制自己的情绪，使自己的情绪保持相对稳定。情绪健康是心理健康的一个重要指标。

3. 有健全的意志　意志是人有意识、有目的、有计划地调节和支配自己行动的心理过程。意志健全的标准是：行动具有自觉性、果断性、坚持性和自制力。心理健康的人总是有目的地进行各项活动，在遇到问题时能经过考虑而采取果断决定，善于克制自己的激情。

4. 有完善的人格　人格在心理学上是指个体比较稳定的心理特征的总和。人格完整的主要标志是：人格结构的各要素完整统一；有正确的自我意识和积极进取的信念、人生观作为人格的核心，并以此为中心把自己的需要、愿望、目标和行为统一起来。不同年龄阶段的人有其独特的心理行为特征。心理健康者与多数相同年龄者保持一致，其心理行为也与其扮演的社会角色相符合。

5. 有和谐的人际关系　人际关系是人们在共同活动中，彼此为寻求满足各种需要，而建立起来的相互间的心理关系。心理健康的人，能用尊重、信任、友爱、宽容的积极态度与

48

他人相处，往往既有广泛而稳定的人际关系，又有关系和睦的家庭。心理健康的人，常能有效地处理与周围现实世界的关系，能对社会现状有比较客观的认识，观念、动机、行为能够与时代发展基本同步，言行符合社会规范和要求，能对自己的行为负责，当自己的愿望与社会的要求相矛盾时，能及时地进行自我调整。

第二节　不同年龄阶段的心理卫生

艾里克森在其心理社会发展理论中提出，在人生阶段中，任一时期的身心发展，其顺利与否，均与前一时期的发展有关。此外，人生的每一时期都有特殊的心理发展问题，而这些问题成为每个阶段中一个"危机与转机"的关键。如果顺利地度过每个人生阶段中的"危机"阶段，个体就能获得某些心理健康因素而顺利进入下一个人生阶段，否则，将会出现身心紧张状态，甚至产生心理、行为障碍，而这一切，又会带到下一个阶段，影响下一个阶段的顺利过渡。因此，在每个人生阶段都需要进行心理卫生工作，以帮助人们顺利成长。

埃里克森认为人生主要有八个阶段，每个时期都有特殊的发展任务：①婴儿期：0～1岁，这一时期的主要发展任务是：满足生理需要，克服不信任感，体验着希望的实现。②学步期：2～3岁，这一时期的主要发展任务是：自主感，克服羞怯和疑虑，体验意志的实现。③儿童早期：3～6岁，这一时期的主要发展任务是：获得主动感和克服内疚感，体验目的的实现。④学龄期：6～12岁，这一时期的主要发展任务是：获得勤奋感、克服自卑感。⑤青年期：12～18岁，这一时期的主要发展任务是：建立自我同一感，防止同一感的混乱。⑥成年早期：18～25岁，这一时期的主要发展任务是：获得亲密感、避免孤独感。⑦中年期：25～50岁左右，这一时期的主要发展任务是：获得繁殖感、避免停滞感。⑧老年期：直至死亡。这一时期的主要发展任务是：获得完善感和避免失望和厌倦感，体验智慧的实现。

一、儿童心理卫生

（一）不同阶段儿童的生理、心理发展特点

1. 婴儿期（出生～3岁）

（1）新生儿阶段（出生～1个月）：这一时期的主要特点表现在新生儿迅速进行生理和心理的重新适应，通过自身的吸吮行为来获取食物，同时新生儿的视觉、听觉、味觉、触觉以及本体感觉都开始建立，具备情绪表达等心理能力。新生儿主要有两种情绪反应：生理需要得到满足时表现为愉快；生理需要没有得到满足时表现为不愉快。此外，还有注视、微笑、依偎母亲等行为、情感交流。

（2）婴幼儿阶段（1个月～3岁）：这一时期小儿的心理生理发展处于非常快的时期，脑的发育非常迅速，新生儿时期的脑重为400克，到一岁末时已达到800～1000克左右；神经系统也迅速发育，在外界条件刺激的影响下，已经逐步形成条件反射。三个月时能够分化出六种情绪反应（需求、喜悦、厌恶、愤怒、惊怕、烦闷）。五到六个月时，情感上要求有人陪伴。该阶段的婴儿生理心理特点有：语言功能发展迅速，记忆特点以无意识记、机械识记、形象记忆占优势。情绪方面，2岁左右开始出现20多种情绪反应，如好奇、羡慕、嫉妒、失望等。3岁末，能较准确地掌握名词、形容词、副词等，理解代词的意义，学会越来越复杂的句子。3岁以前是语言发展的关键期。

2. 学龄前期（3～6 岁）：学龄前期的儿童的生理心理特点主要有：大脑发育迅速，3 岁时脑重已达 1000 克，到 7 岁时可达 1300 克，接近成人的脑重（1400 克）。在此期间，智力发育迅速，美国心理学家布鲁姆的研究发现，5 岁前是智力发展的最快时期。从心理发展角度看，该时期的儿童已经开始形成个性，具有简单的逻辑思维和判断推理的能力，模仿力很强。动作快速发展，感知觉在广度和深度上提高，语言表达能力提高。喜欢游戏，并且游戏时自言自语。自言自语是外部语言（发声）向内部语言（不发声）过渡的必由之路，表明儿童具备了抽象思维的萌芽，对于性格的发展有直接影响。喜欢模仿，进行角色尝试，模仿身边亲近的人。这一时期儿童的思维发展很快，无意注意高度发展，有意注意开始形成，可以安静地听故事，但是注意力集中时间有限。记忆以机械记忆为主，可以进行简单的数字运算。想像力发展飞跃，但有时分不清幻想和现实的界限。这一时期儿童的情感发展也很迅速，产生友爱、道德和美感，也开始滋生嫉妒、恐惧、焦虑等消极情绪。能控制自己的部分言行，但不稳定。

3. 学龄期（6、7 岁～11、12 岁）：学龄期儿童生理心理特点：大脑活动的兴奋性增高，抑制能力也增强，睡眠时间减少，智力发育快。行为由游戏为主过渡到以学习为主，学习成为主要行为活动。由具体的形象思维发展到抽象的逻辑思维。有意注意逐渐发展，7 岁时集中注意力 10～15 分钟，12 岁时 40 分钟。想像力、记忆力、抽象思维能力都得到发展。性格逐渐形成。情感丰富但不稳定。自我控制力增强，冲动表现减少。对集体生活、纪律、作息制度逐步适应。主动性、坚持性和自觉性不断增强，行为逐步具备了明确的目的和动机。

（二）儿童期常见心理问题

1. 儿童焦虑反应　表现为敏感、多虑、少自信，或烦躁不安、担心、害怕甚至容易哭闹不休，女孩明显多于男孩。这类孩子的特征是：在家多是乖孩子，做事认真，受宠爱，遵守校规校纪，学习好，受老师器重。自尊心极强，但缺乏自信和果断，适应环境能力差，一旦出现转学、受小朋友欺负、学习成绩下降、父母批评就容易出现不必要的烦恼和担心。儿童焦虑反应的原因有多方面，主要与儿童本身的敏感素质有关，但也与长期的环境影响有关。父母不和、经常吵架的环境会增加儿童的焦虑情绪。此外，受到过分溺爱的儿童自恃过高，一旦受挫也容易出现焦虑。

2. 儿童退缩行为　表现为没有特殊原因下的孤独、胆怯、害怕和畏惧新环境、怕见生人等行为偏离。5～7 岁多见，女孩显著多于男孩。这类儿童在幼儿园里长时间啼哭和独坐，对阿姨和小朋友的邀请一律拒绝，只有回到家里才表现得放松和活跃。严重的退缩行为连电影院和儿童游乐场也不去，宁可在家和布娃娃做伴，对家里的生客会表现的惊惶失措，东躲西藏。其主要原因在于，一方面这类儿童先天适应能力差，对新环境特别拘谨，不愿意接触不认识的人，其面对新环境的适应过程艰难而缓慢。另一方面则是由于父母的抚养方式不当，有的家长怕孩子受欺负，因此整天把孩子关在家中让其独自玩耍，不让他和其他的孩子交往，也有的父母或爷爷奶奶溺爱孩子，过多照顾或迁就，孩子到了陌生环境中不能随心所欲，于是出现逃避新环境的退缩行为。

3. 儿童强迫行为　有些儿童在没有明确的动机和目的的情况下，重复某些动作和活动，明知不必要，但又无法控制自己的行为，通常还有类似的情绪问题，如强迫观念等，一般男孩多于女孩。其原因既与遗传因素有关，也与儿童本身的性格和父母的刻板教育方式（如过分要求生活的规律性，对卫生过分苛求）有关。脑外伤或遭受严重精神打击的儿童也可能出现该行为。

4. 学校恐怖症 表现为厌倦学校生活，害怕上学，男孩多于女孩。其表现有规律性：先是哭闹、磨蹭或公开声明不愿上学，如在父母劝诱下勉强前往，就会陆续出现恶心、呕吐、头痛、腹痛、尿频等情况，一旦回家，症状会自行消失。原因在于心理上的不成熟造成的行为发育不健全，或过分依赖父母。

5. 口吃 口吃多发生在儿童3～4岁时，男女比例为4∶1。通常表现为两种情况：一种是强直型，即难以发出第一个音节；另一种是痉挛型，即反复重复某个字或音节。其原因往往在于儿童3岁时语言反射机制不成熟，导致说话不流利，急切情况下会出现摇手、晃头等动作。如果父母过分批评和指责，可能会加重口吃的现象。

（三）儿童期的心理卫生工作重点

1. 孕产期的心理卫生工作 加强孕产期的健康教育，促进预防保健。提供婚前咨询、产前检查，提供完善的孕期保健指导，提高孕产期保健水平。促进合理营养，保证糖、维生素、微量元素的合理摄入，避免汞、铅、砷等金属的影响。

2. 婴幼儿期的心理卫生工作

（1）注意防病保健：预防各种神经系统感染及颅脑外伤，以免发生脑损伤、精神发育不全、性格异常与语言障碍等。供给足够的营养，尤为蛋白质，它对机体的发育、智力及免疫功能均很重要。母乳喂养有利于婴儿的身心健康。哺乳期的营养摄入对于儿童的脑细胞发育和智力发育都有较大的影响。建立良好的哺乳方式可以有助于儿童健康行为的习得，如哺乳定时定量，不过早满足儿童的进食欲望，有利于帮助孩子培养有节律的生活习惯，从而有利于身体的发育和心理的成长。

（2）加强各种习惯、行为的训练：养成良好的排便习惯，防止遗尿发生。语言行为的训练是智力发展的基础，能促进小儿发展观察力、注意力及思维能力等。父母的示范作用，使小儿模仿成人学习、劳动及其他行为。良好的家庭环境，给小儿以愉快的感受与良好影响，父母感情不和，对小儿过于溺爱或严酷，容易给小儿带来不利影响，形成病态人格。婴儿良好的睡眠习惯既利于婴儿自身的健康，也有利于家人的健康，因此，需要有意识地培养孩子夜晚睡觉、白天清醒的睡眠节律，并将哺乳时间和睡眠时间合理安排。

（3）关注婴儿的情绪反应：婴儿出生后即有了情绪表达的能力，在生后六个月时是母子感情建立的重要时期，能够与母亲建立亲密关系的孩子表现出愉快、安全、反应灵敏、乐于同陌生人交往的特点，而没有与母亲建立亲密关系的孩子则多表现为退缩、易怒、孤僻、冷漠、胆怯等情绪特点。因此，在这一时期，父母应当注意与婴儿的情感交流，帮助建立良好的情绪反应模式。

（4）与婴儿建立良好的依恋关系：依恋理论认为，婴儿的依恋建立一般经历三个阶段：0～3个月时，无差别的社会反应阶段，即对所有人反应一样；3～6个月时，有差别的社会反应阶段，对母亲有偏好；6个月～3岁时，特殊的情感联结阶段，即对母亲明显依恋。在依恋形成的过程中，一般形成三种依恋类型：①安全型依恋：快乐自信，对外界积极反应。②回避型依恋：缺乏依恋、与母亲未建立亲密情感联系。③反抗型依恋：焦虑矛盾型，离开母亲后焦虑，但又反抗母亲的爱抚。安全型依恋是健康的，对儿童的心理发育是有利的。而另外两种是不健康的依恋关系，不利于儿童的健康心理的形成。

3. 学龄前期的心理卫生工作

（1）养成良好的个人卫生习惯：预防疾病，纠正夜惊、遗尿等不良习惯。加强体育锻炼及游戏活动，有助于脑的发育及智力成长，并可以发展儿童的各种能力。

（2）为儿童营造和谐的家庭氛围：父母和睦的家庭关系，可以给予儿童丰富的情感支持，培养儿童的认识能力。在舒适的心理环境中，促进敏感好问、善于观察、勤于思考、富于想象与创造，同时杜绝溺爱、虐待或者忽略等不良教养方式。

4. 学龄期的心理卫生工作　在学校，教师应当掌握学生的行为、心理发展规律，为班级创造良好的学习环境。父母应当注意培养儿童适应环境的能力，帮助儿童避免疏远、冲突等不利因素的影响。同时，注意儿童人格的完善，培养儿童规律地学习与生活、有纪律性与责任感，训练其顽强的意志，使之活泼地成长。对不良行为及时进行纠正。

二、青少年的心理发展

（一）青少年的生理心理发展特点

青少年期一般指从7～18岁这个阶段。这个阶段的身心发展是一生中最有独特魅力的时期。

1. 青少年的生理发展　青少年的身高、体重迅速发展。一般认为女性从十一、二岁到十四、五岁，进入青春早期，男性则要迟两年左右，然后过渡到青年时期。在青春早期时性器官逐渐发育并且渐渐成熟。

2. 青少年的认知发展　有意注意进一步发展，注意力能高度集中。理解和抽象记忆能力达到一生中高峰时期，抽象逻辑思维能力加速发展。在青春早期阶段，具体、形象的记忆和思维能力仍起主导作用。

3. 青少年的情感和个性发展　这一时期是情感、意志和个性加速形成发展的重要时期，性格则加速分化。心理矛盾的主要表现为自我意识增强，反抗心理、情绪的出现。青少年的心理特征既带有童年时期的旧痕迹，又出现了成人行为的各种萌芽，内心世界充满了矛盾，情绪极不稳定，其行为特征则是既成熟又幼稚，既独立又依赖。

4. 青少年的社会发展　喜欢与同龄人交往，重视自己在朋友中的形象。自我意识逐渐发展，希望在同学或父母的眼中自己有独立的地位和形象。

（二）青少年面临的心理冲突

此期身心发展变化迅速，学习、工作、生活等困扰较多，容易发生心理冲突。

1. 独立和依附的矛盾　青少年的生理心理发展迅速，认为自己在外形上已经是一个成年人，但是由于知识经验少，认识事物带有很大的片面性，所以往往把好的东西看成绝对好，坏的看成绝对坏。是非界限不太清，对勇敢与鲁莽、顽强与执拗、团结友爱与感情用事等不易区别开来，不知不觉地产生一种盲目成熟感。容易反抗父母，希望独立，出现了心理发展上的所谓"第二反抗期"。

2. 性发育引起的困惑　生殖系统的发育和第二性征的明显表露对青少年心理、情绪和行为影响很大。青春早期对突然来临的性冲动、性要求，由于好奇和不理解，常会产生一些误解和不必要的紧张、恐惧、羞涩。如对月经初潮或首次遗精的惶恐，对手淫后的追悔等，往往以不同的方式反映出来。

（三）青少年期心理卫生工作的主要内容

1. 家庭、学校等成长环境的和谐建设　尊重青少年的"成人感"，尊重其自尊心与独立性，辅助其经历学校、家庭，顺利地步入社会。

2. 关于性知识的正确引导　进行早期性教育，消除对性的神秘感、恐惧感和性烦恼，提倡正常的异性交往。

3. 促进人格健康发展　培养青少年社会交往能力和乐观心态，激励群体正常交往，指导正确处理人际关系，提高对社会变化的适应能力与调节能力。

4. 防止不良嗜好的形成　教育青少年杜绝吸烟、嗜酒、赌博等不良习惯。

三、青年期心理卫生

（一）青年期的生理心理发展特点

青年期一般从 18～30 岁。这时期人的认识和思维能力迅速提高，求知欲旺盛，独立思考能力进一步发展，且有持久的、高度的注意力，逻辑记忆发展，想象力丰富，意志力增强，在理想和抱负的追求中，在克服困难解决问题中表现出顽强的毅力。一般说来，一个人在 20～25 岁时达到生理和知觉能力的顶点，30 岁时体力达到顶点。

青年人的人格特征也不断完善，自控能力有所增加，情绪逐渐稳定，人生观、世界观也逐步形成。青年人的活动范围和生活领域不断扩大，同社会联系更加密切，同辈人的相互影响大于父母，青年还容易动感情。

（二）青年期主要的心理冲突

1. 遭受事业的挫折　青年人虽然认识能力提高了，求知欲旺盛，思想活跃，但是，由于知识经验欠缺，有些设想往往由于没有足够的根据而碰壁，或因动机过强，欲望过高，在事业发展和选择上，容易由于理想脱离实际遭到挫折而苦恼，产生急躁、悲观、愤怒等情绪。

2. 遭受情感挫折　恋爱是青年的一个主要问题，恋爱的不顺利和挫折，易造成情绪波动或出现不良后果，应教育青年树立正确的恋爱观。性成熟并不等于人格成熟，适当的推迟恋爱时间，能使他们对配偶的选择更理智些。青年人往往过高估计自己的能力，"年轻好胜"。有时又过分低估自己，则容易产生自卑情绪。

（三）青年期心理卫生工作的主要内容

在这一时期，应当引导青年进一步增强自我意识，正确认识自己、接纳自己，能够扬长避短，充分发挥自己的潜力。同时帮助青年树立正确的友谊观、爱情观和婚姻观，与社会和他人建立良好的亲密感。教育青年要发挥主观能动作用，增强自我心理调节的能力。

四、中年期心理卫生

（一）中年期的生理心理发展特点

中年期大致从 30～60 岁，是以躯体和心理从成熟到衰老的变化的标志来划分这一年龄阶段的，是由青年向老年过渡的阶段，也是人生的鼎盛时代。中年人的生理功能和心理状态都处于成熟阶段，并逐渐从成熟走向衰退。中年阶段性格虽已定型，自我意识和个性特点趋于稳定，但仍存在着一定的可塑性。中年期的智力发展到最佳状态，是发挥创造力、在事业上多出成果的阶段。因为这一时期不仅智力发展达到最佳水平，知识积累也达到一定程度，经验比较丰富，对知识运用能力强。一般认为 25～45 岁是人生的黄金时代，有人统计从公元 600 年到 1960 年出现的 1243 位科学家的 1911 项重大发明创造的最佳年龄是 35～45 岁。可见，这一时期是一个人事业成功最重要的时期。此外，恋爱和结婚，婚后适应，养育子女，家庭生活以及职业发展等方面都是中年人生活中的重要内容，中年人的工作压力和社会压力都比其他人生阶段要大得多。

（二）中年期常见的心理问题

1. 渴望健康与追求成就的矛盾 人进入中年以后，生理功能逐渐衰退，反应速度和记忆力逐渐下降，体力精力也处于逐渐下降阶段，而现实中繁杂的家务劳动与社会工作的重任往往都集中到中年人身上，造成中年期的体力、精力的透支，都可能造成持续、过度的紧张。这时候的中年人往往具有较高的成就动机，希望事业上能有所成就，因此付出艰辛的劳动。这样，就容易导致持续紧张，周而复始地繁忙工作。有些中年人由于积劳成疾导致躯体疾病而不得不放弃工作，由此产生焦虑、烦躁等负面情绪。也有的中年人由于体力不支、情绪不好而影响家庭关系，导致内心的冲突。

2. 人际关系错综复杂 中年人承担着重要的社会角色，既要面对单位的各种人事关系，又要面对家人、朋友等各种社会关系。尤其是工作关系往往决定着个人事业的成功与否，因此也就要求中年人付出更多的努力来维护人际关系的协调发展。在此过程中，如果没有很好的情绪控制、人际沟通的能力，中年人往往会出现压抑、紧张、愤怒、沮丧等消极情绪。

3. 家庭与事业的冲突 从家庭来说，既要为子女的教养、学业、道德品质及社会适应能力而付出大量精力，又要赡养年迈体弱的父母，协调与妻子、亲戚的关系。同时，事业又处于发展期，需要投入大量的时间、体力和精力。这种矛盾和冲突常常会造成中年人的心理不适。

（三）中年期心理卫生工作的主要内容

此期由于家庭工作的繁重负担，情绪经常处于紧张状态，此期的心理卫生十分重要。

1. 有意识地维护身心健康 中年人应当注意身体卫生保健。由于随着年龄的增长，工作与家庭的繁重与困扰，精力与体力均有程度不同的逐步下降及各种心、脑血管疾病的发生，应注意劳逸结合、加强身体锻炼及预防保健。如发生疾病应早期诊断、早期治疗。只有个人的身心健康，才是生活幸福愉快的基础，又是事业成功的有力保证。

2. 协调各方面的人际关系，增强自我控制意识 中年人在人际交往中应真诚、友好，避免非原则争议，保持一种宽厚与良好的人际关系对生活和工作均有促进。中年人也要学习促进家庭和睦、夫妻和谐，要有意识地与家人多沟通、多交流，对子女的教育不能推卸责任，多关心子女的身心健康。在事业上，中年人也要学会自我激励，使得事业能够顺利地发展，满足个人的自我实现的需要。

五、老年心理卫生

（一）老年人的生理心理特点

一般人在60～65岁前后，开始出现一系列形态、生理和心理的衰退变化。这时候身体机能、认知功能减退，视力、听力、味觉退化，对事物的细微分辨力有所下降，学习习惯和思维方式僵硬固定的倾向较明显，语言反应迟钝，词汇短缺，感知觉、记忆力、智力都呈衰退状态。情感上也会表现出较为迟钝，对丧失感受敏感，容易产生深刻持久的消极体验。从社会功能的角度，这一时期老年人多退休在家，处于适应退休生活的过程。

（二）老年人面临的心理冲突

1. 不适应离退休生活 一般老年人退休后会经历期待期、退休期、适应期、稳定期的心理阶段，在不同的阶段中，如果出现不能很好地适应离退休后的较为孤单寂寞的生活环境，就会出现心理冲突。同时，对社会变革浪潮的冲击也会感到不适，产生孤独、沮丧、抑郁等情绪。

2. 主观健康评价差，衰老的不良体验以及对死亡的恐惧 老年人一般都患有慢性疾病，在长期与疾病共存的情况下，老年人会产生很多关于疾病和衰老的不良体验，内心有很多挫折感。同时，老年也是逐渐与死亡接近的时期，有的老年人在面对死亡的威胁时，会产生恐惧、回避、攻击、沮丧、绝望等各种不良体验，严重影响了晚年的生活质量。

3. 家庭变故导致生活环境适应不良　这一时期的老人，对于家庭的生活变故格外敏感，如丧失亲人、子女下岗、经济出现窘迫等家庭变故都会让老人感到没有安全感。尤其是配偶的丧失，会对老年人产生极大的心理影响，有的老人在老伴去世后不久也离开人世。其原因多在于老年人难以处理亲人丧失后的悲伤、痛苦，又缺乏相应的社会支持，容易产生更多的心身问题。

（三）老年人心理卫生工作的重点

1. 加强老人防病治病的意识　应鼓励老人注意卫生保健，不要过于敏感，能够客观地看待自己的身体与疾病。要能够学习适应离退休后的生活，发展兴趣，加强活动，多充实自己，保持身心的平衡。

2. 适当调整自己的行为模式和情感沟通的技巧　帮助老人与配偶、子女保持家庭和睦的氛围，培养良好的家庭关系。

3. 在生活中，尽量能够自立　帮助老人培养自立的意识，在自己身体状况较好的时候不过多依靠他人，在生活出现变故时，能及时调整自己的心态，或多向他人倾诉，或外出活动散心，或向自己信任的人咨询，通过这些积极的方法来帮助自己适应环境的变化。

总之，在心理卫生工作中应告知老年人要有意识地避免消极事件对自己的心理和身体的伤害，有意识地调节自己的情绪，愉快地度过晚年。

（官锐园）

第四章 心理应激

第一节 应激的概念与理论模式

一、应激概念的起源与发展

英文"Stress"源于物理学术语，在工程学和建筑学上指"负荷"。这个词在中文中也有不同的翻译，例如紧张刺激、紧张反应、紧张状态和心理压力等。根据我国自然科学名词审定委员会的规定，正式翻译为"应激"。但在日常生活中，通俗的含义是"压力"，如工作压力、经济压力、人际关系压力等。应激的研究最早可以追溯到古希腊时期。"医学之父"希波克拉底（Hippocrates）就已提出，人体有一种自愈力（Vis medicatrix nature）。近代法国生理学家 Bernard（1879）、德国生理学家 Pfluger（1877）和比利时生理学家 Fredricq（1885）都在不同程度上促进了应激的研究。

二十世纪三四十年代，美国哈佛大学著名的生理学家坎农（Cannon）（1932）最先将其应用于社会领域。他认为，应激就是在外部因素影响下的一种体内平衡紊乱。在危险未减弱的情况下，机体处于持续的唤醒状态，最终会损害健康。1936 年，加拿大生理学家塞里（Selye）发表了《各种伤害作用引起的综合征》一书。在这本书里，他第一次使用"stress"这个术语，并系统提出了应激的概念，因此被公认为"应激之父"。他认为：应激是人或动物有机体对环境刺激的一种生物学反应现象，可由加在有机体上的许多不同需求引起，并且是非特异性的。"塞里的应激学说一般被称为一般适应综合征（General adaptation syndrome，GAS）。二十世纪五六十年代，美国心理学家 Lazarus 强调认知因素在应激反应中的中介作用，给应激概念注入了新的内涵。他把应激看作是个体与环境间失衡而产生紧张的一种主观能动的过程。这种观点至今仍在应激研究中占有统治地位。

二、应激过程的理论模式

应激的理论模式是用来解释应激发生、发展过程的理论体系。借助于这些理论模式，我们可以更好的理解应激的概念。几十年来，应激已经引起了越来越多学者的研究兴趣。各学科包括人类学、生物学、医学、社会学、心理学、生态学等也都从不同的角度对应激进行了探讨。学者们都以其特定的方式、方法对应激现象的不同方面进行研究，进而提出自己的观点，所以至今尚未形成统一的理论学说。下面我们要分别介绍三种主要的应激理论模式。

（一）应激的刺激模型

该模型最初的思想源于物理学中胡克（Hooke）的弹性定律。该理论模型把应激定义为能够引起个体产生紧张反应的外部环境刺激，如失业、天灾、贫困、车祸等。其关注的核心在于何种环境能够使人产生紧张反应，而何种环境不会使人产生紧张反应。它还试图寻求刺激和紧张反应之间的因果关系，甚至数量关系。

该理论的提出，大大推动了人们对应激源的研究。此外，它也促使人们去探求哪些环境刺激能够引起人们不良的身心反应。另外，通过对生活事件的量化研究，它也间接地促进了人们对社会心理应激与疾病关系的认识，从而加速了身心医学的发展。

但是，它的不足之处也很明显。这一模型中隐含着这样的假设：紧张反应与刺激强度成比例地增长，甚至必须能够将应激（即刺激）强度和紧张水平用数量化的形式加以表示。但这很难得到严格的验证，最明显的例子是，即使一个完全没有任何刺激或仅有单调刺激的环境也会使人产生紧张、不愉快反应。原因在于它忽视了人的主观能动性和心理行为的复杂性。

（二）应激的生理模型

如果说应激的刺激模型最初来源于物理学，那么反应模型则来源于生理学和医学。应激的生理模型也称为"生理应激理论"，"应激的反应模型"和"一般适应综合征（GAS）"。它是由塞里（Selye）首先提出的。它把应激分为三个阶段，包括警觉反应期、抵抗期和衰竭期三个阶段。当生物体遭遇到体内或体外的应激源时，警觉反应就会发生。人体会产生一个低于正常水平的抗拒，这个短时的抗拒会引起一系列的防御反应。主要表现为心跳加快，心脏肌肉的收缩加强；为皮肤和内脏提供血液的血管收缩，脑血流量增多，血红细胞增加，血液凝固能力增加；汗液增加；呼吸频率增加，以便为身体提供更多的氧气；消化系统的活动减弱等。如果这种反应有效，警戒就会消退。否则，就会进入抗拒期。这时，人体内也会出现各种各样复杂的神经生理变化，以使机体可以动员全身的资源来抗拒应激源。这些变化主要是提供更多的蛋白质，应付各种紧张情况。如果这时候应激源仍然存在，就会进入衰竭期。这时人体的能量已经耗尽，机体抵抗能力也已经到了极限，表现为焦虑、头痛、全身不适、精神紧张持续加重，不久以后就有可能面临死亡。

Selye 认为，应激是非特异性的，即尽管环境刺激或需求可能多种多样，但有机体的生物学反应却是相对不变的。例如，寒冷、酷热、灾难、疾病、人际冲突等均能产生相同的生理反应。

该理论模型把应激理解为个体的紧张反应，而把引起这种反应的刺激因素称为"应激源"（stressor）。另外，Selye 还提出用生理参数作为应激反应的客观指标。在应激的评估和测量上，它比心理变量具有更高的信度和效度。当然，该理论模型也有不足之处。例如，它把人对不良环境的反应看作是消极的、被动的。另外，面对同样的应激情境，有的人出现GAS，有的人并不出现 GAS，对这个问题它也不能做出合理的解释。其原因可以归结为：这一理论模型忽视了人的心理和行为的积极的反作用。因此这一理论模型同上一理论模型一样都不能使人们看到应激过程的全貌。

（三）应激心理模型

该模型并不是唯一的，而是有很多个。它们的共同点是强调个体的认知评价及应对策略在适应应激情境中的重要性。在众多的应激心理模型中，具有代表性的是 CPT 模型，即认知-现象学-交互作用模型（cognitive-phenomenological-transactional，CPT）。该理论的倡导者多是一些心理学家，代表人物是 Lazarus 和 Folkman。CPT 模型最明显的特点就是强调认知因素在应激产生中的作用。Lazarus（1995）认为，环境只有被个体评价为对自己构成伤害、威胁或挑战时才构成应激。这说明，个体的认知是应激产生的必要途径。CPT 模型有三个重要的观点：

1. 认知的观点　它认为，个体的经验以及所体验到的事件意义是决定应激反应的主要中介和直接动因，即应激是否发生，怎样发生，都依赖于个体评价自己与环境之间的关系的方式。认知评价包括初级评价（primary appraisal）和次级评价（secondary appraisal）。初级评价是指个体对情境的性质做出判断，可能是挑战、威胁、损害（丧失）或利益。次级评价是指个体对自身应对资源（coping resource）、应对能力进行评价。如果认为自己完全有能力解决困境，那应激强度就会很低或根本不存在应激体验。

2. 现象学的观点　这种观点比较强调与应激有关的特定时间、地点、事件、环境以及人物的具体性。

3. 相互作用的观点　它认为，应激是通过个体与环境之间存在的特定关系而产生的，只有个体认为自身无力对付环境需求时才会产生应激体验。

与前两种模型相比，CPT 模型具有以下几个特点：

1. CPT 模型不像刺激模型和生理模型那样只注重应激过程两端的研究，而是也注重中间过程的研究，这对于全面理解应激现象具有重要意义。

2. 它克服了前两种模型把人看成消极反应的有机体的缺点，认为个体不仅仅只受应激情境的摆布，而是一个具有能动性的有机体，能够通过有效的应对努力来解决自己面临的困境，从而消除或降低应激水平。

3. 这种模型为人们提供了一种在现实生活中应付应激的方法　运用此模型可以对个体的初级和次级评价进行干预或矫正，确定所感知到的威胁来源，设计应对策略，帮助个体对环境应激进行控制。这对于护理心理学、健康心理学、临床心理学等都具有重要意义。正是由于这一理论模型具有如此多的优点，所以这一理论模型自 Lazarus（1966）提出后，得到了广泛的认可。现在的大多数应激研究都是基于这一理论模型的。

除了 CPT 模型外，还有一些其他的心理模型。这些模型对于更好的理解应激同样具有重要作用。我国学者姜乾金在谈到具有概括性的心理应激概念时，提出了一个认知心理应激作用过程示意图，我们也可以称之为一种简单的应激心理模型（见图 4-1）。在这个模型中，生活事件、认知评价、应对方式、社会支持、个性、心理反应、行为反应以及生理反应等都是应激相关变量，它们可以分别从应激源（刺激物）、应激中间（介）影响因素以及应激反应三个方面来进行认识。在这个模型中需要注意两个问题：①各个应激变量之间并无清晰的界线，要确定它们在应激作用过程中的具体位置并非易事。例如，Andrew 就曾经把认识评价归入应对方式的范畴。②图示中的直线作用仅仅是为了理论的理解，事实上各个变量之间存在着交互作用关系。例如，生活事件会影响个体的应激反应，但这些应激反应反过来也会影响生活事件。

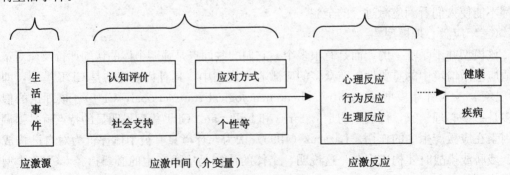

图 4-1　认知心理应激作用过程示意图

本章对应激概念的理解就是基于 CPT 心理模型的，并将在下一部分给出应激的科学概念。另外，本章的组织结构与此心理应激用的过程示意图相符合，将在下一节介绍应激源和应激反应，在第三节介绍应激中间（介）变量。

三、应激的科学概念

正如应激研究的大师塞里（Selye）所言，"应激，就像相对论一样，是一个广为人知，但却很少有人彻底了解的科学概念"。不同的人对应激有着不同的理解，不同的理论模型对应激也有着不同的理解。刺激模型把应激定义为能够引起个体产生紧张反应的外部环境刺激，而生理模型把应激定义为一种生理反应。由于这两种模型都具有较大的局限性，因此其对应激的理解也是不全面和不恰当的。心理模型由于考虑到了人的认知评价等中介因素对应激的影响，因此它对应激的理解得到较广泛的认同。根据心理模型的理解，可以将应激定义为：应激是个体"察觉"各种刺激对其生理、心理及社会系统威胁时的整体现象，所引起的反应可以是适应或适应不良。这一定义把应激看作是一个连续的动态过程，它既不是简单的刺激，也不是简单的反应，而是受多种中介因素影响的动态过程。这一过程既包括了作为应激源的刺激物，也包括了应激反应，更重要的是包括了有机体与刺激物或环境之间的互动作用。

第二节　应激源与应激反应

一、应激源

（一）应激源的概念

应激源有广义和狭义之分。一般认为，能够引起个体产生应激的各种因素均为应激源（stressor）。根据这一定义，应激源不仅包括客观的刺激，同时也包括了人的主观方面。因为，对人的挑战不仅来自于各种事件或周围的人，同时也来自于自己的思维与挣扎。例如，两个人的高考成绩相同，一个比较容易满足的人会认为这样的成绩不错，没有任何应激；而另外一个追求完美、对自己期望值比较高的人则认为自己考的太差了，是一个很大的应激。根据刺激模型，这里的应激源就是应激，但根据心理模型，应激源仅仅是应激过程的一个方面，而远不是全部。

（二）应激源的分类

1. 根据应激源的来源分类

（1）内部应激源：指产生于有机体内部的各种需求或刺激，包括生理方面的如头痛、发热、肢体伤害和心理方面的如期望过高、追求完美、悔恨等。

（2）外部应激源：指产生于有机体外部的各种需求或刺激，包括自然环境和社会环境两个方面。自然环境方面的有空气污染、噪声、天气炎热等，社会环境方面的有人际关系不良、工作不顺心、夫妻感情不和等。

2. 根据应激源的生物、心理、社会属性分类

（1）躯体性应激源：指由于直接作用于躯体而产生应激的刺激物，包括理化因素、生物因素和疾病因素等。例如冷、热、噪音、机械损伤、细菌、病毒、放射性物质等均属于躯体性应激源。

（2）心理性应激源：主要指导致个体产生焦虑、恐惧和抑郁等情绪反应的各种心理冲突

和心理挫折。心理冲突（mental conflict）是一种心理困境，其形成是由于个人同时有两种动机而无法同时获得满足而引起的。心理冲突的形式常见的有三种：①双趋式冲突：两样东西都想要，但是两样东西又无法同时得到。例如，既想升学，又想工作就属于双趋式冲突。②双避式冲突：两样东西都不想要，但又必须接受其一时，形成双避式冲突，即所谓"前怕狼，后怕虎"。例如，患病既不想吃药，又不想开刀就属于双避式冲突。③趋避式冲突：对某样东西既想要，又害怕，如想吃葡萄又怕酸，即属于趋避式冲突。心理挫折指个体在从事有目的的活动过程中，遇到无法克服的障碍或干扰，致使个人动机无法实现，个人需要不能满足的一种情绪状态。在日常生活中，我们随时随地都可能遇到遭受挫折的情境，因而产生挫折。例如，因患重病而不能工作，婚事遭到父母反对，经济困难而不能上学等。在诸多挫折的交织下，自然会引起应激。

（3）社会性应激源：社会性应激源范围极广，日常生活中大大小小的事，诸如战争、动乱、天灾人祸、亲人去世、子女生病、家庭冲突等都属于此类。社会性应激源是人类生活中最为普遍的一类应激源，它与人类的许多疾病有着密切的联系。

（4）文化性应激源：指一个人从熟悉的环境到陌生的环境中，由于生活方式、语言环境、价值观念、风俗习惯的变化所引起的冲突和挑战。文化性应激源对个体的影响是持久且深刻的。

3. 根据应激源对个体的意义分类

（1）积极应激源：指个人认为对自己的身心健康具有积极作用的应激源。日常生活中有很多事件对我们具有积极的意义，例如人生四喜——久旱逢甘露，他乡遇故知，洞房花烛夜，金榜题名时，因此它们都应该被看作是积极的应激源。但是有些在一般人看来是积极的事情，却在一些人身上产生了消极的体验，成为负性应激源，例如范进中举。

（2）消极应激源：指个人认为对自己的身心健康具有消极作用的应激源。这些事件往往给人带来痛苦、抑郁的情绪体验。例如，亲人死亡、升学失败、身患重病等。

4. 根据应激源的可控制性分类

（1）可控制性的应激源：指个体可以对其进行控制如预防、减弱、消除等的应激源。这类应激源在日常生活中有很多。例如，由于粗心造成的工作失误，朋友太少，与上级关系紧张等。

（2）不可控制性的应激源：指个体不能对其进行控制如预防、减弱、消除等的应激源。这类应激源难以预防，而且一旦出现作为一个普通人无法消除甚至减少它的影响。例如，死亡，交通拥挤，社会分配不公等。

需要说明的是，这两类应激源的划分是相对的，两者不存在绝对的界线。在一些人看来是可以控制的应激源，在另外一些人看来则有可能是不可以控制的。

此外，根据应激源的强度还可以将其分为危机性应激源、重大应激源和日常应激源。其中危机性应激源的强度最大，日常应激源的强度最小。当然，三者之间也没有截然的界线。根据应激的现象学分类，还可以把它分为工作中的应激源，恋爱、婚姻和家庭中的应激源，人际关系应激源，经济问题应激源等。由于应激源有很多，许多应激源还存在交叉，因此对其进行严格的分类较为困难。

（三）生活事件

生活事件（life events）就是人们在日常生活中面临的各种各样的问题，是造成心理应激并可能损害人的健康的主要刺激物。目前在心理应激研究领域，往往和应激源作为同义词来看待。

1. 生活事件（应激源）与健康的关系

生活事件（应激源）对人心身健康的影响早已被人们注意到，并且在某种程度上促进了医学模式的转变。国内外许多研究都报告了生活事件与某些疾病的发生、发展和转归的相互关系。Hinkie（1974）的研究发现，个体在经历过社会环境或人际关系的挫折时，会同时出现各种各样的疾病。郑延平（1990）的调查则表明，负性生活事件尤其是丧偶、家庭成员的死亡等与健康和疾病的关系密切。总之，现代研究已经表明，生活事件是影响人健康的重要因素。

2. 生活事件的评定

在研究生活事件评定的初级阶段，人们只注重那些较重大的生活事件，因而只统计某一段时期内较大事件发生的次数。次数越多表示遭受的精神刺激越强。其不足在于：不同的生活事件引起的精神刺激可能大小不一。1967年美国心理学家 Holmes 和 Rahe 编制了著名的"社会重新适应量表"（Social Readjustment Rating Scale，SRRS）。其理论假设是：任何形式的生活变化都需要个体动员机体的应对资源去做新的适应，因而产生紧张。其记分方法是，在累计生活事件次数的基础上进行加权计分即对不同的生活事件给予不同的评分，然后累加得其总值。SRRS 量表中列出了 43 种生活事件，每种生活事件标以不同的生活变化单位（life change unit，LCU），用以检测事件对于个体的心理刺激强度。例如，配偶死亡事件的心理刺激强度最高为 100LCU，表示个体去适应这一状况需要付出的努力最大，对健康的影响也最大。其他生活事件的 LCU 值递减。SRRS 在一定程度上反映了美国当时社会生活的实际情况，是科学、客观评定生活事件的开端。它被推广到许多国家。再研究的结果显示其相关系数多在 0.85～0.99 之间，被公认为评定生活事件的有效工具。

但是，SRRS 只适用于研究生活事件的客观属性和某一群体的价值取向。对于评估个体的精神刺激或研究生活事件致病作用原因还存在一些问题。首先，同样的生活事件对不同性别、年龄、文化背景的人具有不同的意义，因此刺激强度也会不同。其次，SRRS 假定生活事件不管是积极性质还是消极性质，都会造成精神紧张。而人们发现，只有消极性质的生活事件与疾病有较高的相关，而中性或积极性质的生活事件致病作用不明显。因此，后来又出现了一些新的量表。这些量表要求被试自己按照事件对自己的影响做出评分，并以事件的正负性质分别计分和统计。这些量表所获的生活事件与疾病的相关性有明显的提高。目前使用的多数生活事件量表就属于这一类。国内具有代表性的是杨德森和张亚林在 1986 年编制的生活事件量表（life event scale，LES），我们将在心理评估一章予以具体的介绍。

二、应激反应

应激反应（strain）指的是个体由于应激源的存在而导致的各种生理、心理、行为等方面的变化。根据塞里的观点，应激反应就是应激。但根据心理模型的观点，应激反应跟应激源一样，也仅仅是应激过程的一个方面。

（一）应激反应的种类

人在应激源的刺激作用下，会产生各种各样的应激反应，这些应激反应涉及多个层面。一般说来，应激反应可以分为以下三种。

1. 生理反应　首先，压力的生理反应发生机制可以用 Selye 的"一般适应综合征"（GAS）理论来解释，GAS 在前面已经谈过，它的发生是通过心理-神经-内分泌机制实现的。

当有机体受到创伤、失血、感染、中毒、缺氧、剧烈的环境温度变化以及精神紧张等意外刺激时，神经冲动会作用于神经系统不同部位，最后将信息汇集于下丘脑 CRH（促肾上腺皮质激素释放激素）神经元，从而引起 CRH 分泌。CRH 通过垂体门脉系统作用于腺垂体，促使腺垂体释放促肾上腺皮质激素（ACTH），进而促进肾上腺皮质激素特别是糖皮质激素可的松（cortisone）和氢化可的松（hydrocortisone）的合成与分泌，从而引起一系列的生理变化，例如：血糖上升，蛋白质和脂肪代谢增快，水电解质代谢加快等等。

其次，应激源作用机体后，交感神经-肾上腺髓质系统也是最早参与应激反应的系统之一。坎农（Cannon）是最早全面研究交感神经-肾上腺髓质系统作用的人。他认为，当有机体遇到寒冷、大出血以及战斗、逃避、恐怖反应等 3F 反应（fight、flight、fright reaction）的情况下，刺激物所引起的神经冲动被传递到下丘脑，继而使交感神经-肾上腺髓质系统发生兴奋。此时，肾上腺素和去甲肾上腺素的分泌增多，血液中儿茶酚胺的浓度也大幅度上升。儿茶酚胺作用于中枢神经系统，提高其兴奋性，使机体处于警觉状态，反应灵敏；心跳加快使心输出量增加，有利于改善周围组织器官的血液供应；糖原和脂肪的分解加快，使血糖、血浆游离脂肪酸浓度上升，以便向组织细胞提供更多的能量物质等。当然，如果刺激源的刺激强度或时间过久，也会造成副交感神经的紊乱或相对增强，表现为血糖降低造成眩晕、休克等。

最后，当一个人长期处于应激源刺激之下，还会损害人的免疫系统。这是通过下丘脑-神经途径和下丘脑-垂体途径作用于免疫系统的原因所致。当有机体长期处于应激源刺激之下，下丘脑受到损害。神经系统通过儿茶酚胺及阿片样物质作用于胸腺、淋巴结等免疫细胞上的受体，从而影响这些免疫细胞的合成和释放。另外，下丘脑还通过垂体释放 ACTH，并伴随 β-内啡肽，两者均可作用于淋巴细胞表面受体，影响机体免疫功能。需要说明的是，短暂且不强烈的应激对免疫功能没有影响，只有当应激时间持续几周甚至几个月以上时，才会减弱免疫系统的功能，使机体在各种疾病面前变得脆弱不堪。因此，长期处于应激状态下会增加人的患病机会。由于应激而产生的疾病并不是特定的，它不只限于某几种疾病。与应激联系比较密切的疾病有：胃肠疾病、心肌梗死、高血压、中风、糖尿病、癌症、多发性硬化、肺病、感冒、头疼和失眠等。

2. 心理反应　应激的心理反应分为认知反应和情绪反应两种。

（1）认知反应：应激引起的认知反应可以分为积极的和消极的两种。适当的应激水平可以引起积极的认识反应，例如警觉水平提高，注意力集中，观察更加细致，记忆效果更佳，思维更加敏捷等。但如果应激水平较高或长时间处于高应激状态下，就会引起消极的认知反应。包括注意力范围缩小，注意更容易分散，难以较长时间的保持聚精会神的状态；短期和长期记忆力减退，记忆范围缩小，对非常熟悉的事物的记忆和辨别能力下降，而且经常遗忘正在思考或谈论的事情；人的反应速度变得无法预料，实际的反应速度降低；组织能力和长远规划能力退化；错觉和思维混乱增加；客观公平的评判能力降低等。

（2）情绪反应：认知引起的情绪反应也有积极和消极之分。适度的应激水平会使人保持适度的紧张和焦虑，从而有助于任务的完成。但当应激水平过高时，身体和心理的紧张则迅速增加。伴随着高应激，人变得非常焦虑和恐惧。抑郁也是高应激的一种表现，它是一种包含悲哀、痛苦、羞愧、寂寞、孤独等多种情绪的复合性负情绪。另外，高应激还会导致个体的疑病症增加，使人变得多疑，有点神经过敏；人的性格发生变化，热心的人变冷漠，民主的人变独裁；感情爆发的次数增多；经常出现悲观失望的心理；对自我的评价迅速降低，无能力无价值的感觉增强等。

3. 行为反应　高应激引起的行为反应包括：语言问题，例如口吃的出现或增加；对工作的热情减少，迟到和旷工次数增加，一些对工作认真负责的人也会出现这种现象；对原来感兴趣的事情兴趣减少，例如原来非常喜欢打球的人不再喜欢打球；吸烟、饮酒以及滥用毒品、药物现象增加；睡眠质量下降甚至失眠；以玩世不恭的态度对待别人委托的事情；往往忽视一些新的信息，难以注意一些细节问题；当工作出现失误时，将责任转嫁于他人；采取事不关己，高高挂起的态度来解决多数问题；出现一些稀奇古怪的行为，例如经常自言自语、一个人发呆或者做白日梦等；严重的还会出现自杀的倾向。这里的一些行为反应与后面我们所讲到的应对方式有时很难区分开，例如吸烟、饮酒以及滥用毒品既可以看作是一种应激的行为反应，同时也可以看作是个体用来减少应激源对自己的影响的应对方式。

需要说明的是：应激的这些生理、心理、行为反应都是因人而异的，并不是每个人都会出现以上所有的应激反应。实际上即使是面临最大程度的应激，也很少有人会产生所有的应激反应，而仅仅是表现出其中的一部分。

（二）应激反应的评定

1. 自我报告法　对于应激反应的评定有多种方法。最常用，也是最方便的是自我报告法，即利用问卷或量表来评定应激反应。由于应激经常导致焦虑和抑郁的产生，因此测量焦虑和抑郁的一些量表也成为测量应激反应的有效工具。但最常用的用来测量应激反应的量表是 SCL-90 健康量表。对于这些问卷或量表的情况我们将在心理评估一章中介绍。

2. 行为测量法　由于高应激可以引起个体的行为反应，因此个体行为的发生或改变可以作为应激反应大小的行为指标。例如 Glass 和 Singer（1972）研究发现，人在噪音下或噪音消失后的一段时间内，任务完成水平明显下降。在这里，噪音成为一种应激源，正是由于应激的产生导致了任务完成水平的下降。所以，问题解决能力的改变或任务完成水平的改变也可以作为应激大小的一个测量指标。

3. 生理和生化测量法　当面对应激源时，人们的交感神经被唤起，从而表现为心跳加快、血压升高、皮肤导电性能变化等许多生理反应。与此同时，副交感神经系统也被唤起，并且也可以通过心率变化来测量出来。这些指标的获得相对容易。另外。应激的测量还可以通过神经内分泌功能和生物化学的变化来测量。在应激之下，众多生物化学变化中最重要的是肾上腺素（adrenal hormones）的变化。肾上腺（adrenals）能够分泌皮质儿茶酚胺（adrenal cortex）和髓质儿茶酚胺（adrenal medullae）。前者用于调节人体的新陈代谢，后者影响交感神经的唤起。这些生物变化已经广泛的应用到应激产生过程的研究中。其中，皮质类固醇和髓质儿茶酚胺的指标能很容易的通过尿样或血浆获得。但是进行这些生理和生化测量必须要有复杂的仪器。当然测量过程也必然有误差的存在，这有时会带来解释数据的困难。

需要说明的是：由于应激产生的过程和反应都是非常复杂的，因而仅仅通过一种方法来测量难以保证测量的效度。因此，在允许的情况下，采用多种测量方法相结合是一条非常有效的途径。

（三）应激反应与健康

应激反应与健康的关系可以从两个方面来予以说明。

1. 应激反应是有机体为了应付外界环境的挑战所做出的一种适应性的改变，因此从某种意义上讲它具有积极的意义。例如，当一些应激源出现时，有机体会通过提高交感神经的兴奋性，增加激素的分泌、加快能量的代谢、提高心跳频率、升高血压等方式来准备应付应激源所带来的挑战。当外界威胁不复存在的时候，机体的各种应激反应也会自然解除，各项生理功能指标又恢复到正常的水平。另外，通过对这些应激源及时做出反应的锻炼，可以使人形成健康的体格和积极的人格，从而有益于其对各种环境的适应。因此这些应激反应对人的身心没有什么危害。但是这种情况只适用于急性应激源，且应激强度不是很大的情况。

2. 当面对突然的超强刺激和持久的劣性刺激的时候，个体的健康就会受到损害。超强的刺激指一些个体无法预料且突发的，难以承受的高强度社会生活事件，如亲人突然亡故、强烈地震等。当个体面对这些突如其来的超强刺激时会发生强烈的情绪反应，并伴随着极其剧烈的生理变化，如果超过了个体所能承受的极限，机体就会丧失适应能力，进而发生内部器官的器质性变化，患心身疾病。例如一位88岁的健康老人，在得知爱女因意外突然丧生后，便突发急性肺气肿去世。而持久的劣性刺激则会引起个体不良的情绪反应，如果这些压抑的不良情绪反应长期得不到疏导和宣泄，会导致个体的身心状态长期失衡，继而造成个体的神经系统活动障碍特别是自主神经功能失调。久而久之，便会导致身体器官或组织的病理性改变，并诱发某些心身疾病。例如，若此类刺激通过自主神经系统作用于胃肠平滑肌，便容易引起胃肠功能的紊乱或器质性病变。当然这些心身疾病的发生与慢性应激造成的免疫功能下降也有较大的关系。因此，Pelietier于20世纪70年代提出了"现代人类疾病一半以上与应激有关"的观点。

第三节 影响应激反应的中介因素

应激源会引起应激反应，甚至会使人患病。但人们发现，在相同的应激源刺激下，不同的人会产生不同的应激反应。其中有的人应激反应明显，有的人应激反应则不明显。为什么会出现这种现象呢？原因在于，在应激源与应激反应之间还存在着许多调节因素，正是这些调节因素影响了应激反应的大小。本节将对影响应激反应的主要的中介因素予以介绍。

一、认知评价

认知评价是影响应激反应的一个重要中介因素。所谓认知评价是指个体根据自身情况对应激源的性质和意义做出的估计。对于同样的应激源，认知评价不同，它所引起的应激反应也会截然不同。例如，如果是一名武林高手路上遇到一个强盗，他会认为强盗不会对他造成任何威胁，甚至他可以趁机教训他一下。这种情况下，强盗的出现所引起的应激反应几乎没有。但如果是一名普通人遇到强盗，他的应激反应就会比较强烈，原因在于他会认为强盗会抢走他的东西，甚至危害到他的安全，他必须迅速做出是战斗、逃跑还是屈服的决定。另外，许多研究表明，认知评价在疾病尤其是心身疾病的发生、发展以及康复中具有重要的意义。很多疾病的治疗需要采用认知疗法，通过改变病人不合理的认知评价来加快病人病情的康复。

Lazarus和Folkman将个体对应激源的认知评价过程分为两个步骤：初级评价和次级评价。而Frieze则从社会心理学的角度提出一般人们对应激源或生活事件采取的认知评价策略有三种：一是否认应激事件的存在，例如不承认自己患了难以治愈的疾病，不承认自己失败了等。通过这种策略，人们通过否认不符合自己愿望或自己难以接受的信息，从而得以重新恢复先前的信念。二是对应激事件重新定义。例如将当前的失败看作是对自己的磨练和考验，相信自己最终能够获得成功等。人们通过这种重新构建对事件的认识的策略，使原有的信念得以保持。三是完全否定自己原有的能力与价值，从而使自己放弃原有的信念。例如当一个原先非常自信的人遇到重大失败的时候，就开始怀疑自己的能力，认为自己以前是盲目自信，其实自己的能力较差。从个体适应社会的意义而言，第二种认知策略无疑是非常积极的，而第三种则是非常消极的。第一种策略的情况则相对复杂一些。许多研究表明，采用第一种策略在短期内可以帮助个体减弱甚至消除应激事件对自己的影响，减少应激反应，因此在某种程度上它具有积极的意义；但是从长期来看，暂时回避应激事件发生的事实并不能完全地消除应激事件的存在，因而最终人还是要面对这一应激事件。从这方面看，这种策略又有一定的消极意义。但可以肯定的是，个体选用不同的认知评价策略将会导致不同的应激反应。

另外，认知评价并不是一个完全独立的因素，它既受其他因素的影响，又影响其他的因素。首先，人的人格特征会在一定程度上影响人的认知评价。例如对于同一生活事件，乐观的人比悲观的人更容易做出积极的认知评价。其次，社会支持也在一定程度上影响着个体的认知评价。受认知评价影响较为明显的因素是应对方式。例如，当人们认为某个应激源是可以控制的时候，往往会以问题应对的方式应付应激源；而如果认为某个应激源是不可以控制的时候，往往会以情绪应对的方式来应付应激源。

二、应对方式

应对方式是影响应激反应和健康的又一个非常重要的因素。大量研究已经得出结论，应对方式与人的健康息息相关。生活在现代社会，日常生活中遇到各种各样的应激源是难以避免的。如果面对众多的应激源能够采取适当而有效的应对方式，就能够降低自己的应激水平，增进健康；但如果无动于衷或者应对无效，人就会产生各种各样的应激反应，进而损害自己的身心健康。

（一）应对的概念

1. 应对概念的演变与定义　应对（coping）一词由其动词形式"cope"转化而来。"cope"的原意是：有能力或成功的对付环境挑战或处理问题。但是精神病学家或心理学家在使用中并没有局限于词典的解释，而是不断地根据自己的见解赋予它新的内涵或变化它的外延。

Murphy（1962）认为："如果某种心理活动是一种适应过程，那么这种心理活动就可以被视为应对行为。"Joff 和 Bast（1978）认为："应对反映了人对现实环境有意识的，灵活的，有目的的调节行为。"Bilings 等（1983）认为："应对是评价应激源的意义，控制或改变应激环境或由应激引起的情绪反应的认知活动和行为。Lazarus 和 Folkman（1984）将应对定义为：个体为了管理超出自身资源的需求所做出的认知和行为上的努力。

由此可以看出应对概念的发展轨迹。二十世纪六十年代，它被视为一种适应过程；七十年代它被视为一种行为；八十年代，它被视为认知活动和行为的综合体。应对概念的这些发展、演化反映了人们对应付认识的不断深化。当前，Lararus 和 Folkman 对应对的定义已经成为研究者们广泛认可的定义。

2. 应对的特质及过程观点　要彻底弄清楚应对的概念，还要回答这样一个问题：应对究竟是一种人格特质（trait），还是一种过程（process）？其实这个问题与人格特质是否存在的问题很相似。由 Wischel（1968）发起的关于人格是否能够预测人的行为的争论至今仍在进行中，并且仍将进行下去。但这并没能阻止心理学家们对人格特质的测量，而且人格特质理论的发展越来越壮大。

（1）情境性观点：Folkman 和 Lazarus（1985）的研究表明，应对是一个变化的过程，它随着情境的变化而变化。此外，Stone 和 Neale（1984）的研究也把应对看作是情境定向的变量。这一点是很好理解的。因为变化的应对策略比固定的应对策略更有效。Lazarus 认为，应对行为始于个体对自己同环境间的关系的认知评价，这种评价分为初级评估和次级评估。我们可以称之为应对的情境性观点。

（2）特质性观点：我国学者梁宝勇（2000）的研究表明，个人应对方式的组成成分中有一些基本的应对方式，这些应对方式的使用具有稳定性质，从而构成了个体所偏爱的应对风格，应对风格是对应激的固定反应。例如，日常生活中，有的人习惯不管遇到什么问题，都积极地去面对；而有的人则遇到一点问题就选择逃避现实。这种观点可以称之为应对的特质性观点。

（3）综合性的观点：当前的主流观点是应对既具有特质性也具有过程性。勒温（Lewin）的行为公式 B＝f（P，E）表明，人的行为是人格特质与情境的函数。与此相对应，人的应对行为是人的应对特质与情境的函数。需要说明的是，承认应对特质的存在并不意味着人们能够完全预测人在某种具体情境下的应对行为，而只意味着人们可以预测人在某种情境下倾向于采取何种应对行为。原因在于，即使是具有某种应对特质的人也会随着情境的改变相应地改变自己的应对方式，尽管这种改变的程度是有限的。这种观点可以称之为综合性观点。

3. 应对与自我防御机制的关系　对于这一问题，当前有截然相反的两种观点。一种观点认为，应对与自我防御机制截然不同。他们认为，应对是有意识、有目的进行的活动，而自我防御机制则是无意识、不自觉的过程。这种观点的代表人物是 Lazarus 和 Cramer。另外一种观点认为，应对包括自我防御机制。他们认为，自我防御机制也是个体应付压力的一种方式，而且与应对没有截然的区别。许多应对方式最初是个体为了缓解压力自觉采取的，但经过长时间的使用后，就会成为个体无意识的自我防御机制的一部分。Newman 和国内的梁宝勇就持这种观点。这两种观点现在仍然在争论中，并还将在一定的时间内争论下去。不过，当前的许多研究还是将应对与自我防御机制区别开来。本文也将应对与自我防御机制区别开来，并将在下一部分专门讨论自我防御机制的问题。

（二）应对的分类

应对的分类有很多。例如，Zimbardo（1985）提出，根据应对的目的把应对分为两类。一类是通过直接的行动来改变应激源或个体与应激的关系，如抗争（fight）、逃避（flight）、妥协（compromising）等。另一类是通过麻痹自我感觉的活动来改变自我，而不是改变应激源，如使用药物、放松治疗、分散注意、幻想等。Bililings 和 Moss（1980）根据自己的研究提出应对方式的三种类型：①积极的认知应对，指个体希望以一种自信有能力控制应激的乐观态度来评价应激事件，以便在心理上有效地应对应激。②积极的行为应对，指个体采取明显的行动，希望以行动解决问题。③回避应对，指个体企图回避主动对抗或希望采用间接的方式如过度饮食、大量吸烟等方式来缓解与应激有关的情绪紧张。Stone 和 Neale（1986）根据应对的表现形式提出了 8 种应对类别，分别是分散精神、重新评估环境、直接行动、宣泄、接受、寻求社会支持、放松和信仰。

Lazarus 和 Folkman 对应对的分类是被人们广泛认可的分类。他们把应对分为问题为中心的应对（problem-focused coping）和情绪为中心的应对（emotion-focused coping）两种。

问题为中心的应对是通过获取我们如何行动的信息，改变自己的行为或采取行动来改善人与环境的关系的努力。情绪为中心的应对是调节自己由外界的伤害、威胁引起的不良情绪的努力。

（三）应对方式的测量

应对方式的测量主要有三种方法。它们分别是心理生理和表情测量法、行为观测法和自我报告法。心理生理和表情测量法需要一些较为精密的仪器作为测量工具，在具体的操作过程中存在一定的困难，因此采用这种方法对应对方式进行测量的研究较少。行为观测法是指通过观察一个人在应激情境下的所作所为来推测他的应对方式。例如，对海底实验室Ⅱ号成员应对海底生活的研究中，研究者选择了成员与外界通电话的次数作为个体应对行为的指标。再如，在对心脏导管插入治疗病人的研究中，把病人坐立不安等行为作为指标。但是，由于在应对行为指标选取上的困难以及这种方法的成本较高，行为观测法的使用也很有限。相对来讲，自我报告法是当今使用最为广泛的方法。而自我报告法中使用最为广泛的则是问卷法。此外，还有日记记录法（daily diary recording）、生态瞬时评估法（ecological momentary assessment）、经验取样法（experience sampling）和关键事件分析法（critical incident analysis）。

最初的应激与应对研究多是在实验室中进行的。自从二十世纪七十年代以来，大量的应对方式问卷开始产生以后，应激与应对研究才转向以自然情境下的研究为主。许许多多的研究者在进行应激与应对的研究时都编制了自己的自陈式应对方式问卷。其中最著名的是Lazarus 和 Folkman 编制的 WOC（the ways of coping）问卷和 Stone 与 Neale 编制的 DCI（the daily coping inventory）问卷。我国国内的一些学者如肖计划、解亚宁等也编制了一些应对方式问卷。这些问卷的产生极大地促进了应激与应对的研究。当然，这些问卷也有很大的缺点，现在受到越来越多的批评。

对应对方式问卷的批评更多的集中在被试在自我报告中的回忆偏差上。自陈式的应对方式问卷一般分为两种。一种是特质定向的问卷，一种是情境定向的问卷。前者是让被试报告他们一般是如何应对应激的。后者是让被试报告他们在最近一段时间内（通常为一个月）所遇到的应激事件以及自己所采取的相应的应对方式。这两种问卷都需要被试对自己所采取的应对方式进行回忆。但是，大量的经验事实表明，人们不可能精确的回忆自己所采取的应对方式。一方面，从记忆能力来讲，个体不可能准确无误地回忆他所做过的所有事情。另一方面，个体对应对方式的回忆受应对后果的影响。

日记记录法也是测量应对方式的一种有效方法。采用此方法的优点是能够相对及时地记录下自己所遇到的应激事件及应对方式，所获得的信息量也比问卷法大。但这种方法的缺点也很明显。它要求被试耗费较多的时间来记日记，这无疑增加了研究成本。另外，由于对日记的分析属于质的研究的范畴，具有较大的主观性，这对资料分析人员的知识和经验的要求相对较高。结构化的日记记录兼有日记记录与问卷的优点，实际上也可以称之为半结构化的问卷。Cecilia Cheng（2001）在研究中就采用了这种方法来收集数据。她给被试一个提前设计好的提纲。根据这个提纲，一方面，个体要连续三周每天记录下自己遇到的最重大的应激事件。另一方面，还要报告自己对这件事的认知评价、应对方式以及应对后果。

最近相对较为流行的方法是生态瞬时评估法（EMA）。这种方法要求个体在自然情境下即时的报告自己的应对方式。这种对应对方式的即时报告是重复进行的。这种报告的即时性大大减少了被试在报告时的回忆偏差。生态瞬时评估法一般通过一定的声音信号来提示被试对自己的应对行为进行即时性报告。报告时既可以采用纸笔方式，也可以使用笔记本电脑。现在的生态瞬时评估法普遍利用笔记本电脑来进行，这样的资料获取方式又称为电子日记（electronic diary）。这种笔记本电脑一般配有液晶显示器和一个声音警告器。前者用来显示问题和被试做答，后者用来提醒被试进行报告。Perrez M 等在家庭应对的研究中就采用了这种方法。除了能够减小回忆偏差外，这种方法的优点还在于它具有较高的灵活性。它允许研究者的数据收集工作不打扰被试的正常生活。例如，当被试正在接电话时，它最多可以在报告提示音发出后，延缓 20 分钟再报告自己的应对行为。而且，当被试开会或休息时可以暂时关闭电脑。EMA 的适用性非常广泛。它已经成功的应用于从 10 岁到 85 岁的被试，其中包括公司经理、职业妇女、残疾儿童和精神分裂症患者等。EMA 的效度也已经很好地建立起来。由于这种方法在收集被试资料方面具有很多优点，所以它在应激与应对之外的研究领域也得到了广泛的认可。Smyth 等（2002）的饮食习惯研究和 Shiffman（2002）等的吸烟研究都采用了这种方法来收集数据。

然而，瞬时测量法的最大缺点就是成本太高。因此，在我们这种经济相对落后的国家，采用这种方法来测量应对方式还有些困难。相反，尽管问卷法存在很多的缺点，但它使用起来非常方便，成本又低，因而现在仍然是对应对方式进行测量的主要工具。而且应用问卷法进行研究，也能在一定程度上了解应激与应对的规律。尽管在新的更廉价、更省时的应对方式测量工具诞生之前，问卷法还将占有统治地位，但可以预测，随着世界各国经济的发展以及科技的进步，类似生态瞬时评估法之类的更加科学、精确的方法必然会得到广泛的采用。

（四）应对方式的评价

所谓应对方式的评价问题就是指哪一些应对方式更有效的问题。这个问题的指导意义在于，我们只有知道了哪些应对方式更有效，才会在日常生活中主动地采取那些应对方式以及帮助那些经常应对无效的人学习正确的应对方式。因此应对方式的评价是将应对研究应用于实践的核心问题之一。然而就目前而言，关于应对方式的评价还远远没有达到统一。事实上，应对方式的评价是一项很困难的工作。原因在于要评价一种应对方式，该应对方式最好是单一和稳定的。但事实上，一个人很少采取单一的应对方式，而是采取多种应对方式的组合。而这种组合也不是一成不变的，而是随着时间和情境的变化而改变的。

要对应对方式进行评价，首先要面对的就是评价标准的选择问题。正如 Somefield（2000）所说，就一个标准来说是有效的应对，在另外一个标准上则可能是无效的。所以选择恰当的评价标准是对应对方式进行恰当评价的关键。当前的研究常常把应激带来的负面结果作为评价标准，例如焦虑、抑郁等。凡是与消极效果相关高的就是无效的应对，反之则是有效的应对。当然，这是不全面的。现在许多研究者开始重视应对的积极后果。他们认为，在应激情境下，不仅存在着消极的负面后果，同时也存在着积极的正面后果，这些积极后果对应对应激具有积极的适应作用。另外，Lazarus（2000）提出，现在对应对效果的评价大多以个体主观评价的健康状况作为标准，这是不恰当的。这一标准还应该包括行为的、生理的或者与客观健康状况有关的后果。由此可见，在选择应对方式的评价标准时，应该选择多个标准进行评价。

现在需要探讨一下问题应对方式与情绪应对方式哪一种更有效的问题。研究者们在这个问题上存在较大的争论。较早比较流行的观点是，控制性的问题应对往往比非控制性的情绪应对更有益。Endler 等（2000）的一项研究也支持了这种观点。他们的研究表明，内控性的个体在应激情境下往往采取问题应对方式。而采取问题应对方式往往使他们在完成任务时不但效率高，而且焦虑水平低。但是，也有很多研究表明情绪应对方式有时也是有效的，而问题应对也并不是总有效。Lazarus 在 2000 年也提出，应对方式的有效性依赖于环境需求和个人之间适应的质量。总之，两种观点都获得了大量的研究支持。因此，仅仅从研究的数量上看，很难说哪种观点是正确的。所以，在很长一段时间内，这种争论还将继续下去。

应对方式的有效性是相对于特定情境而言的，不存在在任何情境中都有效的应对方式。从情境应对的角度看，个人与环境之间的联系是不断变化的。因此，某种应对方式在一种情境下有效并不意味着在其他的情境下同样有效。评价一种应对方式要把它放到特定的情境和标准中去，而不宜笼统地说它是"有效的"或"无效的"。事实上，无论是问题应对方式还是情绪应对方式，它们都很少单独使用。所以，与其讨论哪一种应对方式更有效，不如讨论怎么将问题应对方式与情绪应对方式相结合使用更有效。从特质应对的角度来看，能够采用许多不同策略的、灵活的应对特质才是良好的应对特质。原因在于，具有这种应对特质的个体能够根据客观情境的变化灵活地应对应激。而那些仅仅采取问题应对方式或情绪应对方式的个体，由于不能及时的调整自己的应对方式来适应外部的环境，往往在一些情境下的应对是成功的，而在另外一些情境下的应对则是失败的。总之，问题应对和情绪应对的有效性是相对于应激情境而言的，我们很难抽象地说那种应对方式更有效。能够根据应激情境，灵活采用各种应对方式的应对才是最优的。

（五）影响应对方式形成的有关因素

个性是影响应对方式的重要因素。西方国家的研究表明，个体的应对方式与其个性之间具有千丝万缕的联系，不同个性特质之间相互作用、彼此牵连，共同影响个体的应对行为。Glass 等（1977）的研究发现，当面对无法控制的应激源时，A 型行为模式的人与 B 型行为模式的人相比，其应对行为更缺乏灵活性和适应不良。Vingerhoets 等（1980）的研究发现，面临应激环境时，A 型行为模式的人较 B 型行为模式的人更多的采用积极正视问题的应对行为。O'Brien& Delongis（1996）发现，大五人格维度上高神经质的个体面对应激时，倾向于使用逃避、敌对、情绪发泄等情绪中心策略，而极少使用计划、合理行动等问题中心策略，而高外倾性的个体则完全相反。Brebner（2001）的研究也发现，高神经质的个体遭遇应激事件时，更容易表现出"爱发怒"和"出现孩子气的行为"等特征，而高开放性的个体则更愿意做出"新的、有创造性的行为尝试"来缓解应激反应。我国学者梁宝勇（2000）利用艾森克问卷（EPQ）、A 型行为问卷（TABQ）和应对方式评定量表（WCRS）对人格与应对方式之间的关系进行了研究。结果表明，性格外向的人偏爱多种多样的应对方式，拒绝某些具有广泛意义的适应不良的应对方式。内向、神经质、精神质、急躁、竞争敌意强的人倾向于使用适应不良的应对方式包括敌对、转移攻击和强迫性回想等应对方式。竞争敌对的人还会采取认知调节、否认、分心、吸烟饮酒和服药等改变自身状态的应付策略。但是，在个性与应对方式的研究中也出现了一些不一致的结论。例如，O'Brien 和 Delongis（1996）的研究表明，当高宜人性的个体面对压力时，不容易表现出以问题中心策略为主的应对方式，而 Penley 与 Tomaka 的研究却得出相反的结论，认为个体的宜人性越高，面对压力时越容易采取问题中心策略。另外，随着年龄的增长，应对方式会逐渐发生改变。年轻人往往在面临多种应激情境时都倾向于采用问题应对为主的方式。随着年龄增长，他们逐渐认识到并不是所有的事情都是可以控制的，在这种情况下问题应对方式的有效性就会受到影响。因此，他们渐渐学会以一种更成熟的方式应对应激，即面临不同情境采用不同的应对方式与策略或者将多种应对方式相结合。一般说来，在应激状态下，男性多倾向于采用问题应对的方式，而女性多采用情绪应对的方式。当然，这是一个普遍的倾向。事实上，几乎每个人在面对应激时，都既采用问题应对方式，又采取情绪应对方式的。此外，自我评价以及生理状态对应对方式的选择也有一定的影响。自我评价高以及生理状态较好的人，往往倾向于采用问题应对为主的方式。

（六）如何应对应激

1. 应对资源　所谓应对资源是指用来应对应激源的基本材料，包括个体的、社会的和物质的。个体的资源包括自己对待应激的一些有帮助的特点或态度，包括自尊、自信、自谦、信念、价值、控制感和自我效能等。这些都是一些人格特点，它们是影响应激反应的重要因素之一，将在后面专门讨论。社会资源是指密切的关系和扩展网络，即我们通常所说的社会支持，它起着一种屏障作用，能够有效地防止个体受应激的消极影响，因此也是一种最重要的应对资源和缓解应激反应的中介因素，也将在后面专门介绍。物质资源包括满意的健康、足够的体力，还包括实际的资源，如住房和金钱等。

2. 应对策略　应对策略有很多，多数可以划分到问题应对和情绪应对两类中。以下是一些主要的应对策略。

（1）问题应对策略：①解决问题：许多事情之所以是应激源，是因为我们不具备解决问题的能力。当我们把问题解决后，应激自然也就不会存在了。所以，学习具体问题的解决策略，提高解决问题的能力，是最为直接的问题应对策略。例如，我们要应对考试这个应激源的最有效方法就是把知识掌握牢固了，自己有信心考好了，也就不存在应激源了。②社会技能：我们日常生活中的许多应激源是由于人际关系不协调引起的。因此，加强社会技能的训练例如有效的人际沟通、适当的自我暴露等可以大大减少来自人际关系的应激源。③寻求信息：未来的不确定性往往给我们造成较大的应激，因为我们不知道将来自己的处境如何。因此，使用寻求信息的技能可以帮助我们最大限度地降低不确定性以及由此而来的应激。④应激监督：应激监督指对自己身边可能出现的应激源进行的监督。这个策略的效果还存在一些争议。Matheny小组发现，应激监督可以使人对应激的存在变的敏感，因此这时它的应对效果是消极的。但是，如果应激监督包括建设性的努力，如确定问题所在并采取措施应对，此时它就是积极的。

（2）情绪应对策略：①紧张消除：这是最常用的一种应对技能。紧张是应激反应最基本的表现，它甚至会持续到应激源消失以后，因此消除紧张有着积极的后果。消除紧张的方法有很多，Matheny小组发现放松是最常用的一种治疗步骤，并且有最大的积极应对效果。②认知重组：认知重组是一种十分常见的积极应对策略。当一个应激源无法用行为直接消除时，认知重组就成为一种根本的策略。其重要性在于能够改变个体对某个事件和情境的评价，从而消除或减少应激。幽默也可以看作是应激源的认知重组，它可以让人们获得新的视角和参考框架。③积极转移：也称为注意转移，指用建设性的活动把注意力从痛苦的思想中转开。例如，当遇到令人沮丧的事情时，读书、参与体育锻炼或看电影等都可以起到转移注意力的效果。④自我暴露或宣泄：自我暴露是指能够向他人交流思想和感情；宣泄指释放或澄清情感。封闭的人通常比较痛苦，因为他们使自己远离社会支持，自己一个人来承受所有的应激。因此，宣泄情感可以有效地降低应激。同样，如果自我暴露不是过快，也不是被迫的，那么也是非常有益的。⑤逃避和退缩：指个体以身体上或心理上离开特定环境来寻求对应激源的消除。例如，学生因为怕听到上次考试的坏成绩而选择逃课。当然，暂时的逃避并不能真正地消除应激源，因此极端使用这种方法可能会干扰自己有效而及时地消除应激源。

这时候，这种应对策略不但没有消除应激反而增加了应激。

三、防御机制

（一）防御机制的概念

自我防御机制（defense mechanism）的概念最初是由弗洛伊德（Freud）提出来的。在《防御性神经精神病》一书中，弗洛伊德提出防御机制同某些神经症和精神病有密切联系的猜想。后由他的女儿安娜·弗洛伊德（Anna Freud）对之进行了系统的研究。在她的著作《自我和防御机制》中强调"每一个人，无论是正常人还是神经症患者的某种行为或言语都在不同程度上使用全部防御机制中的一个或几个特征性的组成成分。"自我防御机制是自我用来应付本我和超我压力的手段。当自我受到本我和超我的威胁而引起强烈的焦虑和罪恶感时，焦虑将无意识地激活一系列的防御机制，以某种歪曲现实的方式来保护自我，缓和或消除不安和痛苦。截至今日，防御机制已成为精神分析心理学中的一个核心概念。在这里，我们将防御机制定义为：人们面对应激情境时，无意识所采取的手段。

在应对定义部分，我们已经讨论过应对与防御机制的区别。当然这种区别现在还存在争议。首先，应对属于心理应激理论的范畴，它是个体为了缓解应激对自身的影响而有意识、有目的采取的认识活动或行为；而防御机制则属于精神分析理论的范畴，是无意识采取的应付应激情境的手段。它们的根本区别在于前者是有意识的，而后者是无意识或潜意识的。其次，防御更多地取决于人体自身的心理特点（特别是人格），而应对则更多地同情境因素相联系。最后，对于同一个人而言，防御机制的使用带有相对稳定的特点，较少随着情境发生大的变化，而应付方式的使用则较少具有跨情境的一致性。

尽管两者有区别，但它们也有一定的联系。许多应对方式经过长时间的使用后，就会成为个体无意识的自我防御机制的一部分，而许多防御机制也可以经过有意识的训练转变为习惯化的应对活动。所以，有些应付应激的手段很难说是应对还是防御机制，或者说它们既是应对方式也是防御机制的组成部分，例如否认、压抑、升华等。而且，在应对量表中也可以找到许多心理防御机制量表的项目如合理化、迁怒等。

（二）防御机制的特征

1. 防御机制的作用在于减弱、回避或消除消极的情绪状态。它们在维持正常心理健康状态上起着重要作用。防御机制本身不是病理的，但如果正常防御功能作用发生改变可引起心理病理状态。

2. 防御机制通常不是自己故意使用的，它们是无意识的或至少是部分无意识的。尽管有时候我们会做一些有意识的努力，但真正的防御机制是在无意识中进行的。

3. 防御机制是通过自我肯定来支持自尊，并保护自己及防护自己免于伤害的。它常常涉及对现实的歪曲，因此自我防御机制借歪曲知觉、记忆等来完全阻断某一心理过程而使自我免于焦虑。实际上，它也是一种心理上的自我保护。

4. 防御机制可由两种或两种以上方式同时发挥作用。例如，某公司职员受到上司的批评，于是说："我才不在乎呢！"随后在工作中有意无意地摔打办公用品来发泄心中之愤，就是合理化与迁怒的双重作用。

（三）防御机制的分类

弗洛伊德最初的时候提出了9种防御机制。后来她的女儿提出，各种防御方式好比是一个连续谱，一端是精神病性的，另一端是成熟的。近些年Vaillant对防御机制进行了长期研究，通过系统观察和统计分析，他总结了 18 种防御方式机制，分成精神病型、不成熟型、神经病型和成熟型四个层次。他认为，这四个层次不仅反应了一个人的防御机制从小孩到成人的发展过程，也是一个人从病态到健康转变的连续体。Vaillant 的这些研究使他成为继 Anna Freud 后，对防御机制研究的当代权威。我国研究者路敦跃、张丽杰在此基础上进一步指出，所谓成熟的防御机制是既能缓解内心冲突又能调节行为，适应环境要求的防御机制。偏向任何一方而不顾及另一方的都是不良的防御机制。Vaillant 对防御机制的分类如下：

1. 精神病型　又称自恋型。婴幼儿常常采用这种防御机制，正常人多为暂时使用，而精神病人常极端地采用，故称精神病型。包括否认、曲解和投射等。

2. 不成熟型　多发于幼儿期，也常被成年人采用。包括幻想和退化等。

3. 神经症型　少儿时期得到充分采用，成年人常采用，但神经症病人极端地采用。包括合理化、反向作用、转移等。

4. 成熟型　出现比较晚，是一种很有效的心理防御机制，正常成熟的成人经常采用，包括幽默、升华、压抑等。

（四）主要的防御机制

1. 压抑（repression）　是一种最基本的心理防御机制，指一个人把不能被社会道德规范或自己意识所接受的冲动、欲望、情感等不知不觉中压抑到潜意识中去，使自己意识不到，而使内心保持心境的安宁。日常生活中，人们常常将痛苦的事情选择性地"遗忘"。这种遗忘并非真正的遗忘，而是将这些痛苦的事情转入到了潜意识领域，它仍然有机会逸出如触景生情。这些压抑的内容我们虽然意识不到，但在特殊情况下，它也会影响人的日常行为，例如梦境、笔误、口误等就可能在某种程度上反应了压抑的动机和冲动。根据精神分析的观点，压抑在潜意识中的冲突内容过多，超过自我的控制能力，就有可能从其他途径表现出来，表现为心理障碍、心身障碍或精神病等。精神分析治疗就是要挖掘病人潜意识中的冲突即致病情结，并设法将其带到意识领域，最终消除疾病症状。

2. 否认（denial）　是一种比较原始和简单的心理防御机制，指一种拒不承认现实的某些方面，借以减轻焦虑和痛苦的心理防御机制。例如，自己心爱的人已死亡，可仍然坚信他还活着，甚至还为他做些什么。一个癌症病人即使他可能就是一位通晓该疾病的医生，也可否认自己患了难以治愈的疾病并迫近死亡。鸵鸟把它的头埋在沙子里就意味着不可接受的东西不存在了，否认正是这样一种逻辑。这一过程可使一个人逐渐地接受现实，而缓冲突然的坏消息所带来的巨大痛苦，从而暂时维持心理平衡。因此它是一种具有保护性质正常的防御。只有当它的使用过于频繁，从而干扰了人们的正常行为时才能算是病态的。

3. 投射（projection）　是一种常见的基本心理防御机制，指将自己内心那些不能为社会规范或自我良心所接受的感觉、态度、欲望、意念等转到外部世界或他人身上，以掩饰自己，逃避或减轻内心的焦虑与痛苦。我们常说的"以小人之心，度君子之腹"就是典型的投射表现。在投射测验中，病人就可以把自己的真实想法投射到测验中。借助于投射测验，测验者可以发现病人真实的内心世界。

4. 反向（reaction）　指由于社会道德与规范的制约，将潜意识中不能直接表达的欲望和冲动通过截然相反的方式表现出来，以减少焦虑，维护安宁。这是一种"矫枉过正"的防御方式。日常生活中，自己明明非常需要得到某件东西，非要把它让给别人；住院病人明明非常担心自己的病情却常常装出无所谓的态势。这些现象都属于反向。

5. 转移（displacement） 指一个人由于受各种条件的限制，把对某一对象的欲望、情感或行为意向不自觉地转向其他可替代的对象上去，以减轻自己的心理负担。例如一个孩子被妈妈打后，满腔愤怒，难以回敬，转而踢倒身边板凳，把对妈妈的怒气转移到身边的物体上。这时虽然发泄冲动的客体改变了，但冲动的性质和目的都未发生改变。

6. 抵消（counteraction） 指一个人以象征性的动作、语言和行为，来抵消已经发生了的不愉快的事情，以弥补内心的愧疚和解除焦虑。如说了不吉利的话就吐口水或说句吉利话来抵消晦气或不吉祥的感觉。除夕打碎了碗，习俗上说句"岁岁平安"，丢失了东西就说是"破财消灾"等。

7. 合理化（rationalization） 又称文饰作用，指一个人遭遇挫折后，给自己的行为或处境寻找能为自我认可的理由，以使自己摆脱焦虑或痛苦状态的做法，这种理由有时候实际上是站不住脚的。如虐待儿童可以说成是"玉不琢不成器，树不伐不成材"，"棍棒底下出孝子"等。合理化常有两种表现：一是酸葡萄心理，即把得不到的东西说成是不好的。伊索寓言上讲，曾经有一只非常爱吃葡萄的狐狸，发现葡萄架上挂满了葡萄，很想摘下来吃，可就是吃不着。狐狸不承认自己没有能力吃着葡萄，反说葡萄是酸的，自己根本不想吃。二是甜柠檬心理，即当得不到葡萄而只有柠檬时，就说柠檬是甜的。两者均是掩盖其错误或失败，以保持内心的安宁的表现。普通人也经常使用合理化的机制。

8. 升华（sublimation） 指一个人把由于社会所不能接受而被压抑的本能欲望导向更高级的、人们所接受的活动上面来。使用升华机制的例子不胜枚举。例如，歌德一生经历过很多失恋，他反而因此写出了包括《少年维特的烦恼》在内的许多佳作。由于升华不但能够使人内心的冲动得到宣泄，而且可以使个人获得满足感，因此常被认为是最具有积极意义的建设性的防御机制。

9. 倒退（regression） 也称退行，指当一个人遇到困难或挫折的时候，放弃已经学到的比较成熟的应对策略和方式，反而使用早先比较幼稚的方式去应付困难或者满足自己的欲望。退行现象常见于儿童，也发生于成人。例如一个成年人，当遇到困难无法对付时，便觉得自己身上的"病"加重了，需要休息，以此来退回到儿童时期被人照顾的生活中去，这就是无意识地使用倒退防御机制。从心理角度讲，倒退防御机制主要是为了争取别人的同情和关心照顾，从而减轻心理的压力和痛苦。医院里有些病人经过手术后，即使已经完全康复也不愿出院，这是因为病人的心理发生倒退，尽量避免自己再担负起成人的责任以及随之而来的恐惧和不安。临床上这种倒退行为常见于癔症（歇斯底里）和疑病症患者。

10. 幻想（fantasy） 是指一个人遇到困难时，利用幻想方法，使自己在现实中脱离开，从幻想境界中得到内心的满足。白日梦就是一种幻想。幻想现象在小孩子身上是正常现象。成人偶尔为之，可以暂时缓解紧张状态。但如果成人经常采用这种方式，特别是分不清幻想与现实时，那就可能是病态心理了。譬如一名体弱的儿童受到大孩子的欺负时，就幻想自己变成一个大力士，使别人都怕他。这是正常儿童常见的心理。但如果在成年人身上常出现这样的幻想多是病态的表现。

11. 幽默（humor） 是指当自己处于困境时，以说俏皮话等幽默的方式加以处理，从而帮助自己摆脱困境。幽默是一种积极而成熟的心理防御机制，对心身健康颇有益处。

12. 代偿（compensation） 又称补偿，是指一个真实的或幻想的躯体或心理缺陷可通过补偿而得到非常有效的纠正，从而解除由这些缺陷而引起的内心痛苦。这是一个有意识的或无意识的过程。例如有些残废人可通过惊人的努力而变成世界著名的运动员，有些口吃者可成功地变成一位说话流利的演说家，有些失明的人成为音乐家等。代偿本身是一种较为成熟的防御机制，它可以帮助个体克服人生遇到的种种挫折。但如果使用过分而成为过度代偿则是病态。例如，有些自卑感很强的人由于过度代偿，表现出自以为是、攻击好斗等特征，便属于心理异常。

四、社会支持

（一）社会支持的概念

实际上，人与人之间的相互支持是伴随人类社会的产生同时产生的。尤其是在人类社会早期，如果没有人与人之间的支持，个体就不能在恶劣的自然环境下生存。社会支持作为一个的普通概念来说，人们并不陌生，而且处在同一文化背景下的人对此也无理解上的困难。但作为科学研究的对象和专业上的概念，则是在 20 世纪 70 年代才被提出来。当时，Cassel 在精神病学文献中第一次引入"社会支持"（social support）的术语，专指个体与他人的交往信息和交往关系。目前对社会支持的研究，主要在社会学、社会精神病学及流行病学等领域，近年来，教育领域的学者也开始注意到了社会支持的问题。但是，至今关于社会支持的内涵在各个学科之间乃至学科内部并未达到统一。归纳起来，当前关于社会支持的定义有以下几个：

1. 从社会互动关系来定义　社会支持是人与人之间的亲密联系，这种联系是客观存在的或者是人们可以感知到的。他们可以或者感觉自己可以与他人进行交流、能够得到他人的理解和关心，并在双方需要帮助时提供适当的帮助。它不仅仅是一种单向的关怀或帮助，而是人与人之间的一种社会互动关系。

2. 从社会行为性质来定义　社会支持是一种能够促进和帮助别人的行为或过程，是个体对他人的社会需要的反应，是一种在社会环境中促进人类发展的力量或因素。

3. 从社会资源作用来定义　社会支持常常被认为是个人处理应激事件的一种潜在资源，是通过社会关系与他人或群体间进行互换的社会资源。

这些众多的定义恰恰说明了，社会支持是一个具有多元结构的概念，在一个单一定义中要包括社会支持的所有内涵是比较困难的。一般来说，可以认为社会支持是人们从自己的社会关系网络中得到的来自社会或他人的各种各样的帮助。

（二）社会支持的分类

研究者们从各自的理论和研究目的出发，运用多种方法对社会支持进行了划分。例如 Pattision（1977）和 Cutrona（1990）把社会支持划分为工具性和情感性两种；Wellman 等（1989）运用因素分析方法，将社会支持分为感情支持、小宗服务、大宗服务、经济支持、陪伴支持等 5 项；Cobb（1979）将社会支持区分为情感性支持、网络支持、信息性支持、物质性支持、工具性支持和抚育性支持 6 种；House（1981）将社会支持行为划分为情感支持、帮助、信息共享和工具性支持 4 种；Cutrona & Russell（1990）将社会支持区分为情感性支持、社会整合或网络支持、满足自尊的支持、信息支持、物质性支持 5 种。

我国学者肖水源总结文献后，将社会支持分为三类：其一是客观的、实际的或可见的支持，包括物质上的直接帮助和社会网络、团体关系的存在和参与。其二是主观体验到的或情绪上的支持，指的是个体感到在社会中被尊重、支持、理解的情绪体验和满意程度，与个人的主观感受密切相关。其三是个人的利用度。指个体在遇到生活事件的时候，能够利用别人的支持和帮助的程度。在遇到生活事件时，有些人虽然可以获得支持，但自己却拒绝别人给予的帮助。根据这种分类，他还编制了社会支持量表，在国内已经得到使用。

（三）社会支持的渠道来源

个体获得社会支持的渠道主要有两个。一个是正式的制度化社会支持，包括由国家政策法规所体现的国家支持、具体实施国家政策法规的单位的支持以及来自于其他社区组织、民间组织的社会支持。另外一个是非正式的社会支持，包括来自于家庭、亲戚、朋友、同事（同学）、老师等的社会支持。

（四）社会支持与身心健康的关系

学术界对社会联系与身心健康之间关系的研究已经有较长的历史了。早在19世纪，法国社会学家涂尔干（Durkleim）就发现社会联系的紧密程度与自杀有关。20世纪的社会流行病学研究表明，社会隔离或社会结合程度低的个体身心健康水平较低，而死亡率较高。在各年龄组，缺乏稳定婚姻关系和社会关系较孤立的个体易患结核病、意外事故和精神疾病。对精神病患者的研究表明，精神分裂症患者的社交面较窄，一般仅仅限于自己的亲人；神经症患者的社交活动较少，社会关系分散。有些动物实验也表明社会支持与心身健康之间的关系。在实验应激情境下，如果有同窝动物或母亲存在、有其他较小动物存在或实验人员的安抚时，可以减少地鼠的高血压、白鼠的溃疡病、山羊的实验性神经症以及兔子的动脉粥样硬化性心脏病的形成。但如果扰乱这些动物的社会关系可导致动物行为的明显异常。

当前许多研究已经证明，社会支持是影响应激反应结果的一个重要的中介变量。它一般具有减轻应激反应的作用，与应激引起的身心反应呈负相关。良好的社会支持有利于个体的身心健康。但是，目前学术界对社会支持影响个体心理健康的机制方面尚有分歧，存在着两种不同的观点和假设模型。

一种观点是独立作用假说，也称为主效应模型（the main-effect model）。这种理论认为，无论生活事件存在与否，个体是否处在压力状态之下，社会支持始终具有一种潜在的维护身心健康的作用。由于这一结论来自于研究的统计结果，且统计结果只发现了社会支持对个体身心反应症状的主效应，而未出现社会支持与不良生活事件之间的交互作用，所以称之为主效应模型。

另一种观点是缓冲作用假说，也称为缓冲器模型（the buffering model）。这种观点认为社会支持对健康的影响表现在它能缓冲生活事件对健康的损害作用上，其本身对健康无直接影响。这种缓冲主要体现在两个方面：其一，社会支持会影响个体对潜在应激事件的认知评价即由于认识到社会支持的存在，个体不会把潜在的应激源评价为现实的应激源。其二，应激源产生后，足够的社会支持可以帮助个体消除或减弱应激源，并对应激源进行再评价，从而缓解应激反应症状。

上述两种社会支持对个体心理健康作用机制的假设模型均有相应的研究给以支持。Nuckolls等（1972）的研究表明，社会支持、生活事件与妇女妊娠并发症没有独立的联系。而如果将社会支持和生活事件结合起来分析，则生活事件高、社会支持水平也高的妇女并发症的发病机会仅为生活事件高、社会支持水平低的妇女的三分之一。这个研究支持了第二种假说。而许宗涛（1997）的研究表明，社会支持是独立于生活事件的。

五、人格

西方社会的固有观念就是人格同健康和应对存在着某种程度的联系。而且当前的科学研究表明，人格与应激反应的类型和强度相关。

（一）人格影响应激的途径

英国心理学家 Bright（2002）指出，人格影响应激过程常常通过两种机制。一个是暴露差异假设（differential exposure hypothesis），即人格因素影响了个体暴露于应激源的程度，从而导致了应激反应不同。这种情况发生在应激源是人格与应激反应的中介因素的情形下。例如，A 型人格的人期望更高，因此往往对自己提出不切实际的要求，从而使他们更多得暴露在应激源中；敌意性较高人也往往更多地遭受到来自人际冲突的应激源。这种效应可以称为是人格的直接效应。另一种是反应差异假设（differential reactivity hypothesis），即人格因素影响了个体对应激源的反应。这种情况发生在人格缓和了应激源与应激反应的关系的情形下，可以称之为缓和效应。例如，韧性（hardness）较高的人在同样的应激情境下表现出较少的应激反应。在这个机制中，人格不但直接缓冲了应激反应，还通过人格影响包括认知评价、应对方式、社会支持等在内的其他应激因素来实现它的缓冲效果。人格对应对方式的影响前面已经谈过，现在重点谈谈它对认知评价和社会支持的影响。

1. 人格影响认知评价　人格会影响个体对应激源的初级评价和次级评价，从而间接地影响应激反应。例如，特质焦虑水平很高的个体往往把一些正常的情境评价为对他们的一种威胁或挑战。另外，大五人格中宜人性、外倾性得分较高的个体则往往不把日常生活中的一些小应激（hassles）看作是一种应激源。人格有缺陷的人往往存在非理性的认知偏差，从而使个体对各种内外刺激发生评价上的偏差，继而导致较多的心身症状。

2. 人格影响社会支持　人格的一些特点间接地影响客观社会支持的形成，同时也影响了主观感知到的社会支持以及对社会支持的利用度水平。例如，性格外向的人往往拥有更多的社会支持网络，而且他们也自信地认为，这些社会支持网络会给他们提供所需要的支持。与此相反，神经质性（neuroticism）较高或者富有敌意的个体常常对自己能够得到所需要的帮助不抱希望。所以，人格影响了社会支持水平的高低。

（二）与健康关系密切的一些人格特质或类型

人格与健康息息相关。下面将具体讨论一些人格特点与健康的关系。

1. 控制感（sense of control）　Parks（1989）将控制感定义为"个体在多大程度上相信重要结果是可控的"。控制点（locus of control）是用来描述人们的个人控制感程度的一个连续体，处在两端的分别是内控和外控。内控的人相信自己的行为、个性和能力是事情发展的决定因素，而外控的人相信事件的结局主要是由外部因素如运气、社会背景等决定的。许多研究结果表明，具有控制感的个体在身心健康的各方面都要好于缺乏控制感的个体。

2. 韧性（hardness）　这种人格特质是 Kobasa 在 1979 年最先提出来的。Kobasa 研究发现，在相同的应激情境下，一类人表现出很多疾病症状，而另一类人则只有很少的疾病症状。与疾病症状较多的人相比，疾病症状较少的人在控制性（control）、承诺性（commit-ment）与挑战性（challenge）三个方面表现出特有的特征。这三个方面正是韧性人格结构的三个维度。近年来，大量研究结果表明，韧性人格对健康结果存在主效应。例如，Sharp-ley 等人（1999）对澳大利亚大学的 1925 名工作人员的研究表明，韧性是预测总体健康方面最有力的指标。

3. 自我效能感（self-efficacy）　这一概念是班杜拉（Bandura）在 20 世纪 70 年代首先提出来的，指个体相信自己有能力组织并实施行动来产生特定的成就。Bandura 认为，当个体面临应激源时，自我效能能够缓冲短时期内环境引起的负面生理反应。Shavit 等（1987）的研究表明，当个体面对应激源，认为自己没有能力去控制的时候，会阻碍免疫系统的运转。

4. 乐观（optimism）　　在面临应激源的情境下，乐观者更倾向于采用积极的、问题解决为主的策略，而在不可能使用以问题为中心的策略时，他们更可能采用情绪为中心的策略如对情境进行重新解释或使用幽默；不够乐观的人在多种情境中都倾向于采用逃避策略。Scheier 等（1989）的研究表明，由于使用积极的应对方式，乐观者具有更好的身体和心理健康。

5. 大五人格（The big five model）　　"大五人格模型"是当代人格心理学的新型特质理论，是目前最为流行的人格结构模型，代表人物是美国心理学家 McCrae 和 Costa。经过几代人的发展和完善，其理论和研究模式已经由初具规模趋向成熟，而且在实践中也得到了广泛良好的应用。研究表明，"大五人格模型"对于诊断临床障碍和治疗心理疾病是有价值的。五个因素分别为：神经质性（neuroticism）如冷静、忧郁、镇定、神经质、消极情绪、神经过敏等；外倾性（extraversion）如健谈、果断、有活力、热情、活跃等；宜人性（agreeableness）如友好、合作、真诚、愉快、利他、有感染力等；责任心（conscientiousness）如有条理、坚忍不拔、公正、拘谨、克制等；开放性（openness）如富想像力、有洞察力、聪明、有修养、直率、创造性、思路开阔等。Zellars 等（2001）研究证明，大五人格理论中的外倾性、宜人性和神经质性三个维度对作为应激后果之一的枯竭（burnout）有重要影响。

第四节　工作应激与护士职业应激

一、工作应激的概念

工作应激，也可以称作职业应激（occupational stress），指由于工作原因造成的或与工作有关的应激。工作应激的研究在西方已经开展几十年了。许多研究结果证明，工作应激不但会影响工作者的身心健康，而且会造成他们的缺勤、离职、消极、工作满意度降低等，从而影响生产效率。

二、工作应激的理论

当前关于工作应激的理论主要有三种。

（一）传统理论

这一理论是从较广泛的社会水平上对各个独立的与应激有关的概念进行确认和测量，把引起应激的环境条件和个性特征看作是分离的、静态的。例如，Holt（1982）根据此模式，把引起应激的环境条件分为工作负担、角色模糊、角色冲突、工作单调、缺乏对工作的控制等因素。这一理论忽视了环境与个性之间的交互作用。

（二）个体-环境匹配理论（person-environment fit theory，PEF）

个体-环境匹配理论是工作应激研究领域中运用最多、得到最广泛接受的理论之一。该理论认为：引起应激的因素不是单独的环境因素或个人因素，而是个人与环境相联系的结果。工作应激是由于个体能力与工作要求不匹配（misfit）引起的。只有当个人与环境相匹配（fit）时，才会出现较好的适应能力。

个体-环境匹配理论将能够引起应激的工作环境和个人特点结合起来考察，相对以前的理论无疑是一个巨大的进步，因而能够更全面地、更准确地解释应激产生的原因。但正如 Lazarus（1995）所指出的，个体-环境匹配理论还是过于简单。即使是与环境匹配很好的个体，在特殊的情况下也会产生应激。例如被别人议论、职位或薪水得不到提升等。

（三）工作需求-控制模式（job demand-control model，JDC）

工作需求-控制模式是由 Karasek 在 1979 年提出来的，它也是工作应激研究中应用最广泛的理论之一。这一理论认为：有两种工作环境影响了工作者的健康水平和工作质量，它们分别是工作需求和工作控制。工作应激来源于它们两者之间的联合作用或交互作用。工作者在高需求-低控制的工作环境中应激最大，而低需求-高控制的工作环境中应激最小。高需求-高控制的工作是积极的工作，而低需求-低控制的工作是消极的工作。工作需求包括工作量和工作时间。工作控制包括个人的决策力量和技巧运用。尽管这个理论得到了一些研究的支持，但是一些研究例如 Dwyer 等在 1991 年的研究却没有能够得出这一结论。之所以出现这种情况，可能是因为这样一个模型还是有些简单，从而忽略了应激产生过程中的一些中介因素。

于是，Karasek 和 Theorell（1990）对 JDC 模型进行了重新定义。他们在模型中加入了社会支持变量，从而形成了工作需求-控制-社会支持模式（job demand-control-support，JDCS）。这一模型认为，工作者在高需求、低控制、低社会支持的工作环境下，工作应激最大。

Cohen 和 Wills 在 1985 年则提出了一种应激缓冲模型。这一模型认为，当面对应激时，应对资源有效地缓冲了应激的负面后果。Eriksen 等在 1999 年的一项研究中，把工作需求-控制模式换成了工作需求-应对模型，并且把主观健康状况（subjective health complains）作为应激的反应指标。结果发现，应对比控制更能有效地缓冲应激的影响。事实上，社会支持也是人在面对应激时所需的应对资源的一种。由此可以看出，最近工作应激的理论模型倾向于强调个人的应激管理（stress management）、应对能力（coping abilities）和对事情能够控制或应对的主观感受对缓冲应激结果的作用。

三、护士职业应激

依据以上我们提到的工作需求-控制模式，护士是一个高要求、低控制的职业，容易造成高度的职业应激。国内外的大量研究也都表明，护理工作负荷较重，责任重大，属于一个高度工作应激的职业。护士应激水平通常高于医师、药剂师以及一般人群的应激水平。另外，持续的高水平应激对护士的身心健康和工作质量都有着显著的影响。因此，作为一名护士有必要了解护理工作应激的现状。

（一）护理工作应激源

1. 超负荷的工作　超负荷的工作状态是护理工作的主要应激因素。工作负荷包括质与量两个方面。质的方面指工作的复杂程度，量的方面指劳动强度和劳动时间。"以病人为中心"的护理模式，使护理工作已从单纯的执行医嘱转为为病人提供生理、心理、社会和文化方面的全面照顾。这无疑是一种复杂而且具有创造性的劳动，需要护士付出更多的劳动和精力。但是国内医院的护士普遍缺编，致使许多护士日夜不停地工作，处于超负荷工作状态。尤其是 ICU 病房、急诊科和心血管病房等特殊科室，护理任务尤其繁重。例如，伴随着医学科学的飞速发展，ICU 病房内的先进仪器设备增多且更新速度快，从而要求 ICU 护士不断更新知识；另一方面，ICU 病房抢救病人多，特殊治疗多，重症护理多，夜班轮流快，从而导致她们处于超负荷的工作状态。另外，医疗机构里有些责任划分不清楚、不具体，使护理人员有时不得不去做一些非护理性的工作。这对护士原本已经较高的工作负荷而言，无疑是雪上加霜。

2. 护理工作的社会地位与工资待遇问题　从理论上讲，高负荷的职业应当具有较高的职业声望和工资、福利待遇。但实际工作中，护士往往处于医院管理的最底层，医院、病人及其家属对护理工作的重要性认识不足，甚至有病人及其家属认为护士不过为"高级保姆"而已。病人在出院之后往往会对治疗的具体医生表示感谢，而缺少对护士工作价值的承认。另外，目前护士与医生在报酬问题上也有较大的差距，从而导致护士虽然付出很多，却得不到相应的回报。地位低、报酬低、分配不公容易造成护士的心理不平衡，从而导致工作应激的产生。

3. 工作中的人际冲突　护理工作是一种经常与人打交道的职业，因此如果不能对工作中错综复杂的人际关系加以有效地处理，往往会陷入人际冲突的困境。护理工作中的人际关系主要包括护患关系、护士与病人家属的关系、护士与医生之间的关系、同事之间的关系等，其中最基本的是护患关系。工作中，由于护患双方的权益问题、经济问题以及道德和法律责任等问题，护士经常与病人及其家属发生冲突，从而成为护理工作中的重要应激源。另外，医院里的医生具有一种职业优越感，常常以一种居高临下的姿态与护士进行交往。尤其是在临床问题上，当护士与医生发生分歧时，医生对护士的尊重不够，从而导致护士的自尊心受到伤害。而领导在处理此类问题时，一般侧重于对医生的照顾，进而导致护士的进一步失望。因此，护理工作冲突成为一种重要应激源。

4. 工作-家庭冲突　目前大部分护士为已婚者，因此既需要好好工作，又要承担照顾家庭的责任。而护士不但工作负荷重而且需要上夜班，因此有时候就会造成照顾家庭与工作的冲突。另外，如果将在工作中的负面情绪带到家庭中，或者相反，将家庭中的负面情绪带到工作中，都会增加护士的应激水平。因此，工作与家庭的冲突也是一种潜在的应激源。

除了以上四种主要的应激源之外，护理工作还存在其他一些应激源。例如，护士晋升机会少；工作环境无安全感，如接触传染病人，给病人做放射线治疗或检查等；所需仪器设备不足；经常接触濒死和死亡病人；担心工作中出现差错事故；担心护理操作会引起病人的疼痛等。

（二）护理应激反应

1. 生理、心理、行为反应　前面已经讨论过，在高应激源情况下，个体会出现包括生理、心理和行为反应在内的各种各样的反应，而这种反应是非特异性的。这意味着，护士在高应激源下也会发生前面已经讲过的各种反应，在此不再重复。

2. 职业倦怠　职业倦怠（burnout）是长期处于高应激的状态下才可能出现的一种现象，是应激反应的一种极端表现。它是指助人行业工作者，由于工作需要而长期持续付出情感，从而在情绪和行为等方面所表现出的机能失调现象。主要表现为情绪衰竭（emotional exhaustion）、非人性化（depersonalization）和低个人成就感（diminished personal accomplishment）。职业倦怠被称为助人行业的一种职业危险。

护士是典型的助人行业，职业倦怠的发生率很高。护士长期以来就被认为是一种高应激的职业。护士长期处于时间和精力的高要求下，常常导致职业倦怠。国外研究认为，护士职业倦怠高、中、低三度的人分别占到33%。我国护士在职业倦怠的三个维度情绪衰竭、非人性化、低个人成就感得分高者分别占到59.1%、34.5%、53.2%。可见中国护士的职业倦怠发生率更高。

职业倦怠对护士和组织都有许多负面效果。对护士来说，职业倦怠的生理症状表现为缺乏精力，疾病抵抗力薄弱，偏头痛等。认知症状表现为低自尊，对他人采取非人性化的态度等。情绪症状表现为罪恶感，冷漠等。行为症状表现为人际关系上变得退缩，工作上变得机械化。职业倦怠对医疗组织的影响也是严重的。职业倦怠使护士的工作满意度和护理质量下降，导致护患关系恶化，引发护理纠纷。此外，职业倦怠还会引发护士的迟到、早退、病事假增多、工作失误率增高。职业倦怠还加剧了护士流失。护士流失已经成为中外普遍存在的现象，并导致了护士的全球短缺。美国、加拿大等五个国家中40%的护士对她们现在的工作不满意。美国所有护士的20%打算在一年之内离开护理行业。护士短缺无疑大大增加了现有护士的工作负担，从而使职业倦怠的威胁增加。反过来，职业倦怠的威胁增加又会导致护士工作满意度的降低和离职意愿的升高，进一步加剧护士流失。这样就形成一种恶性循环。护理是整个医疗体系的一个重要组成部分，护理质量下降会使整个医疗体系的功能遭受破坏。

随着我国老龄化社会的到来，护士的重要性日益凸现。社会对护理质量的要求也不断提高。只有消除或减轻职业倦怠对护士的威胁，护理质量的提高才有可能。要消除这种威胁依赖于政府、社会、医疗机构以及护士本人的共同努力。例如，政府或医疗机构应该增加护士的编制，更加合理地调配现有护理人员，提高护士的工资待遇，改变当前护士超负荷工作但工资待遇较低的状态，增加护理工作的吸引力。另外，我国国内的一些大企业已经开始实施员工帮助计划（Employee Assistance Program）。这个计划的目的就是通过免费给企业员工提供咨询服务来缓解他们的应激，从而减少员工的旷工、离职倾向，节约经营成本。在英国，一个重要的减轻教师应激水平的方法就是为教师建立帮助热线，教师可以通过这个热线进行免费的咨询，这种服务由政府当局、教育当局和教师协会共同投资。与此相对应，政府、社会或医疗机构自身也应该考虑通过这样的途径来给护士提供免费的咨询服务，从而帮助她们加强应激管理，降低应激水平。例如，在医院领导支持下，护理部门可以建立护士自己的支持组织，如护士心理咨询室、护士专业培训中心、护士娱乐活动中心等。在这些组织里，护士可以参加专业知识培训，提高业务能力，参加适当的文体活动，加强身体素质锻炼。尤其在护士感到身心疲乏时，可以宣泄和调节情绪，放松身体，消除疲劳。实行这样的计划，最终获益的不仅仅是护士自身，而是包括医疗机构、患者在内的整个社会。社会各界应该重新认识护理职业，认可护士的价值，给护理人员以足够的尊重。在这方面，政府和新闻媒体起着重要的宣传和引导作用。当然这一过程必然是漫长的。作为护士本人，为了保护自己免受职业倦怠的威胁，则应该学会应付应激的一般性处理方法。例如，尽量抽时间进行运动锻炼，这样可以使人暂时摆脱工作上的一些应激源，身心放松，从而缓解应激反应并提高自己应对应激的能力。合理饮食，保持足够的营养摄入，这样可以增强机体抵抗应激的能力，减少应激对机体的损害。养成良好的休息和睡眠习惯，这样可以使护士及时消除疲劳，血液循环减慢，身心放松，从而可以更从容地应对各种应激源。处理好各种人际关系，建立有效的社会支持网络，这样可以有效地缓解应激的危害。此外，培养一些个人的兴趣与爱好如看书、听音乐、画画、看电影等，也是一种很有效的应激缓解方法。

（三）影响护士应激反应的主要因素

1. 应激源 应激源是影响护士应激反应的主要因素之一，它与护理的工作环境和工作经历有重要的关系。例如，一般而言，ICU病房、急诊科和心血管病房工作的护士，由于病人住院时间长，效果缓慢，病情复杂多变，因此工作负荷重，紧张程度高，从而面临着更多的工作应激源。另外，刚刚工作不久的护士，由于缺乏工作经验，在工作中常常遇到挫折，从而会面临更多的应激源。而对于工作经历较长的护士而言，工作负荷较重，责任过大，工作与家庭之间的冲突是她们所要面临的应激源。

2. 人格　前面已经讨论过人格对应激反应的影响，这一点同样适合于护士群体。一些研究表明，A型性格的护士往往会产生更多的应激反应。人格外向者的护士倾向于主动寻求新颖的、变化的活动，对单调的、重复性的护理工作缺乏耐心，容易产生应激反应。而人格内向者，倾向于回避多变化的活动，可以忍受单调的、重复性的护理工作，因此较少出现应激反应。另外，好胜心强的护士往往由于自我期望值过高，害怕暴露自己的弱点与缺陷，也较易受应激的影响。

3. 应对方式　大量研究结果表明，护士如能够采取一些较为积极的应对方式如主动与别人讨论问题，向他人寻求帮助，着眼于问题的解决，多想事情积极有利的一面，在工作中的应激水平就低；反之，如果总是采取一些消极的应对方式，如回避问题、否认问题的存在、自责、幻想、吸烟酗酒、怨天尤人或者只考虑事物消极的一面，在工作中的应激就高。当然偶尔或暂时采用回避问题、否认问题等应对方式，也会暂时降低应激水平。护士随着工作经验的丰富，会逐渐学会根据不同的应激源采用灵活的应对方式，从而可以有效地降低应激水平。

4. 社会支持　有效的社会支持可以缓解护士的工作应激。例如，护士与患者及其家属关系和谐，医护之间，护士同事之间的相互理解和帮助以及来自上级的支持和社会上的尊重可以在一定程度上缓解护士的高应激状态。反之，如果护士各方面的关系协调不好，面临众多的应激源而又缺乏相应的支持，应激水平就会增高。国外一些研究结果表明，外科护士社会支持资源较内科护士丰富，因而其工作应激反应相对较低。当然，来自护士亲人的理解和帮助也是一种重要的社会支持，可以有效地帮助她们降低应激水平。当护士面对应激时，可向家人、亲友敞开心扉倾诉并接纳他们对自己的帮助和支持。

（封丹珺）

第五章 心身疾病

第一节 概 述

一、心身疾病的概念

心身疾病（psychosomatic diseases）又称心身障碍（psychosomatic disorders）或心理生理疾患（psychophysiological diseases），是指以躯体症状为主，但心理社会因素在疾病的发生、发展过程中起重要作用的一类疾病。研究表明，不良的情绪、性格、生活事件等会通过神经、内分泌和免疫系统引起躯体器官的病变。心身疾病对人类健康构成严重威胁，成为当今死亡原因中的主要疾病，日益受到医学界的重视。

二、心身疾病的患病率及人群特征

关于心身疾病的患病率，由于各国对心身疾病界定的范围不同，导致心身疾病的流行病学调查结果差异甚大，国外调查人群中为 $10\% \sim 60\%$；国内门诊与住院调查结果约为 $1/3$。

心身疾病患者人群具有以下特点：①患者群的性别特征：总体上女性高于男性，两者比例为 $3:2$，但个别病种男性高于女性，如冠心病、溃疡病、支气管哮喘等。②患者群的年龄特征：65 岁以上及 15 岁以下的老少人群患病率最低；从青年期到中年期，其患病率呈上升趋势；更年期或老年前期为患病顶峰年龄。③患者群的社会环境特征：不同的社会环境，心身疾病患病率不同。以冠心病为例，患病率最高为美国，其次为芬兰、前南斯拉夫、希腊及日本，最低为尼日利亚。一些学者认为，这主要取决于种族差异、饮食习惯、全人口的年龄组成、体力劳动多寡等社会环境因素的影响。

三、心身疾病的范围

传统上，典型的心身疾病包括：消化性溃疡、溃疡性结肠炎、甲状腺机能亢进、局限性肠炎、类风湿性关节炎、原发性高血压及支气管哮喘。目前，把糖尿病、肥胖症、癌症也纳入心身疾病范围。现将比较公认的心身疾病分述如下：

1. 内科心身疾病

（1）心血管系统心身疾病：原发性高血压、冠心病、阵发性心动过速、心率过缓、期前收缩、雷诺病、神经性循环衰弱症（neurocirculatory asthenia）等。

（2）消化系统心身疾病：胃、十二指肠溃疡、神经性呕吐、神经性厌食症、溃疡性结肠炎、过敏性结肠炎、贲门痉挛、幽门痉挛、习惯性便秘、直肠刺激综合征。

（3）呼吸系统心身疾病：支气管哮喘、过度换气综合征、心因性呼吸困难、神经性咳嗽等。

（4）神经系统心身疾病：偏头痛、肌紧张性头痛、自主神经功能失调症、心因性知觉异常、心因性运动异常、慢性疲劳等。

（5）内分泌代谢系统心身疾病：甲状腺机能亢进、垂体机能低下、糖尿病、低血糖等。

2. 外科心身疾病　全身性肌肉痛、脊椎过敏症、书写痉挛、外伤性神经症、阳痿、过敏性膀胱炎、类风湿性关节炎等。

3. 妇科心身疾病　痛经、月经不调、经前期紧张综合征、功能性子宫出血、功能性不孕症、性欲减退、更年期综合征、心因性闭经等。

4. 儿科心身疾病　心因性发热、站立性调节障碍、继发性脐绞痛、异食癖等。

5. 眼科心身疾病　原发性青光眼、中心性视网膜炎、眼肌疲劳、眼肌痉挛等。

6. 口腔科心身疾病　复发性慢性口腔溃疡、颌下关节紊乱综合征、特发性舌痛症、口吃、唾液分泌异常、咀嚼肌痉挛等。

7. 耳鼻喉科心身疾病　美尼尔综合征（Meniere's syndrome，MS）、咽喉部异物感、耳鸣、晕车、口吃等。

8. 皮肤科心身疾病　神经性皮炎、皮肤瘙痒症、斑秃、多汗症、荨麻疹、银屑病、湿疹、白癜风等。

9. 其他　癌症、肥胖症等。

第二节　心身疾病的发病机制

心身疾病的发病机制比较复杂，它是生理、心理、社会等致病因素在不同程度和时间上相互作用的结果。心理动力学、心理生理学和行为学习三大理论对其有不同的解释。

（一）心理动力理论

心理动力理论重视潜意识心理冲突在心身疾病发生中的作用，认为个体特异的潜意识特征决定了心理冲突引起特定的心身疾病。心身疾病的发病有三个要素：①未解决的心理冲突。②身体器官的脆弱易感倾向。③自主神经系统的过度活动性。心理冲突多出现于童年时代，常常被潜抑到潜意识之中，在个体成长的生活过程中，受到许多生活变故或社会因素的刺激，这些冲突会重新出现。如果这些复现的心理冲突找不到恰当的途径疏泄，就会由过度活动的自主神经系统引起相应的功能障碍，造成所支配的脆弱器官的损伤。例如心理冲突在迷走神经功能亢进的基础上可造成哮喘、溃疡病等，在交感神经亢进基础上可造成原发性高血压、甲状腺机能亢进等。心理动力理论发病机制的缺陷是夸大了潜意识的作用。

（二）心理生理学理论

该理论受 Cannon 和 Selye 等生理学家的影响颇深。心理生理学研究表明心理神经中介途径、心理神经内分泌途径和心理神经免疫学途径是心理社会因素造成心身疾病的心理生理中介机制。

近十几年出现的心理神经免疫学将心理社会因素、神经内分泌系统和免疫系统用一个词联结在一起，从行为到分子的各个水平上研究脑、行为和免疫的相互作用及其内在机制，说明心理社会因素"如何"转变为躯体疾病。心理社会因素通过免疫系统与躯体健康和疾病的联系，可能涉及三条途径。①下丘脑-垂体-肾上腺轴。应激造成暂时性皮质醇水平升高，后者损伤细胞免疫作用，但持久应激与短期应激对免疫系统的影响效果不同，有时可使细胞免疫功能增强。②通过自主神经系统的递质。交感神经系统通过释放儿茶酚胺类物质，与淋巴细胞膜上的受体结合，影响淋巴细胞功能。③中枢神经与免疫系统有直接联系。免疫抑制可形成条件反射，改变免疫功能。

心理生物学研究也重视不同种类的心理社会因素，如紧张劳动和抑郁情绪，可能产生不同心身反应过程。心理生物学理论还重视心理社会因素在不同遗传素质个体上致病性的差异。

（三）行为学习理论

学习理论认为某些社会环境刺激引发个体习得性心理和生理反应，表现为情绪紧张、呼吸加快、血压升高等，由于个体素质上的问题，或特殊环境因素的强化，或通过泛化作用，使这些习得性心理和生理反应可被固定下来而演变成为症状和疾病。紧张性头痛、过度换气综合征、高血压等心身疾病的形成，都可由此作出解释。虽然学习理论对疾病发生机制的解释缺乏较为详尽的微观研究证据，但该理论对于指导心身疾病的治疗和康复具有重要意义。

（四）综合的心身疾病发病机制

目前心身疾病研究不再拘泥于某一学派，而是综合心理动力学、心理生理学和行为学习理论，互相补充。关于心身疾病的发病机制主要涉及以下过程：

（1）心理社会刺激物传入大脑：心理社会刺激物在大脑皮层被接受，并得到加工处理和储存，使现实刺激加工转换成抽象观念。该过程的关键问题是诸如认知评价、人格特征、观念、社会支持、应对资源等中介因素的作用。认知评价的作用特别受到关注，因为心理社会刺激物不经认知评价而引起应激反应的情况很罕见。

（2）大脑皮质联合区的信息加工：联合区将传入信息通过与边缘系统的联络，转化为带有情绪色彩的内脏活动，通过与运动前区的联络，构成随意行动传出。

（3）传出信息触发应激系统引起生理反应：包括促皮质素释放激素（CRH）的释放、蓝斑-去甲肾上腺素（LC-NE）/自主神经系统变化，进而影响垂体-肾上腺皮质轴及自主神经支配的组织，表现为神经-内分泌-免疫的整体变化。

（4）心身疾病的发生：薄弱环节由遗传和环境因素决定，机体适应应激需求的能量储存有限，过度使用就会导致耗竭，强烈、持久的心理社会刺激物的作用就会产生心身疾病。

第三节　常见的心身疾病

一、原发性高血压病

原发性高血压病（primary hypertension）是一种常见性疾病。世界各国患病率高达10%～20%。其发病原因还未明确，近25年的研究认为它是一种多因素疾病，除遗传因素外，心理社会因素有着相当重要的影响。心理因素包括各种不良的心理应激反应如经常性情绪紧张和各种负性的情绪状态（焦虑、恐惧、愤怒、抑郁等）以及某些性格特征。社会因素包括社会结构、政治地位、经济条件、职业分工和某些社会生活事件等。

1. 情绪因素　当愤怒情绪被压抑，会造成心理冲突。研究表明，经常处于压抑或敌意的人血液中的去甲肾上腺素水平比正常人高出30%以上，对应激的神经内分泌或血流动力学反应的水平比普通人的高，这可能会增加血管内壁损伤和动脉粥样硬化物质的累积。

2. 环境与文化因素　来源于相同遗传背景，但生活在不同的文化环境下，原发性高血压病的患病率也不相同。这种差别主要是由于文化不同，所受到人的压力就不同，而且不同的生活环境和工作性质会产生不同程度的心理紧张。研究证明，经常性的情绪紧张和各种应激，使大脑皮层及血管运动中枢兴奋性增高，儿茶酚胺释放过多，导致血压增高。

3. 人格特征 一般认为原发性高血压患者的人格特征表现为求全责备、刻板主观、容易激动、具冲动性、过分谨慎、不善表达情绪、压抑情绪但又难以控制情绪。这种人格特征可能与遗传因素有关。

二、冠状动脉硬化性心脏病

冠状动脉硬化性心脏病（以下简称冠心病）是当今严重危害人类健康的内科心身疾病之一。大量研究表明，冠心病的发生、发展与许多生物、心理和社会因素有关，包括：遗传、高血压、高血脂、吸烟、肥胖、缺少活动、A 型行为类型、社会关系不协调和焦虑抑郁等多种所谓的冠心病危险因子（risk factors）。

1. 行为类型 A 型行为（type A behavior pattern）是指具有好胜心强、雄心勃勃、努力工作而又急躁易怒，具有时间紧迫感（time-urgency）和竞争敌对倾向（hostilily）等特征。西方协作组研究计划（WCGSP）在 20 世纪 60 年代对 3000 多名中年健康男性雇员进行了近十年的追踪观察。结果发现 A 型行为者在整个观察期间冠心病总发生率以及各种临床症状包括心肌梗死、心绞痛等的出现率二倍于 B 型行为者。此研究说明，A 型行为类型是冠心病的一种危险因素，故有人将 A 型行为类型称为"冠心病个性"。世界心肺和血液研究协会（NHLBI）也于 1978 年确认 A 型行为属于一种独立的冠心病危险因素。

2. 心理社会因素 社会生活中的应激因素如亲人死亡、环境变化等常被认为是冠心病的重要影响因素之一。国外许多回顾性调查显示，心肌梗死病人出现症状前的 6 个月内，其生活事件明显增多。国内邹之光调查发现，心肌梗死前的 6 个月内病人生活事件明显高于对照组。

3. 社会环境与生活方式 冠心病发病率与社会环境中不同社会结构、不同社会分工、不同经济条件、不同社会稳定程度有一定相关性。有研究证实，社会发达程度高、脑力劳动强度大、社会稳定性差等均为促使冠心病高发的因素。另外，吸烟、饮酒过量、高脂与高胆固醇饮食、缺乏运动、过食、肥胖也是冠心病易感因素。

三、支气管哮喘

支气管哮喘是儿童较常见的一种心身疾病。在儿童中，男与女发病率之比约 2∶1。

1. 情绪因素 支气管哮喘的病因较复杂，其发病因素与免疫、感染、内分泌、自主神经、生物化学和心理因素有关。目前认为，单独的心理因素虽不能引发此病，但情绪是重要的促发因素。约 5%～20% 的哮喘发作由情绪因素引起。在引起儿童哮喘发作的不良心理因素中，常见的有母子关系冲突、亲人死亡、弟妹出生、家庭不和、意外事件、心爱的玩具被破坏、进入托儿所导致突然的环境改变引起不愉快的情绪等。Purcell 等人设计了一个复杂的实验，用以评价母亲和家庭的作用。他们选择了 13 个以情绪为诱发因素的家庭为实验组，还另选了一些哮喘发作与情绪因素无关的家庭作为对照组。除了患哮喘的孩子以外，所有家庭成员都离家两周，请了一个女管家来照料哮喘的孩子。在分开的这一段期间，对照组的孩子病情并没有什么明显改善。而实验组的孩子则有了明显的好转。但当两周实验过去之后，父母亲又回到家里时，实验组孩子的病情又退回到以前的样子。这个研究表明，某些哮喘儿童的家庭生活，在疾病中起了一定的作用。

2. 性格特点 哮喘患儿的性格特点多为过分依赖、幼稚敏感和希望受人照顾。

四、消化性溃疡

1. 生活事件因素 石川中认为，在心理社会因素与消化性溃疡关系中，十二指肠比胃表现的更为密切。主要的生活事件因素有：①严重的精神创伤，特别在毫无思想准备的情况下，遇到重大生活事件和社会的重大改变。如失业、丧偶、失子、离异、自然灾害和战争等。②持久的不良情绪反应，如长期的家庭不和、人际关系紧张、事业上不如意等。③长期的紧张刺激，如不良的工作环境、缺乏休息等。

2. 个性与行为因素 个性特点与行为方式与本病的发生有一定关系。病人往往有如下特点：①争强好胜，不能松弛。多数患者工作良好，有的还取得一定成就，但精神生活过于紧张，即使休息也仍不能松弛，生活之弦总是绷得紧紧的。②独立和依赖之间的冲突。Alexander认为患者具有典型的矛盾状态，病人因求助和依赖的愿望受到意外的挫折，不得不反向表现为爱挑衅、自信、坚持独立和负责的态度。③情绪易波动但又惯于克制。患者情绪不稳定，遇到刺激时常产生强烈的情绪反应。但他们的自制力较强，喜怒不形于色，所谓"怒而不发"。结果是情绪虽然被压抑了，但却导致了强烈的自主神经系统的反应，引起疾病的发生。④过分关注自己，不好交往。表面上看他们的人际关系尚好，但这是自我控制的结果，从本身性格而言，并非外倾、热情、喜好社交者，只是由于加强了自我控制，故能维持良好的人际关系。

3. 生理始基 同样的应激刺激显然仅有少数人患溃疡病。研究表明，心理社会因素往往只使原有高胃蛋白酶原血症者产生溃疡病。这说明溃疡病的发生与患者病前的生理基础即高胃蛋白酶原血症有关，是由遗传决定的。

五、糖尿病

1. 心理、社会、环境因素 糖尿病的病因大体上可分为遗传和环境两大方面。在Ⅱ型糖尿病的病因中，遗传因素占主导地位；而Ⅰ型糖尿病的发生，在遗传背景的基础上，环境因素起着重要的促发作用。环境因素包括生物学和心理社会两个方面。生物学因素有病毒感染和肥胖等；心理社会因素包括生活与工作中的重大变故、挫折和心理冲突等。Stein等对38名青少年糖尿病患者与38名患其他慢性疾病的病人进行对照研究，结果发现糖尿病组双亲去世和严重的家庭破裂的生活事件远较对照组多，且77%发生在糖尿病发病前。Holmes通过回顾性和部分前瞻性调查发现，离婚与糖尿病的发生有关。也有人发现失业与糖尿病的发生有关。生活事件与糖尿病的代谢控制也密切相关，一些糖尿病患者在饮食和治疗药物不变的情况下，由于生活事件的突然袭击，病情在一夜之间迅速加剧，甚至出现严重的并发症。Schiwartz等（1986）观察了他们治疗的糖尿病患者，发现其中有19名代谢控制不良者在近期有明显的生活事件。

糖尿病的发生与情绪也有密切关系。宁布等（1996）对70例Ⅱ型糖尿病患者的调查发现抑郁症状发生率达61%，显著高于一般人群。不良的情绪对糖尿病的代谢控制和病情转归会产生消极的影响。

2. 人格 研究表明，糖尿病患者的性格倾向于内向、被动、感情不易冲动，但也有人认为与A型性格有关。不少患者遇到烦恼时压抑自己，不愿求助或找人倾诉，这种消极的应付方式很容易产生焦虑、抑郁的情绪，而不良情绪通过"免疫-内分泌"环节又成为患病的诱因。Dunbar通过回顾性调查发现，大多数糖尿病人性格不成熟、被动依赖、做事优柔寡断、缺乏自信等。许秀锋等对我国 82 例 II 型糖尿病患者进行了明尼苏达多项人格调查，结果显示，无论是男性还是女性糖尿病患者，他们都具有躯体不适主诉多，常以否认和压抑来处理外来压力等倾向。但这些人格调查都是在患糖尿病之后进行的，这类结果很难反映糖尿病患者病前所固有的人格特征。

六、癌症

癌症是一多因性疾病。尽管癌症的病因学十分复杂，尚未完全明了，但近年来已经有许多研究表明心理、社会因素在癌症的发生和转归中起着一定作用。

1. 个性特征　有研究结果提示，过分谨慎、细心、忍让、追求完美、情绪不稳而又不善于宣泄负性情绪等个性特征，易使个体在相同的生活环境中遭遇生活事件，在相似不幸的事件中也容易产生更多的失望、悲伤、忧郁等情绪体验。这些个性特征被称为"C"型行为，已经被证实与癌症的发生有联系。

2. 生活事件　研究表明，负性生活事件与癌症的发生有联系。国内外不少研究发现，癌症患者发病前的生活事件发生率较高。其中由于家庭不幸等事件，如丧偶、近亲死亡、离婚等为显著。Lrshan 指出，肿瘤症状出现前最明显的心理因素是对亲密人员的感情丧失。

3. 心理、社会因素　生活事件与癌症的关系，还取决于个体对生活事件的应对方式。那些习惯于采用克己、压抑而不善于宣泄生活事件造成的负性情绪体验者，其癌症的发生率较高。另有研究结果提示，缺乏社会支持的癌症患者复发率较高。研究证实，具有以下心理行为特点的癌症患者平均生存期明显延长。①始终保有希望和信心。②及时表达或发泄负性情绪。③积极开展有意义和有快乐感的活动。④能与周围人保持密切联系。

（田喜凤）

第六章　异常心理与不良行为

第一节　异常心理概述

一、异常心理的概念

异常心理是指人的感知、思维、记忆、智能、注意、情绪、意志、行为等心理过程和人格发生异常改变，又称变态心理。

二、异常心理的判断标准

由于正常与异常心理活动之间的差别是相对的，加上客观与主观等许多因素对异常心理活动的表现有很大影响，因此在判别异常心理时很难规定一个绝对的标准。目前通常按以下几种标准进行判断。

（一）经验标准

经验标准包括两个方面，一是从个体主观体验的角度来判断，如果本人感到有焦虑、抑郁、恐惧等消极情绪，或感到难以控制自己的行为，因而需要寻求他人的支持和帮助，可以判断此人可能存在心理异常。二是从观察者的角度来判断，观察者根据自己的经验对被观察者的心理与行为状态进行判断。

经验标准具有很大的主观性和局限性，这种标准目前被精神科医生广泛使用。

（二）统计学标准

对人群的各种心理特征进行测量的结果通常呈正态分布，位居中间的大多数人属于心理正常范围，而远离中间的两端则被视为异常。因此，一个人心理正常或异常，就以其偏离平均值的水平来决定，偏离平均值的程度越大，异常的可能性就越大。

用这种标准判断心理是否异常，完全依据统计学标准提供的心理特征的数据资料，具有客观性及操作方便的优点。但是，由于心理测量的内容受多种因素影响，另外，有些心理特征偏离常态并不一定是心理异常，因此，统计学标准不能普遍适用。

（三）医学标准

医学标准又称症状或病因学标准。这是从医学角度出发，用判断躯体疾病的方法来判断心理是否处于异常状态。具体而言就是把是否有症状和病因存在作为判断标准。如某种心理现象或行为可以找到病理解剖或病理生理的变化，则可以判断为心理异常。

近代科学技术的进步，在很大程度上提高了病因和症状的判断水平。但是，由于心理异常是多种因素导致的结果，除了脑器质性精神病、躯体疾病伴发精神障碍、感染中毒所致精神障碍等能找到明确的病因外，对那些由心理社会因素起主导作用的心理异常而言，这个标准很难适用。因此，其应用范围比较局限和狭窄。

（四）社会适应标准

正常情况下，人的行为应符合社会准则，根据社会的要求和规范行事，并与周围环境相协调。如果个体的心理与行为表现与社会不相适应，就被认为是心理异常。用社会适应作标准判断心理是否异常，要注意考虑不同国家、地区、民族、时间、风俗与文化等方面的影响，不能一概而论。因为同一种心理与行为，所处环境不同，对其评价的结论也会不同。

（五）时间标准

正常人在特定情况下也可能出现一过性的异常心理和行为表现，但症状的持续时间不会太长。因此，在判断心理异常时，不仅要判断症状存在与否，而且要考虑症状的持续时间长短。至于症状持续多长时间可以判定为异常，对于不同症状有不同的标准。即使是同一症状，不同国家和地区的学者也有不同的意见。一般而言，对于严重的症状，即使持续时间较短也可以判定为心理异常。但如果症状轻微，就需要观察较长时间以确定心理异常是否成立。

三、异常心理的发生原因

异常心理的发生原因是极其复杂的，一般来说，包括生物的、心理的和社会的三个方面原因。

1. 生物因素 包括遗传、生化和躯体疾病等多种因素。个体的生理素质和心理素质都为遗传因素所决定，而某些异常心理也与遗传有关。

体内的生化改变可以影响到心理和行为的改变，如体内单胺类神经递质的代谢异常（5-羟色胺、去甲肾上腺素等）与情感性障碍有关。反之，应用某些物质（如三环类抗抑郁药）可调整体内生化代谢的改变，从而控制心理和行为的异常。

躯体疾病（感染、中毒、各种代谢障碍等）可以导致脑部功能紊乱，产生心理障碍。

2. 心理因素 心理因素包括急性的心理创伤（如自然灾害、严重的意外事故、亲人的突然死亡等）和持久的心理创伤（如工作中与同事有矛盾、家庭中婆媳长期不和）两大类。心理因素之所以能起作用，既要看心理因素的性质、强度及持久性，同时也要看患者本身的个性心理特征及应对心理应激的能力、方法。因此，在同样的情境下，不同的个体所引起的反应可以有相当大的差异，从而可以解释为何不是所有的人而只是一小部分人发病。

3. 社会因素 包括政治、经济、宗教、文化、伦理道德、风俗习惯、家庭和人际关系等方面。不同的文化背景与生活方式，常可形成特殊的心理问题。另外，社会发展越快，人们的价值观念变化也越大，因此，当社会上发生一些重大变革时，常会使人发生迷惘和困惑，产生心理障碍。

四、异常心理的分类

对异常心理进行分类，有很多不同的方法，这里主要介绍两种分类方法。

（一）现象学分类

1. 认知障碍

（1）感觉障碍：如感觉过敏、感觉减退、内感性不适。

（2）知觉障碍：如错觉、幻觉、感知综合障碍。

（3）思维障碍：如属于思维形式障碍的思维奔逸、思维迟缓、思维贫乏、强迫观念等；属于思维内容障碍的妄想。

（4）注意障碍：如注意增强、减退、涣散、狭窄、转移。

（5）记忆障碍：如记忆增强、减退、遗忘症、错构症、虚构症。

（6）智能障碍：如智能低下、痴呆。

（7）自知力障碍：如自知力缺乏。

（8）定向力障碍：如周围定向障碍、自我定向障碍。

2. 情感障碍　如情感高涨、情感低落、焦虑、恐惧、情感不稳、情感淡漠、易激惹、情感倒错、情感幼稚。

3. 意志行为障碍

（1）意志障碍：如意志增强、意志减退、意志缺乏、犹豫不决。

（2）行为障碍：如协调性精神运动性兴奋、不协调性精神运动性兴奋、木僵状态、违拗症、缄默症、刻板动作、模仿动作、作态。

4. 意识障碍

（1）周围环境的意识障碍：如以意识清晰度降低为主的意识障碍——嗜睡状态、混浊状态、昏睡状态、昏迷状态；以意识范围改变为主的意识障碍——朦胧状态、神游症；以意识内容改变为主的意识障碍——谵妄状态、梦样状态。

（2）自我意识障碍：如人格解体、交替人格、双重人格、人格转换等。

（二）精神病学分类

目前在临床使用的主要有三种分类。一种是世界卫生组织编写的《国际疾病分类》（ICD）中的精神与行为分类，现已修订到第十版，即 ICD-10。这是在国际上有很大影响、比较全面的分类系统。另一种是美国精神医学会编写的《精神疾病诊断和统计手册》（DSM），现已颁布了第四版，即 DSM-Ⅳ。这个分类系统在国际上也颇有影响。再有一种是我国参考了 ICD-10 和 DSM-Ⅳ，经中华精神科学会委员会通过的《中国精神疾病分类方案与诊断标准》，其第三版为 CCMD-3。这三种分类系统都是结合病因和症状使用描述性原则进行分类的，且在分类中尽量不受各派学说的影响。

第二节　焦虑性障碍

一、概念

焦虑（anxiety）是指人们对环境中一些即将来临的、可能会造成危险和灾祸的威胁或者要作出重大努力的情况进行适应时，预感到不祥和担心而形成的一种紧张不安及带有恐惧和不愉快的情绪。焦虑是一种很普遍的现象，几乎人人都有过焦虑的体验。人们在考试前、即将登台表演或会见重要人物时，都常有焦虑的体验。

焦虑除了是一种痛苦的情绪体验外，尚有适应的功能。第一是信号功能，它能向个体发出信号，提醒已经存在的内部或外部危险，以便能逃避或采取消除危险的有效措施。第二是动员机体和调整行为功能，焦虑使自主神经支配的器官处于兴奋状态，血液循环加快，代谢升高，警觉增强，为机体应对危险做相应的准备。第三是学习和积累经验功能，即在预见危险和帮助机体调整行为进行应对的同时，学习和积累了应对不良情绪的方法和策略。可见，适度的焦虑对人是有利的。只有焦虑过度，无明确诱因或只有微弱诱因的焦虑，才能视为病理性的。

焦虑表现有三组症状：①紧张不安和忧虑的心境。②伴发的心理症状。如注意困难、记忆不良、对声音敏感和易激惹。③伴发的躯体症状。如交感神经系统活动亢进导致血压升高、心跳加速、胸闷、过度呼吸、骨骼肌紧张、头痛、口干、两手湿冷。

二、分类

目前对焦虑尚无一致的分类。按焦虑的来源，弗洛伊德（Freud）把焦虑分为三类：

1. 现实性焦虑　亦称客观性焦虑。由对外界危险的知觉或客观上对自尊心的威胁引起。如对毒蛇的惧怕，面对升学或就业所产生的焦虑等。

2. 本我焦虑　亦称神经症性焦虑、神经过敏性焦虑。即由心理社会因素诱发的挫折感、失败感和自尊心的严重损伤引起的焦虑反应。这时个体所体验到的焦虑其原因不是来自于外界的危险事物，而是由于意识到因自己的本能冲动有可能导致某种危险所产生的。可见，这种焦虑的来源是潜意识的本能（id）。神经症性焦虑有三种表现形式。

（1）"游离型"焦虑：起源于内心矛盾冲突，总害怕本我控制自我而陷入无能为力的境地，担心即将发生可怕的事情。

（2）恐怖症：焦虑的这种表现形式是一种强烈的非理性恐惧，临床上称为恐怖症。

（3）惊恐反应：可能由于内心冲突所致，这种反应常突然出现，使个体主观上极其惊恐与不安，出现明显的自主神经功能障碍，如胸闷、心动过速、呼吸困难或过度换气、头晕、出汗及全身发抖等，多伴有失控感、濒死感和将要发疯感。

3. 道德性焦虑　由于违背社会道德标准，致使社会要求与自我表现发生冲突，由此引起内疚感所产生的情绪反应。

三、焦虑的原因及其心理学理论

焦虑的产生与生物、心理和社会因素的相互作用有关。对此各学派的观点不同。

精神分析学派认为焦虑是由过度的内心冲突对自我威胁的结果。冲突的来源主要有三个方面：外界（现实焦虑）、本我（本我焦虑）及超我（道德焦虑）。个体本身的自我不健全或发育不良为素质性原因。该学派特别强调童年期的心理体验被压抑在潜意识中，一旦受特殊事件或压力的激发，便成为意识层面的焦虑。

学习理论认为，因为观念与感觉之间可以形成条件反射性联系，所以，若某种刺激或情境引起焦虑和恐惧体验，当以后出现类似的刺激或情境时，则将再次引起焦虑和恐惧反应，并伴有相应的生理与生化改变。

认知学派认为，焦虑是由知觉、态度与信念的冲突引起的。个体对事件或刺激的认知评价是发生焦虑的中介，与躯体或心理社会危险有关的认知评价可以激活焦虑。当对危险做出过分估计，使焦虑反应与客观现实不相称时，就会形成病理性焦虑反应。而焦虑又会导致对心身症状的错误理解、过度警觉、应对失败等，加强对危险的认知评价和焦虑水平，从而形成恶性循环。

人本主义学派认为，焦虑是由达到自我实现时发生的思想冲突引起的。

四、焦虑性障碍的心理干预

焦虑性障碍的心理干预，涉及预防和治疗的各个环节。首先应在全社会大力开展心理健康工作，使每个人从小就培养健全的人格，具有健康的心理。其次，在综合性医院和精神卫生专科医院都应当设立心理咨询门诊，并积极开展健康教育和健康促进工作，大力宣传和普及心理健康知识，在心理障碍的萌芽时期，就进行有效的心理干预，防止其发展。

焦虑性心理障碍的心理治疗应当遵循依病情的轻重按阶段实施治疗的原则。对严重的焦虑、恐惧，应适当地使用抗焦虑剂等药物治疗，待症状减轻后再进行心理治疗。常用的方法有放松法、冥想法、生物反馈训练和认知行为治疗。对那些与现实无直接关系，源于内心的幻想或知觉的焦虑，精神分析治疗效果较好。

第三节　抑郁性障碍

一、概念

抑郁性障碍是指一种持久的心境低落状态，多伴有焦虑、躯体不适感和睡眠障碍。其特征性症状为：①悲观心境，自身感觉很坏。②睡眠障碍，失眠或早醒。③食欲下降。④动力不足，缺乏活力。⑤兴趣和愉快感丧失。⑥自责自罪，消极想死。⑦体重下降。⑧性欲降低。抑郁性障碍通常具有较强的隐蔽性，如有的患者虽然面露笑容，其实却有严重的抑郁。因此，这是最常见，但也是不易察觉的心理障碍。

二、抑郁性障碍的原因

抑郁性障碍的病因涉及生物、心理和社会等多方面因素。

1. 生物学因素　主要是指遗传、生化和内分泌。在严重抑郁病人的家族中，其父母、兄妹、子女患有情感性障碍的危险高达 10%～15%，而在一般人口中仅为 1%～2%。这充分说明了遗传的影响作用。生化研究的单胺递质假说认为，5-羟色胺（5-HT）和去甲肾上腺素功能活动降低与抑郁性障碍有密切关系。此外，许多研究发现抑郁障碍患者有下丘脑-垂体-肾上腺轴、下丘脑-垂体-甲状腺轴、下丘脑-垂体-生长素轴的功能异常。如甲状腺功能减退，肾上腺皮质功能改变、腺垂体功能减退，及女性经前期和更年期均可伴发抑郁。

2. 心理学病因理论

（1）学习理论：该理论认为抑郁是由习得性无助引起的。反复给动物以电休克并使其不能逃脱，动物在后来的电休克中会终于全部放弃做出逃跑的尝试。在抑郁障碍的患者中，人们可以发现类似的无助状态。

（2）认知理论：根据认知理论，认知是情绪和行为反应的中介，因此，人们对事物的解释，决定了他们感受的性质。普遍的认知性曲解会产生包括对生活经历的消极歪曲，否定性的自我评价，悲观和无助。这些习得性的消极观点导致抑郁患者的抑郁情绪。

（3）精神分析理论认为抑郁是愤怒转向自我的结果。

3. 应激理论　该理论认为一些生活事件与诱因导致了抑郁的产生。由于抑郁性障碍常在应激性生活事件后出现，因此，有人认为生活事件通过应激的机制增加了发生抑郁的危险，并且与人格特征，认知评价和应对方式相联系。

三、抑郁性障碍的心理干预

对抑郁性障碍的心理干预应依抑郁反应的程度而定。一般来说，抑郁情况严重，尤其是有自杀意念或企图时，应当积极采取预防自杀措施，立即住院治疗。对中等程度的抑郁，可进行心理治疗。一般是首先采用支持性心理治疗，并提供基本的安全感，最大限度地弥补经受过创伤的自尊心和自信心，耐心地培养信心和激发生活的动机，并且要尽量地帮助自我能力的恢复，以便有充沛的精力去面对困难。当心理干预使抑郁反应减轻和心情稳定后，心理干预的范围和内容应及时深入并推进到较高的层次。认知疗法为抑郁性障碍心理干预的有效方法。尤其对消除自杀意念特别有效。其假设是抑郁障碍的人有认知障碍。这些障碍包括对环境消极方面的选择性注意及对其后果不切实际的病态推论。认知疗法的治疗目标是通过帮助患者识别和矫正其消极的认知以缓解抑郁情绪。帮助患者养成善于选择、灵活和积极的思维方式并反复演练新的认知和行为反应。

第四节　人格障碍

一、概念

人格障碍（personality disorder）是指从童年或少年期开始，并持续终生的显著偏离常态的人格。这种人格发展的畸形与偏离状态，表现出固定持久的适应不良行为，亦称变态人格、人格异常、病态人格等。对那些原来人格发展正常，到成年以后由社会心理因素造成的人格异常称为人格改变；而因脑部器质性疾病损害造成的人格异常称为器质性人格综合征或类病态人格。这些都不属于人格障碍。

人格障碍一般具有以下特征：

1. 心理特点紊乱、不定，在人际关系方面难以与他人相处，表现出偏执、怀疑等。

2. 把社会和外界对自己的不利及所遇到的困难等，都归结于别人的错误或自己的命运所致，这种外在归因的思维方式使其不承认自己的缺点，当然也不会有行为上的改正。

3. 对包括亲人在内的任何人都没有责任感，对自己不道德和伤害别人的行为既无罪恶感也不后悔，表现出对自己一切行为的辩解与袒护。

4. 对周围任何环境和接触的人都表现出仇视、猜疑和偏颇的看法。

总之，人格障碍者的内心体验与正常人生活常情相背离，其外在行为明显地违反社会准则，故经常影响社会和他人，不仅给别人造成损失，而且也给自己带来痛苦。这种偏离常态的内心体验和行为模式，用医学、教育或惩罚措施都很难从根本上改变。

二、分类

人格障碍的表现比较复杂。世界卫生组织于1986年在日内瓦制定的精神与行为障碍分类（ICD-10）中提出了如下分类：

1. 偏执型人格障碍　对自己估计过高，惯于把失败归咎于他人，对批评或挫折过分敏感，对本应理解的侮辱和伤害不能宽容。

2. 分裂型人格障碍　情绪冷淡无亲切感。既不能表达对他人的体贴，温暖和愤怒，又对批评和赞扬无动于衷。喜欢幻想与孤僻自处，行为荒诞与怪僻。

3. 反社会型人格障碍　亦称悖德型人格障碍，其行为与整个社会规范相背离，忽视社会道德规范、行为准则和义务，对自己的行为不负责任，对他人的感受漠不关心，没有同情心。

4. 冲动性人格障碍　亦称爆发性人格障碍。其特点是对事物常做出爆发性反应，稍不如意就火冒三丈，容易爆发愤怒冲动，其行为有不可预测和不计后果的倾向。

5. 癔症型人格障碍　其特点是感情用事，有戏剧性、过分夸张地自我表现及追求刺激和自我中心的特征。暗示性强，情感表浅且容易变化。

6. 强迫型人格障碍　以刻板固执、墨守成规、缺乏应变能力为特点。同时有由于个人内心深处存在的不安全感而导致的怀疑和过分谨慎。此外，有因为要求十全十美，但又缺乏信心所导致的反复核对，过分多虑，注意细节的行为表现。

7. 焦虑（回避）型人格障碍　其特点是自幼胆小，易惊恐，懦弱胆怯。有持续和广泛性的紧张及忧虑感觉。因有自卑感而希望受到别人的欢迎和接受，同时对批评或排斥表现出过度的敏感。对日常生活中的潜在危险惯于夸大，且可达到回避活动的程度。人际交往有限，缺乏与别人联系和建立关系的勇气。

8. 依赖性人格障碍　其特点是缺乏独立性，感到自己无助、无能和没有精力。把自己的需求依赖于他人，对别人的意志过分服从，要求和允许别人安排自己的生活，在逆境和不顺利时有将责任推脱给他人的依附倾向。

三、人格障碍形成的心理社会因素

关于人格障碍形成的原因至今尚不完全清楚，目前一般认为它是在大脑先天性缺陷的基础上，受心理社会因素及其他环境有害因素影响而形成的。

研究表明，心理、社会与文化、环境的潜移默化影响，可能是人格障碍形成的关键性因素。许多心理学家研究认为，父母离异或被父母抛弃是儿童产生人格障碍的首要原因。因为这类儿童得不到父爱与母爱，情感上的冷漠不仅使其在人际之间保持较远的距离，而且令人难以捉摸和不好接近，因而也就不可能与别人保持热情、温暖和亲密的关系。他们虽然从形式上学习和接触了社会生活，但是却不具备理解和分担他人情绪的能力，也不能从思想情感上把自己融入他人的心境，做不到将心比心。对孩子的要求也缺乏一致性。因此，造成孩子无所适从和没有明确的自我认同感觉。

在儿童时期的家庭教育方面，父母的养育方式无疑是形成人格障碍的重要原因。如果父母对孩子冷淡无情，甚至凶狠残暴，或者溺爱放纵、过分苛求，都可能产生不良影响，出现逃学、懒散、撒谎、违抗等现象，以至逐渐发展为人格障碍。

四、人格障碍的心理干预

事实表明，人格障碍形成后，其矫正工作的难度很大。因此，预防比治疗更具有实际意义。研究表明，人格障碍一般在15岁以前就开始形成。因此，儿童的早期教育对人格障碍的发生、发展和预防工作相当重要。家庭、幼儿园、学校和社会的良好教育能对儿童的不良行为给予及时纠正，有利于孩子良好性格的发展。此外，社会上应当大力开展心理健康教育工作，减少或消除家庭暴力和家庭纠纷，最大限度地避免夫妻离异和家庭破裂，实现家庭和睦，让孩子在充分地享受母爱和父爱的同时，培养和发展健全的人格。

人格障碍的心理治疗是必不可少的。其重点是在稳定心理状况的前提下，慢慢地促进性格上的改变。首先，要建立良好的关系，取得患者信任。然后逐渐地帮助其认识人格缺陷，说明人格是可以改变的，鼓励他们树立坚定的信心，启发其自我认同和同情心，改善人际关系。经过较长时间的稳定之后，再让患者慢慢检讨自己的性格缺陷，寻找成熟的途径。当然，对人格障碍者进行心理干预时，并非完全顺利，因为患者在感情方面喜怒不定和富于冲动性，一会儿喜欢，又一会儿埋怨，甚至有时捉弄和欺骗治疗者。对此，治疗者要注意保持稳定和中立的态度与关系。千万不要当面探讨和分析其潜意识境界，而应当保持适当的情感距离，不可过分亲近。否则患者会因为不习惯被人亲近而发生恐惧反应，出现猜疑或逃跑现象。此外，对反社会型人格障碍者的心理干预，一般不采用开放性的心理治疗和心理咨询方法，而要在特定的场所进行管理和训练。治疗者要充分显示自己的权威和力度，使其信服和听从指导意见。

目前，治疗性社区或称治疗性团体，能创造一种较好的生活和学习环境，人格障碍者参加其中的活动，在与其他成员的相互交往中，寻求新的行为方式，塑造正常的人格，有利于控制和改善偏离行为。这种集体心理干预方式是比较有效的。

第五节 不良行为

一、酒瘾

（一）概念

酒瘾亦称为酒精饮料依赖（alcohol dependence），包括对酒精的心理依赖、生理依赖与耐受性三个方面。心理依赖（psychological dependence）是由于长期饮酒而对酒精产生了心理上的嗜好，经常渴望饮酒。生理依赖即躯体依赖（physical dependence），是指长期大量地饮酒之后，中枢神经系统发生了某种生理、生化的改变，一旦体内的酒精浓度降低到一定水平之下，就会发生不舒适的躯体反应，出现戒断症状。为避免发生戒断症状，依赖者不得不经常饮酒。耐受性（tolerance）是指反复饮酒之后，酒量越来越大。

酒瘾的成因尚不十分清楚。普遍认为其影响因素有生物遗传因素、病理心理因素、社会文化因素以及对嗜酒行为的政策影响等。

酒瘾的危害主要表现在对自身健康、家庭和社会的影响等方面。急性酒精中毒可抑制延髓呼吸中枢，直接导致死亡。此外，对神经系统、消化系统、生殖系统都有损害，因此造成家庭不和或破裂及对社会的不良影响。

（二）酒瘾的心理干预

对酒瘾的心理干预主要是戒酒，一般采用行为治疗、家庭治疗。行为治疗的核心是奖励和惩罚。包括以下要素：①致力于饮酒行为的改变，忽略人格或其他的因素。②定期评估进步或退步情况。③根据个人情况制定不同的治疗计划和目标。④致力于疗效的巩固和复发的预防。行为治疗分个别治疗与集体治疗两种。一般说来，集体治疗实施较为容易，且收效较好。家庭治疗在酒瘾的治疗中也起着重要作用。许多酒瘾者的家庭存在诸多问题，尤其表现在家庭人际关系上，如互相指责、互相埋怨或遇事采取互相推诿的方式等。家庭治疗的中心就是找出存在的问题，并设法使之发生改变。此外，在欧美的许多国家，有一些专门为酒瘾者设定的康复机构，向希望戒酒的人提供帮助。也有一些由酒瘾者组成的自助组织，其中最有影响的为"匿名戒酒会"。这一组织的核心是互助与自助相结合，依靠集体的力量来解决共同问题。

二、烟瘾

（一）概念

吸烟成瘾又称烟草成瘾、烟草依赖。DSM-Ⅲ对烟草依赖的诊断标准规定：A 持续地吸用烟草至少一个月；B 至少下述中的一项：①郑重地企图停用或显著减少烟草使用量，但未能成功；②停止吸烟而导致停吸反应；③置严重的躯体疾病于不顾，虽自知吸用烟草会使其加剧，但仍然继续吸烟。

（二）危害

研究表明，吸烟时的烟雾中含有 2000 多种物质，其中尼古丁占全部生物碱的 90％以上，它主要作用于人的胆碱能系统，先使胆碱能受体引起兴奋，然后再转入长时间抑制。同时，尼古丁还促进肾上腺髓质和其他部分释放儿茶酚胺，引起心率加快，血压升高和心输出量增加，及末梢血管收缩及血液中游离脂肪酸增多，尼古丁对各器官的这种先兴奋后抑制作用，除能使神经系统出现震颤和痉挛外，还可引起慢性支气管炎、肺癌、肺气肿、心血管系统疾病、消化系统溃疡等。孕妇吸烟会影响胎儿发育。

（三）烟瘾的心理干预

对烟瘾的心理干预措施有：心理健康教育、行为技巧训练和认知行为干预。心理健康教育的内容包括对吸烟与健康关系的认识，了解戒烟策略和保持操守过程中可能遇到的障碍等。行为技巧训练包括学会在吸烟场所的自我监控，学习如何拒绝吸烟并随时提醒自己放松等方法和技巧。认知干预包括改变对于吸烟与戒烟的认识，改变对于与吸烟有关的生理状态和情绪体验的认识。

三、药物依赖

（一）概念

药物依赖（drug dependence）亦称药物成瘾。世界卫生组织将药物依赖定义为是一种强烈地渴求并反复地应用药物，以获取快感或避免不快感为特点的一种精神和躯体的病理状态。

药物成瘾已经成为现代严重的社会问题，药物依赖者并非出自医疗或营养的需要，而是为了满足嗜好，为了避免停药带来的躯体不适反应，不得不持续性或周期性地长期用药而欲罢不能。

药物依赖与酒精依赖一样，也包括三方面症状：第一，对药物的心理依赖，服药使个体产生了特定的心理体验，通常是一种心理上的快感。第二，对药物的生理依赖，即服药个体的中枢神经系统产生某种生理、生化的改变，若体内没有这种药物存在或其浓度低于某一水平，就会有不适的躯体反应。第三，个体对药物产生耐受性，即服用的药量必须逐渐加大，才能达到与原来相同的效应。

（二）分类

常见的药物依赖有以下几种：

1. 阿片类药物成瘾 这是指由阿片或从阿片中提取的生物碱，如吗啡、海洛因等吗啡的衍生物，及具有吗啡作用的化合物如哌替啶（杜冷丁）等所导致的药物成瘾。

2. 大麻依赖

3. 可卡因类药依赖

4. 乙苯丙胺类药依赖

5. 镇静催眠药和抗焦虑药依赖 如巴比妥类药物。

6. 致幻剂成瘾 如麦角酸二乙胺（LSD）等。

7. 有机溶剂成瘾 如工业上气味芳香的有机溶剂等。

8. 某些非巴比妥类镇静催眠药物

（三）药物依赖的心理干预

一般来说，药物成瘾的治疗和康复分为脱毒、康复、回归社会的照顾三个阶段，而心理干预贯穿于始终。所谓脱毒就是让体内成瘾药的毒物排除干净。康复阶段也就是心理治疗阶段，这是戒除药瘾并取得成功的关键，通常采用认知疗法、感情支持与行为矫正疗法，使成瘾的病态生活方式转变为正常的健康生活方式。最后，回归到社会。

应当指出的是，当今戒除药物依赖的方法很多，但是戒断与矫正这种心理障碍绝非一朝一夕即可奏效。为此，对药物成瘾的干预应立足于预防。从全社会的宣传和控制方面着手，使人们普遍认识药物依赖的严重性及危害性，尤其在青少年和易感人群中重点进行宣传教育，以达到寓治于防的目标。

四、网络成瘾

（一）概念

网络成瘾（Internet Addiction）或称互联网过度使用（Internet Overuse，IOU）、病态互联网使用（Pathological Internet Use，PIU）、问题互联网使用（Problematic Internet Use）、互联网行为依赖（Internet Behavior Dependence，IBD），是指在无成瘾物质作用下的上网行为冲动失控，表现为由于过度使用互联网而导致的学业失败、工作绩效变差、人际关系不和谐等一系列的心理、社会功能损害。

网络成瘾的概念最早由 Goldberg 提出。Young 的研究证实了这一现象的存在。美国心理学会（American Psychological Association，APA）于 1997 年正式承认"网络成瘾"研究的学术价值。1998 年《虚拟心理与行为》杂志创刊，对网络成瘾的研究成果作了大量的介绍。但到目前为止，尚无法确定网络成瘾是一种新的精神疾病还是其他心理疾病的一种表征，或者患有某种心理疾病的人更容易发生网络成瘾。

（二）网络成瘾的理论模型

对网络成瘾的解释，最具代表性的是 Young 的 ACE 模型、Davis 的认知-行为模型和 Grohol 的阶段模型。

1. Young 的 ACE 模型

Young 提出的 ACE 模型中的 A、C、E 是指 Anonymity（匿名性）、Convenience（便利性）和 Escape（逃避现实）。她认为这是网络导致用户成瘾的 3 个特点。匿名性是指人们在网络里可以隐藏自己的真实身份，因此，用户在网络里便可以做自己想做的事、说自己想说的话，不用担心谁会对自己造成伤害。便利性是指网络使人足不出户，动动手指就可以做自己想做的事情，比如网络游戏、网上购物、网上交友都非常方便。逃避现实是指当碰到挫折的时候，用户可以通过上网找到安慰。因为在网上，他们可以做任何事，可以是任何人，这种自由而无限的心理感觉引诱个体逃避现实生活而进入网络的世界。

2. Davis 的认知-行为模型

Davis 通过认知-行为模型来解释网络成瘾。他认为，影响网络成瘾的核心因素是"非适应性认知"。非适应性认知涉及关于自我的认知和关于世界的认知两个方面。关于自我的非适应性认知主要包括自我怀疑、较低的自我效能感及否定的自我评价等。对世界的非适应性认知则认为网络给了他一切，现实一无是处。该模型相信，网络成瘾的情感症状和行为症状是由认知症状诱发的。

3. Grohol 的阶段模型

Grohol 提出阶段模型，认为所谓网络成瘾只是一种阶段性的行为。该模型认为网络用户大致要经历 3 个阶段，第一阶段：网络新手被互联网迷住，或者有经验的网络用户被新的应用软件迷住；第二阶段：用户开始避开导致自己上瘾的网络活动；第三阶段：用户的网络活动和其他活动达成了平衡。Grohol 认为所有的人最后都会到达第 3 个阶段，但不同的个体需要花不同的时间。那些被认为是网络成瘾的用户，只是在第一阶段被困住，需要帮助才能跨越。

（三）网络成瘾的症状

1. 对上网出现强烈的渴望　一有时间就想上网；为了上网不在乎错过其他的事情，如上课、和家人相处，或其他休闲活动；常常想着网络上的事情；一听到网络就兴趣盎然，如网络游戏成瘾者一听到"传奇"就津津乐道；当上网的渴望出现，便无法控制。

2. 耐受性　需不断增加上网的时间才能达到原有的满足感；实际上网的时间及频率常比计划的更长、更高。

3. 戒断症状　停止或减少网络使用，则出现典型的戒断症状。如精神运动性激惹、焦虑、有关上网的幻想或强迫性考虑上网的事，及随意或不随意的手指打字动作。

4. 病态行为

（1）上网冲动控制障碍：整天想着上网，沉溺于网络之中不能自拔；经常冲动性检查电子邮箱；下网后仍想着网络，期待着下次上网；为有更多时间上网，而使生活方式发生剧变，改变睡眠习惯或通宵上网，不注重个人卫生。

（2）逃避行为：社会交往活动减少，宁愿在网上与人交流也不愿进行面对面的交流；将上网作为逃避问题或解除无助、内疚、焦虑或抑郁情绪的一种方式；忽视对家人、朋友、工作、学习等的个人责任。

（3）否认症状：否认上网花费了太多的时间，向亲人或朋友等说谎以隐瞒自己迷恋互联网的程度和上网所花费的时间。

5. 认知适应不良　包括考虑自我和考虑世界两型。对自我的歪曲认知有自我怀疑、自我负性评价，如"我仅在网上是很行的"、"我在网下是无用的，但在网上我是某个大人物"、"一旦下线后我便是个失败者"等。对世界的歪曲认知有"以偏概全"和"非此即彼"，如"互联网是我唯一的朋友，是仅有的、能自我感觉良好和对周围环境能适应的地方"、"互联网是我受到尊重的唯一地方"、"在下线后没有人爱我"或"在网下人们对我不好"。这些歪曲认知加重了患者对互联网的依赖。

患者因上网减少或放弃社会、职业、娱乐等方面的活动，导致社会关系紧张、人际关系疏远，形成社会隔离，有失去受教育或就业机会的危险。

（四）网络成瘾的诊断

由于对网络成瘾是否是一种精神疾病的看法尚存在很大分歧，因此至今尚未形成正式的关于"网络成瘾"的心理学或精神病学的诊断标准。研究人员一般以 1994 年《精神病诊断和统计手册（第四版）》（DSM-Ⅳ）中用于其他类型成瘾现象的诊断标准作为替代性标准。

1. Young 作为最早研究网络成瘾的心理学家，认为在 DSM-Ⅳ 上列出的所有诊断标准中，病理性赌博的诊断标准最接近网络成瘾的病理特征。因而 Young 对病理性赌博的诊断标准加以修订，形成网络成瘾的测量工具。该测量工具有 8 个题项，如果被试对其中的 5 个题项给予肯定回答，就被诊断为网络成瘾。8 个项目的内容如下：

（1）一心想着上网（回想以前的网上活动，或期待下次上网）。

（2）需增加更多的上网时间以获得满足感。

（3）多次努力控制、减少或停止上网，但不能成功。

（4）在努力减少或停止上网时，感到烦躁不安、闷闷不乐、忧郁或易激惹。

（5）上网的时间比计划的要长。

（6）因为上网，妨碍或丧失了重要的人际关系和工作，或失去受教育与就业的机会。

（7）对家人、好友、治疗者或其他人说谎，隐瞒卷入上网的程度。

（8）把上网作为逃避问题或缓解不良情绪（如无助、嫉妒、内疚、焦虑和抑郁）的方法。

Beard 和 Wolf 认为 Young 所给出的 8 项标准，前 5 项是必须的，此外后 3 项标准应该至少满足一项才可能被诊断为网络成瘾，这就是"5＋1"的诊断标准。

Young 的量表项目较少，具有简单易操作的特点。目前国内外对网络成瘾的研究多是采用的这一标准。但也有人批评她的量表缺少信效度资料。

2. Davis 编制出了代维斯在线认知量表（Davis Online Cognition Scale，DOCS），共 36 个条目，是一种七级自评量表。如果被试测出的总分超过 100 或任一纬度上的得分达到或者超过 24，则诊断成立。DOCS 有较好的效度。

3. Chou（台湾学者）翻译了 Brenner 编制的"互联网相关成瘾行为量表"（Internet-Related addictive Behaviour Inventory，IRABI），此量表共有 32 个项目，经过 Chou 等人的修订后的中文版量表第二版（C - IRABI-Ⅱ）共有 37 个项目。Chou 还发现 C - IRABI-Ⅱ 与 Yong 的量表之间的皮尔逊相关系数为正相关（$r=0.643$，$p<0.01$）。这在客观上证实了 Young 的量表与其他量表可能会存在一致性。

4. 陈淑惠以大学生为样本，编制出了"中文网络成瘾量表"，共 24 个条目，是一种四级自评量表，以量表总分分布中排序最高的 5％～10％之受试群为高危险群。

（五）网络成瘾的心理干预

对网络成瘾进行心理干预应遵循以下原则：

（1）协助个体了解网络的使用状况

（2）探索造成网络成瘾的潜在原因：①家庭问题。②认同问题。③人际关系问题。④压力应对问题。⑤情绪障碍。⑥合并精神疾病。

（3）讨论如何处理目前之问题

（4）协助个体恢复各种能力：①问题解决，情绪控制，压力应对，自我认同。②寻找新的生活方式和适应方法。

（5）建立适当的上网模式

总之，心理干预应从两方面着手，一方面是探索并解决引发成瘾行为的深层次问题，另一方面是设法控制成瘾行为本身。

（曹枫林）

第七章 护患关系

第一节 概 述

护理工作是护患之间为了医疗护理的共同目标而发生的互动过程，而护患双方不同的文化背景，人格特征和社会地位等均影响双方对角色的期望和相互的感觉，进而影响护患关系的质量。因此，护理人员必须明确护患关系的概念、特征、方式等，熟练掌握护理工作中的沟通技巧，才能建立和发展护理工作中良好的人际关系，促进患者康复。

一、护患关系的概念与特征

（一）护患关系的概念

护患关系是指在护理过程中，护士与患者之间产生和发展的一种工作性、专业性、帮助性的人际关系。

护患关系有狭义与广义之分。狭义的护患关系是指患病住院的患者及其家属与护士之间在医院特定的环境下形成的一种人际关系。这种关系的本质是服务与被服务的关系，在角色扮演上有鲜明的界限划分：护士与患者。只要在医院的门诊就诊或者住院治疗到出院，这种关系就确定了，这就是我们通常所谈到的护患关系。另一种护患关系则是指广义的护患关系，它的范畴除了在医院环境中形成的人际关系外，还包括护士（专业角色）向周围人群传播健康知识或进行社区护理时与服务对象形成的一种人际关系，它的职能和社会属性有了进一步的扩充。

（二）护患关系的特征

1. 护患关系是专业性的互动关系　护患之间要达成健康的共识，就是一个专业性、帮助性的互动关系（亦称治疗性人际关系）。这种关系是以解决患者在患病期间所遇到的生理、社会、心理、精神等方面的问题，满足患者需要为主要目的的一种专业性的人际关系。这种关系中的所有活动是以专业活动为中心，以保证患者的健康为目的的。

2. 护患关系是帮助性的工作关系　护患之间的人际交往是一种职业行为，而护患关系是护理工作的需要。在护理过程中，不管面对何种身份、性别、年龄、职业、素质的患者，不管护士与这些人之间有无相互的人际吸引基础，出于工作的需要，护士都应与患者建立及保持良好的护患关系。因此，要求护士对所有的患者应一视同仁，设身处地的为患者着想，并真诚地给予帮助，以满足患者的健康需求。

3. 护患关系是多元化多方位的人际关系　护患关系是护理人际关系的中心。护患人际交往中，双方都会将自己的思想、情绪感受、价值观、行为模式、健康和疾病方面的经验带入关系中来，影响双方的感受与期望，并进一步影响彼此间的交往。护患关系不仅局限于护士和患者之间，还涉及医疗护理过程中多方面的人际关系。医生、家属、朋友、同事等也是护患关系中的重要组成部分。这些关系会从不同的角度，以多元化、多方位的互动方式影响护患关系。

4. 护患关系是短暂性的人际关系　护患关系是帮助者或帮助系统与被帮助者或被帮助系统之间的关系。而同时，护患关系只有在患者寻求健康帮助时才会产生，一旦患者病情缓解出院，这种人际关系一般就会结束。但随着护理服务的范畴不断拓宽，社区护理、居家护理等延续服务的开展，护患关系将有进一步的扩展及延伸。

二、护患关系的建立与发展过程

良好的人际关系是人心理健康的重要指标之一。护患关系的建立与发展并非由于护患之间互相吸引，而是护士出于工作的需要，病人出于健康需求接受护理而建立起来的一种工作性的帮助关系。这种关系是为了创造一个有利于患者康复的和谐、安全、支持性的治疗环境，使患者在接受治疗和护理服务的过程中尽快恢复和保持良好的心态，尽可能地发挥自身潜能，最大限度地参与治疗、护理和康复活动。

（一）护患关系的建立与发展分期

1. 初始期（观察熟悉期）　当患者寻求专业帮助与护士接触时，护患关系开始建立。此期主要任务是与患者之间建立相互了解及信任关系，并确认患者的需要。护患双方在自我介绍的基础上从陌生到认识，从认识到熟悉。护士开始收集有关患者身体、心理、社会文化及精神方面的信息及资料，准确找出患者的健康问题（未满足的需要），并以真诚的态度，向患者解释自己所负责的护理工作，以取得患者的信任。护士应建立一个有助于增进患者自尊的环境，并鼓励患者积极参与互动。在此阶段，护士与患者接触时所展现的仪表、言行及态度，在工作中体现出的爱心、责任心、同情心等，都有利于护患这种信任关系的建立。

2. 工作期（合作信任期）　此期的主要任务是在彼此信任的基础上，帮助患者解决已确认的健康问题，满足其健康需要。护士通过制定护理计划、实施护理措施来达到既定的护理目标。在这过程中，护士应尽可能与患者商讨，鼓励他们积极参与，以增进其自主性，减少对护理的依赖。在此阶段，护士的知识、能力及态度是保证良好护患关系的基础。护士应该对工作认真负责，对患者一视同仁，尊重患者的人格，维护患者的权力，使患者在接受护理的同时获得有关的健康知识，逐渐地达到自理及康复。

3. 结束期（终止评价期）　此期的主要任务是圆满、愉快地结束护患关系。护患之间通过密切合作，达到了预期的护理目标，患者康复出院时，护患关系将进入终止阶段。护士应该在此阶段到来之前为病人做好准备，如预计可能出现的问题，拟订解决方案，并征求患者的意见，以便今后改进工作。护士还应了解患者对结束彼此关系的感受，回顾双方所做的努力和达到的预期目标，以减轻失落感。同时，护士需要进行有关护理目标、护理效果、护理质量以及患者对自己目前健康状况的接受程度及满意程度的评价等，并根据患者的康复情况，进行健康教育及指导，与患者共同制定出院计划或康复计划，以保证护理的连续性。

（二）建立良好护患关系对护士的要求

护患关系的建立强调"和谐"，护理人员所从事的工作包含对"生命的尊重"及对"人的关爱"。因此，护士在帮助患者时应注意以下几点：

1. 保持健康的生活方式和良好的情绪　一名合格的护士必须努力提高自己的情商修养，应能自我照顾，保持健康的生活方式，自觉控制和调节自己的情绪，维持健康的生理、心理状态，让患者体验到积极向上的心境。

2. 真诚对待患者，适当表达移情　移情是指从患者的角度去感受，理解他们的感情，从对方的角度来观察世界。在与患者产生专业互动关系时，护士应以真诚的态度对待患者，了解患者与疾病有关的事，体会患者的感觉，并鼓励患者将感受表达出来，这样可使患者感到温暖和得到支持，因而愿意接受帮助。

3. 运用沟通技巧，全面了解患者需要　有效的沟通是护理工作顺利进行的基础，也是建立良好护患关系的前提。护士要学会运用良好的沟通技巧，以准确获得患者的信息，全面了解患者的身心社会需求，最终帮助患者满足需要。

4. 尊重患者权利和人格，最大限度调动患者的积极性　患者是一独立的个体，能对自己的行为举止负责，且能积极参与自己的健康护理计划。因此，护士应以接纳、亲切友善的态度对待患者，尊重患者权利和人格，对所有的患者一视同仁，提供安全、支持的环境，充分调动其主观能动性，帮助他们达到最佳的健康状态。

5. 不断充实自己，提高护理水准　在从事护理专业的生涯中，护士必须不断汲取新理论、新知识、新技能，以保持对护理专业的兴趣和拥有足够的护理能力。

建立良好护患关系最根本的方法是建立"心中有病人"的理念，时刻"以人为本"，保持与患者的密切沟通，提供全面的护理帮助。

三、护患关系的行为模式

1978 年，美国学者萨斯和荷伦德（Szasy & Hollander）提出了医患关系的三种模式，此模式同样适用于护患关系。

（一）主动-被动型模式（activity-passivity modal）

这是一种最常见的单向性的，以生物医学模式及疾病的护理为主导思想的护患关系模式。其特征为"护士为患者做什么"，护患双方的心理为显著的心理差位关系。在对患者的护理中，护士处于主动的、主导的地位，所有对患者的护理活动，只要护士认为有必要，并不须经患者同意。而患者处于完全被动的、接受的从属地位，只有完全服从护士的决定，而不会提出任何异议。

这种模式主要适用于对婴儿或处于昏迷、休克、全麻、有严重创伤及精神患者护理时的护患关系。一般此类患者部分或完全地失去了正常的思维能力，需要护士有良好的护理道德，高度的工作责任心，及对患者的关心与同情。此时，患者无法参与表达意见，需护理人员发挥积极能动作用，使患者在这种单向的护患关系中，能够很快战胜疾病，早日康复。

（二）指导-合作型模式（guidance-cooperation model）

这是一种微弱单向，以生物医学-社会心理及疾病的护理为指导思想的护患关系，其特征是"护士教会患者做什么"，这是一种微弱单向的心理差位关系。在护理活动中，护患双方都具有主动性，护士决定护理方案、措施，也指导患者有关缓解症状、促进康复的方法。而患者则尊重护士的决定，并主动配合，向护士提供与自己疾病有关的信息，对护理方案、措施提出建议与意见。

这种模式主要适用于患者病情较重，但神志清醒的情况下或对急性病患者护理时的护患关系。因为此类病人神志清楚，但病情重，病程短，对疾病的治疗及护理了解少，需要依靠护士的指导以便更好地配合治疗及护理。此模式的护患关系需要护士有良好的护理道德，高度的工作责任心，良好的护患沟通及健康教育技巧，帮助患者早日康复。

（三）共同参与型模式（mutual-participation model）

这是一种"双向性"的，以生物医学-社会心理模式及健康为中心的护患关系模式。其特征为"护士帮助患者自我恢复"，双方的心理为心理等位关系。这种模式以平等合作为基础，护患双方具有大致同等的权利，双方相互尊重，相互学习，相互协商，共同参与护理措施的决策和实施。在这一模式中，患者不是被动接受护理，而是积极主动地配合并亲自参与护理，护士也能尊重患者的权利，与患者共同商定有关护理措施，共同分担风险，共享护理成果，体现了护患之间的双向作用。在这种模式中护患双方是平等的，护患双方对护理目标、方法及结果都较为满意。

此模式适用于慢性病患者或受过良好教育的患者，他们对自身健康状况有比较充分的了解，把自己看作战胜疾病的主体，有强烈的参与意识。此类疾病的护理常会涉及帮助患者改变以往的生活习惯、生活方式、人际关系等。因此，需要护士不仅了解疾病的护理，而且要了解疾病对患者的生理、社会心理、精神等方面的影响，设身处地为患者着想，以患者的整体健康为中心，尊重患者的自主权，给予患者充分的选择权，以恢复患者在长期的慢性疾病过程中丧失的信心及自理能力，使患者在功能受限的情况下有良好的生活质量。

三种护患关系行为模式各有特点，指导-合作型模式与共同参与型模式更能发挥患者的主动性，有利于提高护理效率。因此，只要患者能表达自己的意见，护理人员就应该尊重患者的权利，鼓励他们共同参与护理活动。

第二节　护患沟通

护理人员在工作中有很多时间和机会接触患者和家属。由于双方不同的社会文化背景、人格特征及不同的社会地位，会在很大程度上影响双方的沟通，进而影响护理工作的顺利开展。对护士来说，沟通是护理实践中的重要内容，有着特殊的工作含义。护患之间的沟通及相互作用是产生护患关系的基础及必要过程，而一定的护患关系总是体现在护患的沟通及相互作用中。所以护士应了解沟通的相关理论并掌握一定的沟通技巧，从而达到有效沟通。

一、沟通的概念和过程

（一）沟通的概念

"沟通"一词译自英文"communication"，意指信息的传递、交流等，也有人译为"传播"。但从人际互动或社会互动的角度来讲，将其译为"沟通"更能体现交流、互动、双向历程的含义。护患沟通是指护士与患者之间的信息交流及相互作用的过程。所交流的内容是与患者的护理及康复直接或间接相关的信息，同时也包括双方的思想、感情、愿望及要求等方面的沟通。

（二）沟通的过程

沟通（communication）或称交流，是一个遵循一系列共同的规则互通信息的过程。沟通过程包括了信息背景、信息发出者、信息接收者、信息、信息传递途径、反馈以及环境等7部分。

1. 信息背景（reference）　信息背景是指引发沟通的"理由"。一个信息的产生，常受发出信息者过去的经验、对目前环境的领会感受以及对未来的预期等影响，这些就称为信息的背景因素。因此，要了解一个信息所代表的意思，不能只接受信息表面的意义，还必须考虑到背景因素，深入注意到其中可能的含义。在护理过程中，护理人员也应注意到护患沟通时所发生的背景因素，它不仅包括物理的场所也包括沟通的时间和每个参与者的个人特征如情绪、情感、文化层次等。

相同的信息在不同的背景下代表不同的意义，离开背景来理解沟通的内容常会产生误解。如一位第二天即将手术的年轻乳腺癌患者，在手术前一天反复询问第二天手术开始的时间，什么时间可以回病房等问题时，护理人员不应只是单纯将其理解为患者想得到有关其手术方面的确切信息，还应进一步考虑到患者进行此方面沟通的背景因素可能是因为患者对手术较为紧张、对预后较为担心所致，反复提问可以是患者焦虑的表现。因此，护士在对此患者进行问题解答时，除了说明具体的手术时间之外，还应对患者的焦虑、紧张情绪进行相应的心理护理。

2. 信息发出者与信息接收者（sender and receiver） 信息发出者指的是发出信息的人，也称作信息的来源。而信息传递的对象，即接收信息的人称为信息接收者。发出信息的主体可以是个人、群体、组织。信息发出者对信息的理解、表达和使用受其社会文化背景、知识结构和沟通技巧等的影响。另外信息发出者发送信息有时是有意识的，有时是无意识的；有时是自觉的，有时是不自觉的；有时是有目的的，有时是无目的的。在人际沟通过程中，由于沟通的互动性，信息发出者和信息接收者的角色是不断互换着的。信息发出者在发送信息的过程中必须借助语言、声音、文字、图形、表情、动作等方面将信息进行编码，并发送出去，而信息接收者在接到这些诸如语言、文字、动作等信息后，必须将其转化成思想或感情，解释其含义，才能完成接收信息的工作。因此，信息发出者又称为编码者，信息接收者又称为解码者。

3. 信息（information） 是指信息发出者希望传达并能被接受者的感觉器官所接受的思想、感情、意见和观点等，包括语言和非语言的行为以及这些行为所传递的所有影响。信息是沟通活动得以进行的最基本的因素，是沟通的灵魂。

4. 信息传递途径（channel） 是指信息传递的渠道或手段，是连接发出者和接受者的桥梁，它可以包括视觉、味觉、嗅觉、听觉和触觉等多种方式。在护患沟通中，护士在传递信息时应根据实际情况将这些途径综合运用，较好地帮助患者理解信息。如信息发出者的面部表情的信息是通过视觉途径传递给信息接收者的，语言信息是通过听觉途径传递的，在交流时护士把手放在患者的肩上是使用触觉渠道把关切和安慰等信息传递给患者的。

美国护理专家 Rogers 于 1986 年曾做过的一项科学研究结果表明，一个人能记住其所听到的内容的 5%，记住其所读过的内容的 10%，记住其所见到的内容的 30%，记住其讨论过内容的 50%，记住其亲自做的事情的 75%，记住其教给别人所做事情的 90%。由此可见，在护士与患者的沟通交流中，护士应尽量使用多种途径传递信息，以使患者能更好地理解这些信息。如护士指导一位肠造口患者正确进行人工肛袋护理时，同时将语言讲解（听觉途径）和演示（视觉途径）两种方法结合起来使用，其效果将比仅用语言讲解要好得多。

5. 反馈（feedback） 是指信息接收者返回到信息发出者的信息，即信息接收者对信息发出者的反应。信息接受者是接收信息的主体，信息接受者对信息的判断、理解接受同样受其态度、社会文化背景、知识结构和沟通技巧等的影响。在成功的沟通中接受者所表现出的有意或无意的行动和发出者的意愿应是一致的。只有当信息发出者所发出的信息和信息接收者所接收到的信息相同时，沟通才是最有效的。护理人员应注意患者所提供的反馈，它有助于护士进一步理解患者的需求，澄清语意，确认护士所发出的信息是否被患者正确理解。同时，反馈也可以获得有关患者经验体会的信息，这些信息对于护理人员制定护理计划、评价护理措施的有效性均是非常重要的。

6. 环境（environment） 是指沟通所发生的场所，不仅包括如时间、地点、场合等方面的物理环境，还包括心理社会环境。沟通交流时面对的可能是不同的对象，并且牵涉到不同的社会规范和传统习俗文化等问题，这些均是在沟通过程中要考虑的要素之一。

沟通的必要条件是信息的发出者和接收者之间的相互依赖关系。沟通过程是一个动态的、连续的、不断变化的双向互动过程。沟通包括内容和关系两个方面，内容方面包括沟通中的信息含义，关系方面则包括互动中的相互关系。信息发出者和信息接收者的态度、知识、沟通技巧、文化背景和社会经济背景等都会影响到人际沟通中的互动关系。

二、沟通的特点

（一）护患沟通有一定的目的和有特定的专业内容，是一种专业性、目的性、工作性的沟通。

（二）护患沟通的发生不以人的意志为转移。护士不能对沟通对象进行主观上的挑选，沟通信息涉及病人的健康及生命的安危。

（三）护患沟通是一种多层次、多元化的沟通。沟通涉及范围广，包括护患沟通以及护士与病人家属、护士与医生及其他的健康工作人员之间的沟通。沟通的内容涉及患者身心的各个方面。

（四）护患沟通需要护士应用护理学、社会心理学、人文学、医学等知识与患者沟通。根据患者的年龄、文化程度、社会角色等特点来组织沟通的内容，并采用相应的沟通方式。

（五）护患沟通的信息有时会涉及患者的隐私，具有一定的法律及道德意义，需要护士严格遵守职业道德。

（六）护患沟通必须遵循以患者为中心，以满足其健康需求为目的的原则，对患者尊重、信赖、坦诚、同情、理解及关怀。

三、沟通的方式

以沟通的方法不同可以将沟通分为语言性沟通及非语言性沟通。

（一）语言性沟通

使用语言、文字或符号进行的沟通称为语言性沟通。语言是人类用来交流信息常见的、重要的工具，在护理工作中尤其如此。语言性的沟通一般根据语言及文化的不同而组成正式的语言结果系统。语言沟通可分为书面语言及口头语言两种。

1. 书面语言　指以文字及符号为传递信息工具的交流方法。如报告、信件、文件、书本、报纸等都是书面的沟通方式。书面沟通不受时空限制，具有标准性及权威性，并便于保存，以便查阅或核查。书面语言可用于护患沟通过程和医护人员内部沟通过程中。用于护患沟通过程的书面语言常见于一些健康宣传资料和指导性文字，此类文字应力求准确、通俗、精炼，以帮助读者迅速掌握内容要点。用于医护人员内部沟通过程的书面语言主要是文件记录等方面，由于文件具有法律性和历史性因素，而且是在专业人员内部交流，此类文件除要求内容的准确外，还要求用词和格式的规范。

2. 口头语言　指以语言为传递信息工具的交流方法。口头语言沟通在护理工作中应用得更为广泛，除在内容和时间的选择上较为随意外，语言的使用上更加贴近日常生活，包括交谈、演讲、汇报、电话、讨论等形式。

3. 类语言　指伴随沟通所产生的声音。包括音质、音域及音调的控制、嘴形的控制，发音的清浊、节奏、共鸣、语速、语调、语气等的使用。类语言可以影响沟通过程中人的兴趣及注意力，同时不同的类语言可以表达不同的情感及态度。

使用语言沟通时，要力求表达准确，注意选择准确的词汇、语气、标点符号、注意逻辑性及条理性，必要时加上强调性的说明，以突出重点。

（二）非语言性沟通

概括地说，非语言性沟通的信息交流是通过身体运动，运用空间，利用声音和触觉产生的。这是一种不使用词语，而在沟通中借助动作、手势、眼神、表情等来帮助表达思想、感情、兴趣、观点、目标及用意的方式。美国心理学家艾伯特·梅拉比安曾经提出过一个公式：信息的全部表达＝7％语调＋38％声音＋55％表情。这说明语言表达在沟通中只起方向性及规定性的作用，而非语言才能准确地反映出人的思想及感情。非语言性沟通虽不包括语言，但可以是有声的或无声的，可以是有意识或无意识的。有关学者曾指出"如果将注意力完全集中在人类的语言交流上，那么许多交流过程将从眼前消失"。人们之所以对非语言性沟通如此重视，是因为人们认识到在整个沟通过程中非语言性行为所发挥的关键作用。

非语言性沟通的目的主要是表达情感，调节互动，验证语言信息，维持自我形象，维持相互关系，使互动中的双方能有效地分享信息。非语言性沟通的形式有体语、空间效应、反应时间、环境等因素。

1. 体语　主要是指人体运动所表达的信息，包括人的躯体外观、仪表、步态、面部表情、目光接触、眼睛运动、手势和触摸等，它体现了一个人沟通时特定的态度及当时所包含的特定意义。

（1）仪表：包括一个人的修饰及着装等，它会向沟通的对方显示一个人的社会地位、身体健康状况、婚姻状况、职业、文化、自我概念及宗教信仰等信息。所以，护士的仪表同时也会影响沟通的对方对沟通者的感知、第一印象及接受程度。

（2）面部表情：面部表情是非语言沟通中最丰富的源泉，是极具特征的非语言沟通信息，如微笑可以表现出温馨亲切的感情，具有一种魅力。护理人员面带微笑接待患者是进行沟通的首要条件，护士面带欣然、坦诚的微笑，在护患沟通中能使患者消除陌生感，缩短护患间的距离。护士从容、沉着、和蔼的表情也容易被患者所接受并得到他们的信任和好评。面部表情是一种共同语言，不同国家、不同文化背景的人的面部表情所表达的感受和态度是相似的。面部表情一般可以表现一个人的真正情绪，但有时候也可能与真正的情绪相矛盾，如可能掩饰某种真正的情绪。在沟通过程中，通过观察一个人的面部表情可以帮助沟通者了解一个人所要真正发出的信息。

（3）眼神：目光语是人际间最传神的非语言表现。有人认为，人际交往中80％的信息是通过视觉传输的。在沟通过程中，眼神主要用于表达感情、控制及建立沟通者之间的关系。在沟通过程中，可以通过目光的接触，表示尊重对方并愿意去听对方的讲述。如果缺乏目光的接触，则表示焦虑、厌倦、有戒心，缺乏自信或其他信息。护士与患者沟通时应以期待的目光，注视患者的面部；给患者做治疗时，要专注自己的操作，给患者以信任感和安全感。应避免以下几种目光：从头到脚看患者，表示审查对方；面无悦色地斜视对方，表示鄙视患者；倾听患者讲话时，四处张望，表示心不在焉。目光的接触水平影响沟通的结果，一般情况下是双方面对面，并使眼睛在同一水平上。

（4）身体姿势：包括手势及其他的身体姿势，它体现了一个人沟通时特定的态度及当时所包含的特定意义。手势可以用来强调或澄清语言信息，有时手的动作或耸肩等动作更能传达温暖、理解、疲倦、厌恶、不安、愤怒等情感。在护理活动中，手势语使用应恰当，过多的手势语会给人一种轻浮的感觉。护理人员与患者沟通时，不要直指对方，更不能手舞足蹈，只有优美和谐的手势语配合有声的语言才能产生好的效果。用手势配合口语，以提高表现力和感应性，是护理工作中常用的。例如：患者高热时，护士在询问病情的同时，用手触摸患者前额，更能体现关注亲切的情感；当患者在病室大声喧哗时，护士做食指压唇的手势并凝视对方，要比用口语批评更为奏效。对感觉有缺陷的患者，如老年人或听力障碍者，则应更多地使用这种非语言性沟通。身体的姿势也可以反映一个人的自我感觉、情绪状态及身体健康等状况。如身体直立表示一个人有自信，身体健康状况良好。

因此，护士必须善于利用非语言性沟通来促进用语言表达的交流。非语言的表现一般比言语的表达更接近事实或真实的感受，因为非语言的表达较难掩饰或歪曲。但有时非语言表达的信息较为模糊，沟通时需要应用语言来澄清或证实。

2. 反映时间　反映时间的快慢常可以反映出对沟通的关注程度及认真态度，及时的反应可鼓励沟通的进行。

3. 空间效应　包括空间和距离两个概念。指的是怎样理解和利用在沟通中的空间和距离，它关系到个人空间和周围环境及它们之间的相互影响。每个人都有对空间的要求以便思考、感觉并与他人沟通思想和感情。个人空间为一个人提供了自我感、安全感和控制感。个人空间受到侵犯时，会使人感到隐私权的丧失和威胁感。在病房的环境中，患者所住的病床和旁边的小桌等区域即为其个人空间，当护士进行晨间护理为患者整理床单位和床旁桌上的物品时，应向患者做好解释工作，以避免患者产生空间被侵犯感。

距离是空间效应的另一概念，它不仅是人际关系密切程度的一个标志，而且也是用来进行人际沟通传达信息的载体。美国心理学家罗伯特·索默认为，每个人都有一个心理上的个体空间，这种空间像一个无形的"气泡"，是个人为自己所划分出的心理领地，一旦领地被人触犯或占领，会产生非常不舒服的感觉。而人们在社会交往过程中，会注意对方及自己的心理领地，也就是注意与对方的空间距离感。美国人类学家爱华·霍尔通过研究发现，人际沟通中的距离分为以下4种：

（1）亲密距离（intimate distance）：人们处于此距离时能够互相触摸，在此距离下，人们可以进行保护、安慰和爱抚等活动。这是人际沟通中最小的间隔或无间隔的距离，一般为15cm左右，彼此可以肌肤相触，甚至可以感受到对方的体温、气味、气息。这种距离一般在社交场合较为少见，主要在极亲密的人之间或护士进行某些技术操作时应用，如用于进行治疗或传达非常秘密的信息或亲密的感情，所用的语调为低声细语。如果不是用于治疗或非常亲密的关系的人在沟通中进入这种空间，会引起反感及冲突。

（2）个人距离（personal distance）：约一臂长的距离，人们用此距离与亲朋密友交谈，个人距离有明显的文化差异。护士在向患者解释检查或术前讨论时常使用此距离。人际间沟通时稍有分寸感，可以友好沟通的距离一般为50cm左右，主要传达个人的或秘密的信息，低语调。一般熟人及朋友可以进入这种空间距离进行沟通。

（3）社会距离（social distance）：工作单位或社会活动时常用的距离，是一种社交性的或礼节性的较为正式的关系，一般距离为1.2~3.7m，这种距离往往为双方庄重的交往创造条件。社交距离的人一般说话响亮而自然，使用正常声音，传达非个人的信息，交谈的内容较为公开而正式。

（4）公众距离（public distance）：是一种大众性、群体性的沟通方式。一般距离为3.7m以上，用于发表演讲或讲课，声音要超出正常范围，或使用扩音设备。

个体的空间距离范围有一定的伸缩性。不同的人、不同的环境条件下，个体空间距离的变化很大，它主要取决于双方的文化背景、亲密及了解程度，社会地位及性别差异等。同时在沟通中也应注意，个体在人际沟通中所选择的空间位置，会以无声的语言表达其社会地位、心理感受、态度、人际关系、希望承担的角色及义务等。人们根据自己的情感、沟通的内容、双方关系的性质及沟通时的相互影响选择距离。因此，护理人员应保持对距离的敏感性，在护患沟通过程中注意距离的有效性和舒适感所起到的作用。

4. 环境因素　指能影响人们相互关系的因素。包括光线、噪音、颜色、室温、家具安排和建筑结构等。这些因素能影响信息的传递形式及人们互动过程中的舒适程度。如环境安排。环境安排及选择表达了信息发出者对沟通的重视程度。环境包括物理环境及人文环境。物理环境包括建筑结构、空间的布置、光线、噪声的控制等；而人文环境包括是否需要有他人在场，环境是否符合沟通者的社会文化背景，能否保护患者的隐私等。

（三）常用的沟通技巧

1. 治疗性会谈的技巧　治疗性会谈是护患双方围绕与病人健康有关的内容进行的有目的性的工作会谈。要求护士对会谈的时间、地点、目的、内容及形式进行认真的组织、安排和计划，并实施好计划，评价会谈的效果。

（1）治疗性会谈的过程：在计划与准备会谈阶段：①包括选择交流方法，全面了解患者的有关情况。②明确会谈的目标。③设定具体的会谈内容，并列出提纲，使会谈时能紧扣主题。④准备好会谈环境，提前通知患者会谈时间，并使患者在良好的身心条件下会谈。开始会谈时，护士需要：①有礼貌地称呼患者，使患者有相互平等、相互尊重的感觉。②主动介绍自己，告诉患者自己的姓名及职责范围，使患者产生信任感。③向患者介绍会谈的目的，会谈所需要的大概时间。④创造一个无拘束的会谈气氛。⑤帮助患者采取适当的卧位。在正式会谈时需要：①根据会谈的目标及内容，应用会谈技巧，提出各种各样的问题。②以特定的会谈方法向患者提供帮助。③观察患者的各种非语言表现。④可以应用沉默、集中注意力、引导会谈方向、核实等沟通技巧以加强会谈的效果。结束会谈时需要：①让患者有心理准备，如护士对患者说"我们今天只有 5 分钟的谈话时间了"等。②尽量不要再提出新问题。③简要总结会谈的内容。④对患者表示感谢，并安排患者休息。⑤必要时预约下次会谈。

（2）会谈时的注意事项　护士在会谈时需要：①对患者有同情心、责任感、关心患者。②尊重患者的人格，对患者称呼得当，语言措辞得体。③尊重事实，实事求是。④善于体谅患者。⑤会谈时注意紧扣主题。⑥尽量少用专业词汇。⑦应用人际沟通技巧。⑧注意患者的非语言表现。⑨注意会谈内容的保密。⑩仔细作好会谈记录。

2. 日常护患沟通要求　沟通技巧在护理实践中应用非常广泛，在对患者的评估、咨询、健康教育、护理实施、护理评价等几乎所有的护理环节中都需要护士应用沟通技巧。因此，护患沟通贯穿于日常护理工作的每个部分。日常护理中，护士应注意从以下几个方面应用沟通技巧。

（1）设身处地为患者着想：在与患者沟通的过程中最重要的是同感，要理解体谅患者的感受。生病及住院后患者及家属面临巨大的压力，特别当患者病情比较严重时，甚至是一种很恐怖的经历。患者会有一系列的心理及行为表现，如情绪易激动，对周围的一切很敏感，也常从护士的言语、行为及面部表情等方面来猜测自己的病情及预后。因此，护士良好的、支持性的、明确的沟通技巧可以帮助患者渡过这段痛苦的经历。如果护士能关注和尊重他们，会减少他们恐惧及焦虑。反之，如护士对患者漠不关心，会使患者产生不信任感，甚至敌意。

（2）尊重患者的人格，维护患者的权利：在日常护理中，应该将患者看成一个具有完整的生理、精神、社会需要的综合体。在与患者沟通的过程中，注意维护患者的自尊及人格，对患者说话时语气要温和、诚恳，并尽量鼓励他们谈出自己的想法，患者提出的问题切忌使用审问的口吻，防止不耐烦地打断患者或粗暴地训斥他们。

（3）对患者的需要及时作出反应：大多数情况下，护患沟通过程都带有一些患者的需要和情感的信息，护士要及时进行反馈。这样不仅可以及时地处理患者的问题，满足患者的需要，而且使患者感到受关注和尊重，密切了护患关系。

（4）向患者提供有关健康的信息：在护理实践中，护士应随时发现机会，向患者提供健康信息及教育。在提供信息时要注意使用简单明确的语言，不要使用医学术语来描述或解释问题。如果一时不能回答患者的问题，应如实告知自己不知道并努力去寻找答案，注意不要对患者说谎。另外，选择适当提供信息的时间也是很重要的，护士应先评估患者接受信息的状态和能力，再进行有针对性的教育。并及时了解患者的情感及心理变化，并应用相应的社会心理学原理为患者提供护理，帮助他们尽快康复，或尽量做到生活自理，达到新的心理平衡，使患者即使在有残障的情况下仍有良好的生命质量。

（5）对患者所提供的信息保密：护士在任何条件下，都要保证对患者的隐私保密。如果患者的谈话内容涉及隐私，但因为工作的原因而需要告诉他人时，也要经过患者的同意。如果患者的隐私对康复没有影响或帮助，决不应向其他人扩散或泄露患者的秘密。总之，护士不要在和他人闲聊时随便议论患者的情况。

3. 日常护患沟通技巧　有效的沟通是指接受者所接受到的信息与发出者所表达的信息相吻合。为此，护理人员必须掌握常用的沟通技巧并合理应用。

（1）倾听：指人们通过视觉、听觉媒介接受、吸收和理解对方信息的过程。倾听并不是单纯地听别人说话而已，更应注意伴随说话者的非语言性信息如说话的声调、频率、面部的表情、身体的姿势和移动等。倾听是将"整个人"都参与进去，并试图理解沟通中所传达的所有信息。在护患沟通中，护理人员必须是一个好的倾听者，为此应该做到以下几点：①能安排一定的时间、环境去倾听患者的说话。②在沟通过程中全神贯注，集中注意力，不因患者说话的异常发音或语气等而分散自己的注意力。③进行适时、适度的提问，不随意打断患者的谈话。④将患者的说话听完整，不要急着做判断。⑤仔细体会患者的"弦外之音"，了解并确认沟通过程中患者要表达的真正意思。⑥注意非语言性信息。在倾听的同时，护理人员要注意患者所表达的非语言信息；另一方面护士也应采用适当的面部表情和身体姿势等非语言信息给予响应，表明自己在认真倾听。

（2）反映：是信息接受者将部分或全部沟通内容反述给发出者，使发出者能对自己的讲话和表现进行评估，从而保证有效的沟通。反映是帮助患者控制自己情感的技巧，在护患沟通中，护士除了仔细倾听和观察患者的非语言表现外，还应该做到以下几点：①掌握并正确运用有关表达情感的词汇。②应用引导性的谈话，鼓励患者显露自己的情绪、情感。③运用恰当的移情，建立护患之间的相互信任关系。

（3）提问：在沟通过程中，人们可以通过提问获得信息也可以从对方的回答中获得信息。在护患沟通中护理人员恰当地提出问题往往能促进、鼓励患者提供更多的信息，有助于双方和谐关系的建立。①提问的方式可以分为四类：明确性提问指问题明确，要求患者给予明确的答复；激励性提问指提问的目的是为了激励患者或给予患者勇气；征求意见性提问指询问患者对护士观点及治疗的意见、建议等；证实性提问指用来对患者的一些讲话内容进行有目的的提问以证实其准确性和可靠性。②提问的技巧：一般所提的问题可分为两种，即开放式问题和封闭式问题。开放式问题的范围广，不要求有固定的回答；封闭式问题的问题范围窄，只要求做简单的选择，答案有限制性，如只答"是"或"否"。无论什么问题，护士在提问时都应掌握一定的技巧，如善于组织提问内容。提问的目的是为了获得某种信息，所以提问应紧紧围绕谈话内容，不应漫无边际地提问。所提问内容应少而精并适合患者的理解水平，尽量将术语解释清楚。注意提问的时机。在沟通中遇到某一问题未能获得明确解释，应等待双方充分表达的基础上再提出问题，避免过早提问打断思路而显得没有礼貌，过晚提问产生误解。注意提问的语气、语调、句式。提问时话说得过快、语言生硬、语调过高、句式不协调，容易使对方反感，不愿意回答。说得过慢，对方心里焦急，容易不耐烦。避免诱导式提问和不愉快的提问。在提问时要注意提问的方式，避免那些指明了自己喜欢答案的诱导或提问。同时要避免提问一些不愉快的问题，不可以借助提问，强迫对方同意自己的观点。

(4) 重复：重复包括对患者语言的复述与意述，复述是将患者的话重复一遍，尤其对关键内容，但不作评价。复述是将患者的话用自己的语言复述，但保持原意。在护患沟通中，护理人员全神贯注，并恰当地运用重复，可以使患者增强对护士的信任。

(5) 澄清和阐明：澄清是将患者一些模棱两可、含糊不清、不够完整的陈述弄清楚，有时还可获得意外的收获。澄清有助于找出问题的症结所在，有助于增强沟通中的准确性。阐明是护理人员对患者所表达的问题进行解释的过程，目的是为患者提供一个新的观点。

(6) 沉默：可被理解为信息接受者对发出者的信息不感兴趣；信息接受者对发出者的支持和信任；信息接受者被发出者所打动。在护患沟通中，沉默可以给患者以思考的时间，也给护士观察患者和调适自己的机会。适当地运用沉默会有意想不到的效果，尤其在患者悲伤、焦虑时，患者会感受到护士是在认真地听、在体会他的心情。有些护士在沟通中不善于运用沉默，当沉默出现时会感到不舒服，而且还会将这种感觉传给患者，或急于打破沉默，这将阻碍有效沟通。

(7) 触摸：触摸是一种常用的非语言性沟通技巧，在不适于用语言表示关怀的情况下，可用适当的触摸来加强沟通的作用。触摸可引起积极影响，也可产生消极影响，主要的影响因素有年龄、性别、种族、社会文化背景、触摸的形式和部位、触摸时的情境、双方的关系等。在护患沟通中，护士使用适当的触摸可以起治疗作用，能表达关心、理解和支持，使情绪不稳定的患者平静下来，也是与视觉、听觉有障碍的患者进行有效沟通的重要方法。

4. 特殊情况下的沟通技巧　在护患沟通过程中，患者并非都是处在一个非常平和的情绪中。护士经常要面对的是生气、发怒、哭泣、郁抑，甚至是有心理和生理缺陷的患者。因此，掌握特殊情况下的沟通技巧是相当重要的。

(1) 与愤怒的患者沟通：护士有时要面对一些非常愤怒的患者，他们大声喊叫，愤怒地指责别人；有时会无端地仇视周围的人，甚至会出现一些过激行为，如拒绝治疗护理，拔掉管子或绷带；他们要求苛刻，稍有不满就会发脾气，或不断地指使护士立刻为他提供各种检查及护理。面对这种患者，很多情况下护士也会失去信心，或被患者的过激言辞或行为激怒，或者尽量回避，但这些做法只会使问题更加恶化。当患者愤怒的时候，护士应注意判断其愤怒的原因，因为多数情况下不是患者无端地指责护士或其他医务人员，而是知道自己患了某种严重的疾病，或感受到了身心的痛苦，以愤怒来发泄自己的害怕、悲哀、焦虑或不安全感。如果此时护士能平静地询问患者的内心感受会对他有所帮助，可应用倾听技巧了解病人的感受及愤怒的原因，并对患者所遇到的困难及问题及时作出理解性的反应，使患者的身心恢复平衡。

（2）与要求过高患者的沟通：如果患者表现为持续地抱怨，护士应该理解患者的行为。一般这类患者可能认为自己患病后没有得到别人足够的重视及同情，从而以苛求的方法来唤起别人的重视，特别是长期住院的患者更是如此。此时护士应多与患者沟通，并仔细观察患者的表现，允许患者的抱怨，对患者的合理要求及时作出回应。有时应用幽默或一个微笑会让患者感受到护士的关心及重视。必要时，护士在对患者表示关心理解的同时，可对患者的不合理要求作些限制。

（3）与不合作患者的沟通：此类患者表现为不遵守医院的各项规章制度，不愿与医务人员配合，不服从治疗等。由于患者不合作，护患之间可能会产生矛盾，有时会使护士感到沮丧。此时，护士应主动与患者沟通，了解患者不合作的原因，使患者更好地面对现实，积极地配合治疗与护理。

（4）与悲哀的患者沟通：患者在悲哀时，应允许其表达自己的情感。当患者患了绝症，意识到自己将永远失去自己所热爱的生活、工作、家庭、地位及宝贵的生命，或患者遇到较大的心理打击时，会产生巨大的失落感，出现沮丧、哀伤等反应。如果患者想哭，应让其发泄，哭泣有时候是一种有效的、有益健康的反应。静静地陪伴患者，轻轻地触摸，送上一杯饮料或毛巾都是较好的方法。如果患者希望独自安静一会儿，可以为其提供一个安静的空间。待患者平静，应用沟通中的鼓励、发泄、倾听、移情、沉默等技巧对其表示理解、关心及支持，使患者心理恢复平衡。

（5）与抑郁的患者沟通：患者一般是在承受了诊断为绝症或其他原因后出现抑郁反应。此类患者往往反应慢、说话慢、注意力难以集中，有悲观情绪，或者显得很疲乏，甚至有自杀念头，所以不容易交谈。护士在与患者沟通时，应尽量表示体贴及关怀，以亲切、和蔼的态度简短地向患者提问，及时对患者的需求作出反应，使患者感受到护士的关心及重视。

（6）与病情严重患者的沟通：在患者病情严重或处于重危状态时，护士与患者沟通时应尽量缩短时间，避免一些不必要的交谈内容，以防加重病情。对意识障碍患者，护士可以重复一句话，以同样的语调反复与患者交谈，以观察其反应。对昏迷患者可以根据具体情况适当增加刺激，如触摸患者，与患者交谈，以观察患者是否有反应。

（7）与感知障碍患者的沟通：对感知觉有缺陷的患者，护士与其的沟通可能会出现一些困难或障碍。如对听力障碍的患者，护士可以应用非语言的沟通技巧，如面部表情、手势，或应用书面语言、图片等与其沟通。对视力障碍的患者，护士可以用触摸的方式让其感受到护士的关心，在接近或离开患者时要及时告知，尽量避免或减少使用患者不能感知的非语言沟通信息，对因看不见而遗漏的信息内容应尽量给予补偿。

四、护患沟通的目的

（一）有助于建立一个相互信任、开放性的护患关系，为实施护理奠定良好的人际工作环境。

（二）全面了解患者的情况，收集有关信息，为患者的护理提供充分的依据，促进患者的康复。

（三）与患者商讨有关的健康问题、护理措施及护理目标，取得患者的合作，鼓励患者的参与，与患者共同努力，达到护理目标。

（四）向患者提供有关的健康知识及相关信息，帮助患者预防并发症，并努力提高患者的自我护理能力。

（五）向患者提供有关的咨询及心理支持，促进患者的身心健康及全面康复，提高护理质量。

五、影响沟通的因素

在人际交往过程中影响有效沟通的因素很多，既有来自于信息发出者和信息接收者的个人因素，也有沟通的环境或情境的影响，还与使用的沟通种类、沟通技巧有关。

（一）信息发出者和信息接收者个人因素的影响

1. 生理因素　个人的许多生理因素会影响沟通。如双方年龄因素的影响；人在处于疲劳和疼痛状态时，难以进入沟通状态；有聋哑、失语等语言障碍时，会有沟通困难。

2. 情绪因素　沟通双方情绪稳定、轻松自如时较能有组织、有系统地表达他们的意见和想法；而任何一方处于情绪不稳定状态如高压力、愤怒、焦虑、过度兴奋，可能出现词不达意，非语言性的行为过多，从而影响沟通过程和结果。

3. 智力因素　沟通双方的文化程度存在差异、使用的语言不同、对同一事物的理解不一致都会影响沟通过程、沟通技巧及结果。

4. 社会因素　由于沟通双方的社会文化背景存在差别，如种族、民族、职业、社会阶层等不同，对事物的理解、各自的信仰和价值观、生活习惯等出现差异而导致沟通不能顺利进行。

5. 其他因素　沟通双方各自的个性特征、自我形象、主观能动性等也是影响沟通的重要因素。

（二）信息因素

信息是沟通的灵魂，信息本身是否清楚、完整、组织有序，语言和非语言信息是否互相矛盾、能否被接受者所了解和接受均会影响沟通的有效性。

（三）环境因素

1. 物理环境　包括光线、温度、噪声、整洁度、隐蔽性等。舒适安全、安静整洁，有利于保护患者隐私的环境适合护患之间的沟通；反之，则不利于沟通。

2. 社会环境　包括周围的气氛、人际关系、沟通的距离等。良好的人际关系、融洽的氛围、适当的交往距离等会促进沟通的顺利进行；反之不然。

（四）不当沟通方式的影响

在沟通过程中，不当的沟通方式会导致信息传递受阻，甚至信息被曲解等沟通无效的现象。护士在工作中也会不知不觉地阻断正常沟通的进行。这些情况的发生可能与下列不当沟通方式的使用有关。

1. 突然改变话题　在交谈过程中直接或间接利用无意义的谈话内容做出反应改变话题，或转移交谈重点，可能会阻止一个人谈出一些有意义的信息。

2. 主观判断或说教　在交谈中常用一种说教式的语言，并且过早地表达个人的判断，使对方没有表达自己情感的机会。

3. 虚假的或不适当的保证　为了使患者高兴，讲一些肤浅的、宽心的安慰话。如患者担心自己能否康复，护士回答说"当然啦，你的身体不会有任何问题的。"这种方法使患者无法或不愿意进一步将他的害怕与焦虑表达出来。他可能会觉得护士无法理解他或不愿意了解他的真实感受。这样的话听起来似乎给人以鼓舞，但却并不恰当或令人满意。

4. 急于陈述自己的观点或迅速提出结论　很快地对一个问题做出解答的做法通常只能回答问题的一部分（或许是没有意义的部分）。一般人很少在谈话之初就说出他们的真正重点，通常需要时间去"想一想"他们要说的话，以表达出真正困扰他们的焦虑及问题。过快提供结论不仅无法让患者说出他们的问题，也阻断了刚开始所要表达的情感和信息，无疑会使之感到被孤立和不被理解。

5. 不适当地引用一些事实　太快地提供给患者事实可能会妨碍患者将他的真实感觉表达出来，引用与之无关的事实的做法会使对方产生不被理解的感觉。在沟通过程中很容易发生信息传递受阻或曲解的现象，使患者无法表达真正的感觉。在这种情况下，护士应以真诚的态度、适当的沟通技巧来解除沟通被破坏的局面。

沟通既是一种科学的工作方法，同时也是一门艺术，是护理工作中的一个重要的环节。良好的护患沟通，可使患者对护士的服务能正确理解，增加对护士的信任感，而患者的信任和理解又可增强护士的自我价值感，从而拉近护患双方的距离，逐步建立起相互尊重、理解、信任、支持、平等、合作的护患关系。从而更有效地满足患者的身心需要，使患者真正接受科学的、整体的、全方位的现代护理。

第三节　护患冲突与护患关系的调控

护患关系是社会人际关系的一部分。护理工作中的人际关系是在护理过程中所形成的、建立在个人情感基础上的人与人之间相互吸引及排斥的关系，反映人与人之间在心理上的亲疏远近距离。这种关系使双方均产生一种相互影响的心理性联结，一般具有一定的感情色彩，以喜欢、信赖、接近、厌恶、回避或仇恨等方式表达出来。

随着社会的进步和医学模式的转变，人们的道德观念、价值观念在变化，患者参与意识、法制意识、平等意识日益增强。而护理人员由于受传统的工作模式、服务意识，以及护患沟通不良等因素制约，往往引发矛盾导致护患冲突，如果对冲突处理不当则极易引起护患纠纷。因此，护士应明确护患冲突的概念、表现形式、调控技巧等，持续改进护理服务质量，在为患者获得健康这一共同目标的前提下，促进护患关系的融洽和协调，建立起良好的护患关系。

一、常见的护患冲突

护患冲突主要是指两个或两个以上个体、群体之间在目标、观念、行为期望、知觉的不一致时存在的互不相容或互相排斥的紧张状态。护患冲突是一种矛盾的表现形式，常常表现为双方的需要、欲望、态度、利益、要求等不相容引起的对立或争斗现象。

（一）护患冲突的表现形式

不同的人在冲突时有不同的反应，由此出现了人们在应对冲突时采取的多样化的表现形式。美国专家 Adler 和 Rodman 教授总结出冲突中的四种表达方式，同样适合于护患冲突的表现形式。

1. 不应对　冲突发生时没有能力或不愿意表达自己的思想或感觉称为不应对，这是人们处理冲突普遍使用的方法。不应对可以有不同的表现形式。一种形式是回避，这种回避可以是生理的，也可是口头的，如在冲突时不发言或在争论发生时改变话题。妥协是另一种不应对形式，妥协对待人际冲突的态度是放弃，将对方的需求放在自己的前面，避免双方矛盾激化。

2. 直接攻击　与不应对冲突形成对比的是直接攻击的方式，这种方式是直接面对冲突。如冲突一方使用攻击性语言回应对方。另一种直接攻击的形式更多来自于非语言信息，如表情、姿态、动作等。

3. 间接沟通　最清楚的沟通并不一定是最好的沟通途径。间接沟通在冲突中表示的是一种迂回的态度，以维护对方的脸面。虽然间接沟通缺乏攻击和声明的信息，它比前面介绍的不应对形式具有更多的主动性。间接沟通的目标是在满足自己需要的同时避免唤起他人的敌对情绪。由于能为对方维持面子，间接沟通常比直接坦率诚实的沟通能收到更好的效果。另一种情况人们采用间接沟通是为了保护自己。由于其上述优势，间接沟通是人们在人际冲突时应用最多的方式。但使用间接沟通也存在其局限性，就是有时会引起对方的误解或你不能得到对方真正所想传递的信息。如果在工作中明确和直接是你的目标，那你最好直接使用明确说明的途径进行沟通。

4. 直截了当　直截了当的人在处理冲突时采用的技巧是清楚和直接的方式表达自己的需要、想法和感觉。他们在很多时候显示出的态度是他们可以解决问题并能使大家满意。抱着这种积极的态度来处理冲突，并不能保证直截了当的沟通效果总能如人所愿，但至少在冲突发生时提供了最好的行动机会。

（二）常见的护患冲突

护患之间在接触中产生的矛盾时有发生。冲突有时容易使双方产生偏见、形成彼此隔阂，以至减少沟通和交往，使本来已经建立的人际交往关系中断或破裂。因此，了解和防范护患人际间的冲突也是组织人际关系管理的重要内容。

1. 治疗因素导致的护患冲突　在护患关系中，首先是护士与患者之间产生的治疗性关系。随着生物心理社会医学模式的进展，人们的健康观、医疗观发生了重要变化，然而有些医护人员仍停留在传统的医学模式上，看不到或不重视情感、思想、意识等心理、社会因素对治疗的影响。在一些大医院里，医学高技术广泛应用于临床诊治，自动化、信息化、遥控化的诊治手段普遍被采用，通过仪器、设备等高技术服务设施可以获得患者的生理、生化指标等数据，为诊治提供重要依据，而传统的视、触、叩、听，望、闻、问、切基本检测手段正在淡化；护士病房巡视的主动意识伴随床边对讲系统和各种监护仪的现代化正在逐步退化。这种人机化的趋向，淡化了护患之间的情感交流，也淡化了护患关系的人文色彩，造成护患彼此期望值上的较大落差，严重影响了护患关系。另外，医疗护理是一项高风险的职业，人类对自身的研究和对疾病的认识到目前为止还是相当有限的，医学科学仍存在诸多的未知数，但许多患者及其家属并不能完全理解，他们无法承受治疗带来的副作用，更不能充分考虑其特殊性、未知性、风险性和可变性，严重影响了护患关系而导致冲突发生。

2. 道德因素导致的护患冲突　在我国医学几千年的历史发展中，形成了优良的护患道德传统。解放以来，护患道德关系不断加深，毛主席提出的"救死扶伤，实行革命人道主义"、"对技术精益求精，对人民极端负责"以及"全心全意为人民服务"一直是广大医护人员的行动指南。在"以病人为中心"等服务理念的影响下，护患之间在互相理解、互相信任、密切配合、关系融洽的环境下，医疗护理服务质量的水平达到最高限度。护患之间的道德修养是双向的，近年来在护患道德关系上也出现一些不令人满意的现象。在现实生活中，少数医护人员医德修养不够，缺乏以病人为中心的服务精神，工作不负责任，对分科界限不清疾病的患者相互推诿，以致延误诊治。对急诊患者或疑难患者怕担责任，一推了之。而少数患者及其家属不讲就医道德，不遵守医院各项规章制度，不尊重护士的人格和尊严，对护士不理解、不尊重，稍不如意就横加指责、谩骂，甚至出现殴打护士现象，干扰了正常医疗秩序，给护士心理造成重大压力，信任危机使护患道德关系严重恶化。

3. 人文因素导致的护患冲突　现代护理观强调以人为本、以病人为中心的人文关怀主要通过护患沟通来体现。护理过程中，可能由于患者个体的差异，如种族、宗教信仰、思维与行为方式、人文背景等不同，形成了不同的心理、生理特点，影响着每个患者的行为、价值、习惯、健康的理念和求医的态度。因此，医学领域的多元文化护理体现了一个共性问题，那就是患者需要沟通。护理过程中的护患双方应该有足够的沟通，从而达到促进健康的共同目的。例如，护理操作中最简单的操作如口服药，要求患者在护士的指导下，了解药物的作用，服药时间与注意事项，并主动参与到这项操作中来，患者操作的正确方法很大程度上依赖于护患间的有效沟通，如果护士在进行指导时，没有针对患者的多元文化特点，可能导致护患沟通不良，继而导致患者操作失误而引起护患矛盾。另外，护理过程中，护士在尊重患者的同时，更要尊重其人格及权利，如果不能认真对待，一句不经意的话语，或一些不良的习惯性言行，都有可能被患者或家属看作无法忍受的侵权行为，从而导致护患冲突的发生。

4. 经济因素导致的护患冲突　护患之间的经济关系是伴随着治疗关系的建立而形成的。20世纪80年代后，随着社会主义市场经济体制的建立，卫生部门开始改革传统的计划管理体制，向社会主义市场经济体制接轨，采用以市场为导向的改革模式，形成计划市场型卫生体制，它包括对公共的卫生服务进行收费，促进商业私人保险的发展以及分权的管理方式。医疗体制的改革，首先使建国以来卫生事业特有的公益性和福利性受到冲击，患者个人负担的费用比例逐渐上升，导致冲突隐患。其次，我国人口众多，现有卫生资源仍不能满足日益增长的医疗卫生保健要求，存在着"看病难、住院难、手术难"等状况，在供需矛盾的情况下，一些地方出现了医疗服务商品化倾向，在医患关系上有经济化的趋势。商品经济的等价交换原则已渗透到医患关系中，甚至出现了权钱交易等不正之风，如收受红包、药物回扣等不良现象，严重影响了护患关系。另外，医疗卫生行业是社会的一大窗口，社会民众对医疗行业的反映很大程度上是社会矛盾的表露，医疗体制自身存在的弊端和不良行为，常常导致患者及其家属向医疗机构和医护人员发泄不满，造成恶性冲突；但也有无中生有，故意拖欠医疗费用，甚至寻衅滋事者，这种社会公正信念的严重扭曲，使护患之间的经济关系紧张，导致冲突发生。

5. 法制因素导致的护患冲突　随着社会的进步，护患双方对保护各自权益和自觉履行各自职责的观念日益强烈，但与医疗行为相关的法律法规不健全，这也是导致目前护患关系紧张的另一重要原因。首先，高技术的临床应用引来了一系列的社会伦理问题，如利用高技术进行性别鉴定；人工授精、体外授精带来的家庭道德、社会问题；器官移植中供体来源和卫生资源分配中的公正问题等，都直接涉及护患关系。其次，在护理实践中，护理人员缺乏法制意识，违反医疗法规而常常引发护患冲突。如忽视患者的隐私权，议论患者的隐私，擅自公开患者的健康状况资料等；忽视患者的生命健康权，延误或拒收病人以及忽视患者的知情权、同意权等，直接导致患者不满。应当承认，适当的舆论监督是保障患者合法权益所需要的。但是近年来，个别新闻媒体对医疗纠纷、医患关系、尤其是高额医疗索赔等问题进行了不适当的报道，以寻求大众的青睐和轰动效应，有些媒体刻意炒作医疗纠纷的新闻，对医疗界的个别不良现象大肆宣传，严重影响了护患关系。

6. 服务因素导致的护患冲突 护士的服务水平、服务态度也是引发护患冲突的主要原因。在目前市场经济的大潮中，少数护理人员的思想观念、价值取向、生活追求、职业道德发生了偏移，工作中服务态度不端正，缺乏以病人为中心的服务理念。在医院里护患接触最多，护士的某些语言和行为往往被患者看成是医院的普遍现象，而同时患者对医院所带有的一种防范和不满心理，极易成为产生护患冲突的导火线。良好的护患关系是建立在平等、协调的基础上的，这是我们提倡的双向平等、双向尊重的关系。患者到了医院，因缺乏医学知识，对自己所患疾病便考虑很多，希望能够得到护理人员更多的关心和同情，但个别护士因工作繁忙无法与患者多交谈，或对患者的提问不予理睬，甚至出现冷嘲热讽，恶语伤人的现象，造成护患之间的不信任。这种不信任感极易使患者对治疗护理过程不满意，吹毛求疵，引发冲突，从而导致护患纠纷。

二、护患关系调控

（一）促进良好护患关系的方法

护理工作的最终目的是最大限度地帮助服务对象保持、恢复和促进健康，或帮助临终者安详、有尊严地逝去。护患关系的质量可以影响人们健康的程度和疾病的转归，而且对保障及恢复患者的心理健康有重要的意义。因此，护士必须掌握促进良好护患关系的方法。

1. 创造良好护患关系的气氛及环境 人际关系是人的各项心理品质在人际交往中的应用。护士在整个医疗过程中，扮演着举足轻重的特殊角色，是医生、护士、患者及家属关系中的重要环节。这就要求护士善于处理人际关系，使医疗过程中的各种人际关系融为一个和谐的整体，建立一个有利于患者早日康复的和谐、安全、支持性的人文环境，让患者在接受治疗及护理服务过程中保持良好的心理状态，尽可能地发挥自己的潜能，最大限度的参与治疗、护理及恢复健康的活动。

2. 尊重患者的权利及人格 护士在与患者交往过程中，应该充分尊重患者的权利及人格，平等地对待每一位患者，并为患者创造温暖关怀的环境，使患者感到被接纳及理解，减少患者由于疾病而造成的焦虑、孤独、猜疑等心理，以发展良好的护患关系。

3. 与患者建立充分的信任关系 信任感的建立是良好护患关系的前提，而建立充分信任关系的基础需要护患良好的沟通。信任是一个人能依赖他人进行交流的一种个人愿望，包括对一个人不加评判的接纳。信任感在人际关系中有重要的作用，它有助于交往的双方产生安全感，使人感受到别人的关心及重视。同时信任感的产生可以创造一种支持性的气氛，使人能够真诚、坦率的表达自己的价值观、感情、思想及愿望。

4. 良好的人际沟通技巧 护患关系的建立与发展，是在双方沟通过程中实现的。"言为心声"，有效的沟通将产生良好的护患关系，缺乏沟通或无效沟通会导致护患之间产生误解或冲突。良好的沟通技巧是建立及增进护患关系的基础。护士可以通过语言及非语言的沟通技巧，运用移情、倾听、证实、自我暴露等技巧与患者进行有效的沟通，融情感服务、人文服务于技术服务之中，从而使护士了解更多有关患者的健康状况、心理感受等方面的信息，更好地满足患者的需要。同时通过双方良好的沟通交流，增加了彼此的了解及信任，促进了护患关系的发展。

5. 为患者树立角色榜样　确立换位思考理念，用一种理解、关爱的态度接纳患者，营造关心、尊重和理解的人性化氛围，感悟患者所承受的社会心理负担，促进患者的角色转换。

6. 健康的工作情绪，饱满的工作热情　在工作中提高自己的情商修养，应时刻注意自己的情绪，控制自己的情绪，了解患者和家属的情绪，维系融洽的人际关系。在与患者交流的过程中，注意不要将自己的观念强加给患者，应以敏锐的洞察力掌握患者的情绪，理解患者的心境，及时觉察患者的真正需要。

7. 全面提高自身业务素质　为避免护患冲突，护理人员不仅应具备高尚的职业道德，还必须有适应工作需要的专业知识和娴熟的操作技能，只有掌握现代医疗护理科学的知识和技能，才能更好地为患者服务，真正做到病人至上、德术并举，才能有效地避免护理工作中的冲突和纠纷。

8. 正确对待和处理护患冲突　护患冲突存在客观性、时代进步性、层次监督性三大特征，说明它是一种监督、制约、社会进步的表现，是推动医院发展的动力。当出现护患冲突时，说明患者在接受治疗、护理、服务过程中有不满意的地方，向医院提出了意见和建议，这是他们应有的权利，也是对医院工作的一种客观评价和有效的监督。护士应采取积极的态度防范和处理护患冲突，与患者建立沟通渠道，以尊重、理解、同情的心态与之对话，仔细解释，以增进相互理解和信任，控制事态的扩大，维护自身和患者的合法权利，促进护患关系的正常化发展。

（二）处理护患冲突的基本策略

对许多人来说，隐性的冲突常常是导致人际关系压力的原因，因为人们认为持续存在的冲突就意味着良好的人际关系开始出现变化。无论人们抱着如何美好的愿望，没有冲突的世界是不存在的。理智地讲，有人群的地方就会有人际冲突。虽然冲突不能随人们的意志而消除，但有效地协调人际间的冲突则是可以做到的。

人们对冲突的认识是一个逐步变化的过程。传统的观点认为，所有的人际冲突都具有破坏性，应该避免；随着人们对冲突理解的加深，人类关系学说观点认为冲突是所有组织中自然发生的现象，人们应该接受冲突的存在；相互作用观点则认为一定水平的冲突能使组织保持活力，通过冲突使人们自我反省，并认识到改革变化的必要性，冲突对组织的生存是有利的。许多事实表明，"冲突"导致的不良影响或危害并不是来自冲突本身，而是人们处理冲突的态度和方式。人们也只有在正确认识冲突的基础上，妥善对待和处理冲突，才能更好地发挥冲突的有利一面，控制冲突对个人或组织的不良影响。

美国教育心理学家戴维·约翰介绍的两维方式解决冲突具有实际操作意义，同样适用于护患冲突的调控。戴维认为，当人们面临冲突时，一般应从两方面进行考虑：一是满足需要和实现目标；二是维持与对方的人际关系。在冲突过程中，自己目标或利益的重要程度和两人关系的重要程度将对处理冲突的方式产生直接的影响。考虑到个人利益和两人关系两方面的因素，按照两维方式处理冲突有五种基本途径：回避、强迫、顺应、折中、协商。

1. 回避　在冲突发生时对自己的目标和人际关系采取放弃的态度，避免与对方本人和他的观点进行直接冲突，回避是最好的解决方法。回避的行为特点是躲避，不合作。有时冲突一方采取回避方式的目的是希望通过回避使双方都冷静并能控制自己的情绪，以便更好处理矛盾。

2. 强迫　当个人全力以赴、不惜代价实现自己的目标或争取自己的利益，甚至不惜伤害他人，这种方式就是强迫。其行为特点是武断、不合作。当个人目标对自己非常重要，而人际关系不那么重要时，可采用这种方式解决冲突。但需注意，切记不要强迫你还要与之继续保持人际关系的人，比如你的服务对象或者工作关系密切的同事。

3. 顺应　为了尽最大可能性保持双方的最好关系而放弃自己的目标，称为顺应。当目标对自己的重要程度不高，而人际关系对自己来说高度重要，如与服务对象、或家庭成员间、知心朋友等人际关系，在解决冲突时就可以选择顺应的方式。另外，顺应还可降低冲突双方的对抗程度，如为患者静脉输液时，无法做到一针见血，护士向患者说一声对不起，这并不表示你做错了事，而是对双方所处的情景抱歉。

4. 折中　在冲突中采取放弃部分个人目标满足部分人际关系以求双方达成一致的方法叫折中。当目标和关系都相对重要，双方不能满足自己的全部需要时，就可采取折中的方法解决冲突。

5. 协商　如双方都愿意尽最大可能满足自己的目标和维持双方关系，就需要通过协商解决冲突。制定协议的目的就是满足双方需要并减少双方的负面情绪或感觉，当目标和关系对个人都很重要时，就可通过协商途径解决问题。

每一种解决冲突的策略都有自己的应用情景，应用时应根据目标和人际关系对个人的重要程度，结合冲突的具体情况，在五种策略中选择合适的处理方式。最后，对冲突的处理还有几点建议：正确理解冲突，不要回避或忽略冲突；处理冲突时尽量通过"双赢"途径，避免出现一输一赢的结果；当时间紧迫时，可采用折中方法解决冲突；另外，幽默感在协调冲突过程中有时也会收到意想不到的效果。

总而言之，护患关系是一种复杂的人际关系，其具有公共关系属性，在处理护患关系时，不应仅停留在处理好护患双方个人关系上，而应从医院与公众、医院与社会、医院与舆论的角度来认识和处理。护患关系的调控不仅与护士个体有关，还与医院的管理、社会经济水平、文化水平、法制的健全以及医疗保险制度有关。需要社会各阶层的共同努力，才能促进护患关系的良性调控。

（黄华兰）

第八章 患者心理

第一节 疾病行为与患者角色

一、疾病行为

疾病行为是指当一个人自觉不舒服，或身体出现一些器质性的不正常征象时，把主观的病感体验以一定的行为表现出来，包括理解、估计与行动。

疾病行为的表达随病情不同而表现不同。一般来说，自觉症状明显的急性病或严重疾病的个体的疾病行为容易出现。如有人突然发现自己大便中有鲜血，便会高度警觉，且会转告他人并及时就医；而慢性疾病则不易被发觉，甚至躯体是否有病自己还不清楚，并且社会功能不受影响，在这种情况下，疾病行为就不一定显现出来。疾病行为可从以下三方面来判断：

（一）病灶

这是一个客观指标，也可以理解为体征，是指机体的组织器官的正常结构或功能遭到破坏而产生的，大部分情况下可通过各种检查发现的异常，而病人不一定能体验到。

（二）病感

这是一个主观性指标，可以理解为症状，是指由于疾病对身体有明显的影响，个体产生疼痛、疲乏无力、周身不适等主观体验。

（三）社会功能异常

是指机体与外界环境协调的障碍，病人不能工作，不适应社会环境，社会活动能力遭到破坏。

以上三种情况并不同时出现，许多病人只有其一。比如定期体检或健康普查时都会发现一些病人，甚至是身患严重疾病的病人，但本人并没有病感，社会功能也无障碍。痰液细胞学检查发现的早期肺癌，胃脱落细胞学检查发现的早期胃癌，均属于此种情况。但随着病情的进展，后期可以出现自觉症状，如果病人坚强，仍能坚持工作，虽有病灶、病感，但无社会功能异常；到疾病晚期，病人症状严重、体力虚弱、力不从心，这时社会功能受到限制，以上三者就都具备了。

二、患者角色

患者角色（sick role），又称患者身份。当一个人被宣布患病之后，就获得了患者角色，其原有社会角色便被患者角色部分或全部替代。如患者可以因患病而减轻或不承担工作重任、家务劳动，获得医疗服务及同事、家人的照顾等。

（一）患者角色的权利和义务

患者角色如同任何社会角色，有其相应的行为模式，被赋予相应的权利与义务。

1. 患者角色的权利　患者角色所享有的权利主要包括以下 4 方面：

（1）享有医疗服务：即患者有得到医护人员为其诊治疾病、维护健康的权利。疾病诊断过程中，患者有向医护人员了解自身病情及预后、治疗措施及过程等的权利。

（2）得到尊重：即需要得到他人的理解、尊重，有权批评、拒绝有损患者尊严或利益的医护行为等。

（3）免除或部分免除社会责任：即患者具有卸去其职业、家庭角色所必须承担的职责义务的权利，如个体可在其患病期间暂时休学或不上班等。

（4）保护个人隐私：即患者有要求医护人员为其疾病诊治过程中所涉及个人隐私保密的权利。如患者因疾病诊治需要向医护人员谈及家庭史、婚恋史时，要求医护人员理解，尊重并保护其隐私权。

2. 患者角色的义务　患者角色终究是个体因患病而转换的另一种社会角色，患者必须对家人、社会等承担以下义务。

（1）主动寻求诊治：即患者为家庭、社会角色承担不讳忌就医的义务。如某"一家之主"患病，给家庭造成精神、物质的较大损失，若他不承担寻求诊治的义务，势必给家人造成更大损害。

（2）积极配合诊治：即患者为诊治疾病调动主观能动性，积极配合医护人员诊治。大量临床实践表明，无论患者的病情轻重，是否积极配合诊治对其疾病预后具有重要影响。

（3）减少或杜绝疾病传播：即患者有防止疾病进一步传播的义务。如烈性传染病、SARS、艾滋病患者应从道义上承担主动接受隔离性诊治，以免感染其他人。

（二）患者角色的行为特征

1. 原有角色退位　是指个体的"患者角色"获得优势或主导地位后，其原有角色退至次要、服从的地位。如患者为诊治疾病不得不迫使原有社会角色暂时退居次位，甚至完全以患者角色取代原有角色。

2. 自制能力减弱　患者被人们视为不幸、需要同情与呵护的弱势人群。个体一旦获得患者身份，便获得了更多关注、体谅和包容。患者大多持"疾病乃超出个人意志所控制范畴"的观点，加之疾病所致身心失衡、情绪多变等，易产生对医护人员、亲友的依赖，其适应、自我调控能力等有不同程度下降。

3. 求助愿望增强　无论健康时多么自尊、好强、独立，在疾病状态下很少有个体能独立排遣病痛，患者求助于他人的愿望显著增强。如表现为主观夸大困难或困境，怀疑自己解决问题的能力，过度依赖他人等。

4. 康复动机强烈　面对疾病造成的身心危害和损伤，强烈的康复动机易致患者"病急乱投医"，甚至道听途说地选择康复捷径，结果却"欲速则不达"。如有大手术患者，只知补充营养重要，却不懂得如何科学、合理地安排饮食，甚至违反进食规律，导致术后并发症等严重后果。

5. 合作意愿加强　个体进入患者角色，归属新的人际群体，取得他人理解与支持等需要均可强化患者与人合作的意愿。历经患者角色者则视良好人际合作为身心康复的适宜氛围，大多愿意积极配合医护人员诊治疾病。

（三）患者角色模式

个体进入患者角色，都会有适应与否的问题。有人适应较快，有人适应较慢；有人适应良好，有人适应不良。患者角色行为适应不良，对其康复进程不利。综合起来患者角色模式主要有以下几种模式。

120

1. 角色行为冲突　指患者不愿或不能放弃原有角色行为，与患者角色行为彼此冲突的现象。此类患者虽自知有病需要就医，却又因其他社会角色责任或利益影响其行使患者角色的权利、义务。如有人因公务繁忙而无法安心就医；有人因牵挂家人中断疾病诊治；有人怀疑自己染有肝炎想就医，又担心确诊后遭人遗弃而长期回避就医；有人发现心脏疾患时适逢人才选拔考核，因担心前程受阻而拖延就医等。

2. 患者角色缺如　指患者意识不到或不愿承认自己是患者，拒绝认同患者角色的现象。如有人因缺乏医疗常识不会识别疾病而不能认同患者角色；有人因经济拮据而不愿承受高额医疗费用等未进入患者角色。此类患者易忽略自身疾病的严重程度或后果，仅凭主观感觉行事。

3. 患者角色减退　指个体进入患者角色后，由于家庭生活、工作环境变化而迫使其患者角色淡出的现象。如家庭生活中的突发事件、工作岗位变动等，均可导致患者角色减退。一些患者大病未愈便急于脱离患者角色，甚至参与不符健康状态的超负荷活动，导致疾病转归过程受挫等。

4. 患者角色强化　指个体进入患者角色后因过度认同疾病状态而致其"患者角色行为固定"，对康复后回归原社会角色忧心忡忡。如过度关注所患疾病，依赖医疗机构和亲友的帮助、照顾；不愿承认病情好转或痊愈；对脱离医护人员呵护、重返社会角色缺乏信心等。其中某些个体为逃避社会角色的责任、义务，或为获得某些切身利益而采取称病模式，如为博得亲友的关爱和照料，略有不适便称病就医；被他人不慎碰撞后并无大碍，却夸大伤情向对方索取经济赔偿；为摆脱某种困境，百般纠缠医生出具诊断证明等。

5. 患者角色恐惧　指患者以消极的疾病认知夸大其疾病严重后果，对疾病与预后悲观，在疾病诊治过程中常出现担心、害怕等负性情绪反应的现象。如一些患者过于紧张，处处小心谨慎，对其"病感"高度警觉，惊恐不安。

三、患者就医行为的基本类型

就医行为，指个体感到身体不适、有"病感"或出现某些症状，主动请求医疗机构或医护人员给予帮助的行为。患者的就医行为大致分为以下 3 种基本类型：

（一）主动就医行为

主动就医行为指人们察觉"病感"或经他人提示并认同自己有病时，主动前往医疗机构或要求家人陪同就医的行为。该类就医行为在就医个体中占绝大多数。

（二）被动就医行为

指个体在产生"病感"后未发生就医动机，在他人催促或强迫下不得已而形成的就医行为。被动就医者，在主动察觉"病感"者中也不少见。一些人在家中备有常用药，略有不适，便以自行服药等办法应付。

（三）强制就医行为

指个体虽自知患有对本人生命形成威胁或对社会、公众形成危害的严重疾病，却无"病感"或就医动机，甚至讳忌就医而被他人强制送去就医的行为。如严重急性呼吸综合征（SARS）流行期间有人染病而拒绝就医，就必须对其采取强制就医行为，以免延误其疾病诊治时机并殃及他人健康；严重抑郁症患者拒绝就医，他人若不强行使其就医很可能发生患者自杀的悲剧。

患者的就医动机和行为，事关能否与医护人员密切合作、积极参与疾病诊治。一般认为，被动就医或强制就医者的疾病诊治主观能动性以及与医护人员的合作程度不及主动就医者。了解并区分患者的就医行为，可指导医护人员对患者实施针对性导医行为，确保每个患者及时、恰当的诊治疾病。

四、患者就医行为的影响因素

（一）疾病认知

疾病认知是指对于疾病的严重程度、预后及康复进程的认识。对疾病的认知适当与否，是影响患者就医行为的最主要因素。"病情严重但预后良好"的疾病认知，通常可促使患者主动积极就医；而"病情较轻，或预后不良，或康复进程过长"等疾病认知，则可能导致患者及亲属的消极就医行为。

（二）就医环境

就医环境主要包括就医场所的行医理念、医疗设施、医疗水平、交通状况等。就医环境与人们的就医期望吻合与否，也是引发相应就医动机及行为的因素。一般地说，行医理念越贴近患者、医疗机构设施越先进、医疗水平越高、通往医疗机构的交通条件越便捷，越易激发患者的就医动机、促成患者的就医行为。

（三）就医经历

患者的就医经历对就医行为多产生继发性影响，尤以首次或急危重症情形下的就医经历，对患者日后的就医行为影响重大。就医经历主要与患者对其曾就医的医疗机构及医护人员的满意度有关，如疾病诊治疗效如何、是否有创伤性检查所留下的痛苦记忆等。一般既往就医满意度高者，日后大多持积极就医动机与行为；既往就医经历有较强挫折感者，日后易导致消极的就医行为。例如，某患者曾因有创检查留下深刻痛苦体验，日后很可能因惧怕有创检查而放弃就医。

（四）就医经费

就医经费对患者就医行为的影响，主要取决于医疗费用高低、就医个体所承担的经费支付比例、人们对医疗经费的价值认同等。一般有医疗保险、无需承担高额医疗经费者的就医行为较主动；而无医疗保险、需自行承担高额费用、不能对所支付费用产生价值认同的个体，其就医行为大多比较消极。随着医疗体制改革的不断推进，相当一部分患者因无法适应从享有全额医疗保险到必须自己承担一定就医经费的变化，其就医行为可能从既往的主动就医行为模式，转变为较被动的就医行为模式。

（五）社会支持

社会支持包括亲友及单位等对患者就医行为的态度、个体的工作待遇及职业发展目标等。一般情况下，亲友、同事的关注和支持，有利于促成患者的主动就医行为；但个体的较高职业发展目标及繁忙的工作安排等，则会妨碍其就医行为。例如，有人担心患者角色会影响其职业发展和社会地位，对就医行为患得患失；有些人则因事业心强，无暇顾及自身健康状况的下降，常采用被动就医行为模式。

（六）个体人格

患者的就医行为还与其性格倾向、痛苦体验、生存动机等个体人格因素密切相关。一个人乐观开朗与否、痛苦体验是否敏感、生存动机是否强烈等，均可影响其就医行为。生存动机强烈者、痛苦体验较敏感者、对疾病预后乐观自信者，其就医行为通常比较积极；反之，易导致消极的就医行为模式。

第二节 患者的一般心理

一、患者的需要

医护人员比较熟悉患者的一般需要，如尽快确诊、有效治疗、舒适环境等，但患者的一些其他心理需要常被忽略。

（一）需要尊重

患者作为"弱者"，自我评价往往较低，但对别人如何看待自己极为敏感，自尊心易受伤害。患者希望得到他人的理解与尊重，特别是希望得到医护人员的关心和重视，从而获得较好的治疗和特殊对待。不同社会角色的患者常有意无意地透露和显示自己的身份，让别人知道他们的重要性，期待医护人员对他们特殊照顾。

尊重的需要若不能满足会使人产生自卑、无助感，或变为不满或愤怒。因此，医护人员应当尊重患者，避免那些会伤害患者自尊心的行为，如以床号代替姓名称呼患者，在公开场合议论患者的隐私等。

（二）需要接纳和关心

患者入院后改变了原来的生活规律和习惯，进入到一个陌生环境。患者需要尽快地熟悉环境，需要与病友沟通，被新的群体接纳。

（三）需要信息

患者需要了解自己患的是什么病，疾病会发生什么变化，应该采用什么治疗手段，疾病的后果如何等等。但往往不能从医护人员处得到足够的信息。Korsch 及 Negrete 对儿科患者的研究发现，有 1/5 的母亲未能得到孩子患什么病的信息，有 1/2 的母亲不知道孩子的病程多长。

患者入院后在适应新环境中需要大量信息。首先需要了解住院生活制度、住院程序、疾病的进展与预后以及如何配合治疗等。其次需要及时了解家人的生活、工作情况。同时还需要得到单位、领导和同事的工作及事业方面的信息。总之，患者需要得到来自医院、社会及家庭的信息刺激和情感支持。

（四）需要安全

病人因受到疾病的威胁易产生不安全感，而安全感是患者最普遍、最重要的心理需要。患者需要了解自己的病情，希望生命不要受到威胁，希望得到可靠、确切、安全的治疗而又无痛苦等。患者把安全感和早日康复视为求医的最终目的。医护人员对患者进行的任何重要的诊治措施都应事先耐心细致的解释，以增强患者的安全感。

（五）需要和谐环境、适度活动与刺激

住院患者被束缚在病房这个狭小单调的"小天地"里，往往会产生单调乏味感。加之活动范围小，平日的工作和生活习惯受到限制而处于被动状态，患者总感到无事可干，度日如年。因此，患者需要生活在一个和谐的环境里，不仅需要安静和舒适的医院生活，同时还需要适当的活动与刺激，以调节和改善自己的情绪。医护人员可根据患者的具体情况和医院的客观条件，安排适当的活动和有新鲜感的刺激，以满足患者的需要。

二、患者的常见心理问题

（一）焦虑心理

人们对环境中一些即将面临的、可能会造成危险或威胁的重大事件，或者预示要做出较大努力的情况进行适应时，心理上出现紧张和不愉快期待，这种情绪就是焦虑。

患者的焦虑可分为三类：①期待性焦虑：即感到即将发生、但又不能确定的重大事件时的不安反应。如患者感到自己患病，但又尚未明确诊断，对自己患了什么病、病的性质和程度及预后情况不了解时的焦虑心情。②分离性焦虑：患者因为住院不得不与自己的配偶、子女、父母、家庭、同事以及熟悉的环境分离，离开了维持心理平衡和生活需要的环境和条件，产生分离感，并伴随焦虑情绪产生。依赖性较强的老年人和儿童较容易产生分离性焦虑。③阉割性焦虑：是一种自我完整性的破坏和受到威胁时所产生的心理反应。需要手术的患者，最容易产生这类焦虑反应。

引起焦虑的因素有：①对疾病的病因、转归、预后不明确或是过分担忧。患者希望对疾病做深入的诊断，但又担心会出现难以接受的结果，他们反复询问病情，对诊断半信半疑，忧心忡忡，因而产生焦虑。②对某些创伤性的特殊检查不理解或不接受。患者对即将发生在自己身上的检查程序茫然不知，特别是不了解某项检查的必要性、可靠性和安全性，常引起强烈的焦虑反应。③手术所致焦虑。大多数患者对手术有顾虑和害怕，特别是愈接近手术日期，患者的心理负担愈重，焦虑和恐惧愈明显，甚至坐卧不安，食不甘味，夜不能寐。④医院环境的不良刺激。例如看到危重患者，特别是看到为抢救危重患者而来回奔忙的医护人员，产生恐惧和焦虑，好像自己也面临威胁。⑤某些疾病的临床表现如甲亢、更年期综合征常伴有焦虑。⑥特质性焦虑，与患者的心理素质有关。

一定程度的焦虑反应可以调动机体的心理防御机制，有利于摆脱困境。但长期过度的焦虑会导致心理上的不平衡，妨碍疾病的治疗和康复。

（二）恐惧心理

恐惧也是患者常见心理反应之一，有害怕、回避、哭泣、颤抖、警惕、易激动等表现。生理方面可出现血压升高、心悸、呼吸加快、尿频、厌食等症状。恐惧与焦虑的区别在于恐惧是有比较具体的危险或威胁，威胁不存在时，恐惧也就消失。有些检查和治疗，如剖腹探查、骨穿、碘油造影、腔镜检查、放射治疗、截肢、摘除器官或切除病理组织等，确实给患者带来疼痛、不适和痛苦，引起患者情绪过度紧张，惧怕检查和治疗带来副作用，甚至担心再添新病，难以接受检查和治疗。出现上述情况，医护人员应有针对性地进行心理疏导和心理护理，把可能给患者带来的痛苦和损伤作适当的说明，并给予安全暗示和保证。同时还应向患者说明各种检查的必要性，说明副作用与不治疗和病情发展两者之间的利害关系，以使患者权衡轻重，减轻恐惧心理，主动配合检查治疗。

（三）抑郁心理

抑郁是一种消极的情绪反应，常与患者的可能丧失和实际丧失有关联，其显著特征是心情低落。正常人也经常以温和方式体验到抑郁情绪状态。作为病理情绪，抑郁指持续时间较长的，同时使心理功能下降和社会功能受损的消极情绪状态。

产生抑郁的原因包括：①危重患者或有严重丧失的患者常易产生抑郁情绪，如器官摘除、截肢或预后不良的患者。②病情加重时常会产生忧郁。③易感素质者易产生忧郁。这些人性格内向，易悲观，将生活看得灰暗，总认为事情的将来会比现在更糟，缺乏信心，表现孤独。④病理生理因素。如分娩或绝经期的激素变化等，均可能发生忧郁。⑤有些疾病目前没有好的治疗方法，虽经多种方法治疗，但一直疗效不佳，患者长期经受疾病折磨，非常痛苦，渐渐对治疗丧失信心，产生抑郁情绪。

任何疾病都可能出现抑郁心理，但并非都是有害的。患病过程中，抑郁可使患者重新分配能量，具有保护意义。但在恢复期，对患者的康复是不利的，这时医护人员要以高度负责的服务态度温暖患者的心，努力使患者改变想法，引导和鼓励患者做些力所能及的活动，培养兴趣，树立信心，使其看到希望，消除负性情绪反应。

（四）孤独感

孤独感或称社会的隔离。患者感到无聊、陌生、度日如年，可伴有不安全感，表现为谨慎小心，不主动与医护人员说话，不愿与人接触，有问题不敢问，不随便与病友交谈，盼望着亲友早来探视，病未痊愈就想回家等。

住院患者远离亲人，周围都是陌生人，与医护人员交谈机会较少，很容易产生孤独寂寞感。特别是长期住院患者感到病房生活单调乏味，有的整夜失眠，烦躁不安，有的干脆起来踱步。由于病房内病种形形色色，病情多变更加重了患者的不安全感和孤独感。医护人员应关心理解患者孤单寂寞的心情，耐心安慰患者，尽量满足患者的心理需要，安排亲人探访或陪伴，组织病友间交谈，多与患者交谈等。

（五）依赖心理

患病后患者大都产生一种依赖心理。患者往往对自己日常行为和生活自理的自信心不足，事事依赖别人去做，变得被动顺从和情感脆弱。一向独立、意志坚强的人也变得犹豫不决；一向自负好胜的人变得畏缩不前等。

患者的严重依赖心理对疾病是不利的。姑息迁就患者的依赖心理难以培养患者与疾病作斗争的坚强信念，医护人员应尽量发挥患者在疾病过程中的积极主动性，对严重依赖者应进行必要的心理治疗。

（六）退化心理

患病后患者有时会出现行为退化的表现，其行为表现与年龄和社会身份不相符。其主要特征如下：

1. 高度的自我中心　把一切事物和有关的人都看成是为他而存在的。进食要求首先照顾他，要求适合他的口味，要求别人陪伴他并替他照料一切生活琐事。并伴有情绪易激惹。

2. 兴趣狭窄　患者对环境和他人的兴趣减弱，只对与他有关的事情感兴趣。

3. 依赖别人　患者像孩子依赖大人一样依赖别人的照顾，即使自己能做的事情也不愿做，等待别人来服侍他。情绪不稳，反复无常。有时思维丧失逻辑性与现实性，以致产生许多不合理的恐惧和幻想。

4. 对自身状况全神贯注　患者老是想着自己的身体情况，对身体功能的轻微变化也特别敏感，对自己的食物、睡眠等非常关心。

（七）猜疑与怀疑

猜疑是一种消极的自我暗示，它是缺乏根据的猜测，会影响人对客观事物的正确判断。一些患者主观上不愿意承认患病，常有"我实际上没有病"、"我怎么会得这种病"等想法，对疾病诊断表示疑问。猜疑还可以泛化涉及整个医疗过程，对治疗、用药、检验等都作猜疑反应。听到别人低声细语，就以为是在议论自己的病情，觉得自己的病情加重，甚至没救了；对别人好言相劝也半信半疑，甚至曲解别人的意思；总担心吃错药、打错针等。一些文化水平低的患者还会有种种带有迷信色彩的认识。这就要求医护人员做耐心的解释，并以严谨的态度进行医疗处置。

（八）愤怒

愤怒多发生于一个人在追求某一目标的道路上遇到障碍、受到挫折的情况下。如果一个人认为障碍是不合理的，有人故意设置的，便会产生愤怒。患者往往认为自己得病是不公平的、倒霉的，加上疾病的折磨，常常感到愤怒。另外，在求医过程中，患者遇到障碍和受到挫折时也容易产生愤怒心理。在求医过程中可能使患者受挫的障碍主要有：①自然条件不利，如遥远的路程，不便的交通、不良的医院环境条件等。②社会与家庭障碍，如家庭环境紧张、经济负担沉重、社会对某些疾病的偏见等。③与所患疾病有关的障碍，如患无法治愈的疾病、本人期望值过高无法实现目标如某些整容手术。④医、护患间的冲突，这是造成许多患者愤怒的主要原因。医护人员虽然为患者摆脱疾病对健康的威胁做了许多工作，但也在检查和治疗中直接或间接给患者带来一些痛苦，加之有些人对患者缺乏尊重、关心与适当的沟通，有些患者便将治疗效果不佳归因于医护人员技术水平低、工作不负责任，医、护患间的冲突由此产生，医护人员便成了患者愤怒的首要目标。

从心理适应的角度看，愤怒反应可以缓解患者内心的紧张与痛苦。但愤怒不能消除障碍，有时还会造成医、护患关系的紧张，使医护人员减少同患者的接触与联系，这对患者是不利的。

（九）否认心理

否认心理主要是指患者怀疑和否认自己患病的事实。

1. 否认疾病的存在　有些患者在毫无思想准备的前提下，对医护人员做出的诊断难以接受，他们常以自己的主观感觉良好来否认疾病存在的事实，多见于癌症等预后差的患者。

2. 否认疾病的严重性　某些患者虽能接受疾病的诊断但仍存在不同程度的侥幸心理，误认为医护人员总喜欢把病情说得严重一些，对疾病的严重程度半信半疑，因此不按医嘱行事。

否认可在一定程度上缓解心理应激，避免过分的担忧与恐惧，是应对危害情境的一种防御方式。但是，不顾事实的否认，也会对疾病起到贻误和消极作用。例如有位癌症患者，明知病情却矢口否认，拒绝治疗，半年后因癌转移而死亡。

（十）自我概念变化

自我概念对个人的心理与行为起着重要的调控作用，它包括自我评价（对自我表现的认识）、自我体验（自信与自尊感）和自我调控。一个人患病，尤其是首次患病后，自我概念常会发生变化。

自我概念变化的主要原因包括①疾病所造成的应激反应会损害患者的自主感，使患者对自己控制生命的能力缺乏信心，从而产生无助和依赖感。②疾病使患者丧失了包括健康在内的许多东西，患者感到忧郁、悲哀，导致自我价值感下降或自尊心的伤害。③疾病的应激往往会使患者担心自己不能应对外界的挑战，从而使自信心下降。

（十一）过高的期待

一个人患了病总希望尽快治愈，往往对医护人员抱有过高的期望，要求用新技术、新药物诊治，一旦医护人员的诊治方法与主观愿望不符时，便会产生挫折感甚至对医护人员的诊治措施不理解，进而采取消极态度，被动接受诊治或抵制诊治。例如，有的门诊患者将医护人员开的处方撕掉，将药物搁置不服用，甚至扔掉药物。

126

对此类患者，医护人员应做好说服解释工作。一方面降低患者过高的期望值，另一方面让患者接受治疗需循序渐进的事实，使患者明确治疗需要一个过程，不能急于求成。

（十二）遵医行为问题

患者对医嘱内容未能理解或未记住，会给治疗带来困难，产生不良后果。其表现是：患者对药物服法、剂量等记忆不清，尤其是在多种药物并用时，容易发生服错剂量、服错时间或违反服药禁忌等。

发生上述情况，不仅与患者有关，也与医护人员有关。作为医护人员应该首先说明药物的作用、用法以及副作用等。发药者应在药袋上注明服用剂量、次数，并交代服药前后的注意事项。必要时，要请患者复述一遍，以了解患者是否真正清楚。

第三节　不同年龄阶段患者的心理特点

疾病作为一种应激刺激使患病的个体产生心理反应。不同的年龄阶段、不同疾病的患者，在生理、心理、文化结构及个人经历等方面存在着不同程度的差异，因此，其患病后的心理反应亦不同。

一、儿童患者

儿童患者常表现如下 4 种典型的心理特点：

（一）分离性焦虑

儿童从四个月起，开始建立起一种"母子联结"的关系，在这种以母亲为中心的关系上保持着对周围环境的安全感和信任感。一旦孩子离开妈妈，大都恐惧不安，出现哭闹、拒食、不服药、尿床等，而母亲与孩子在一起时这种反应很快就会消失。1 岁半左右的幼儿与母亲分离时最易产生分离性焦虑。

（二）恐惧

患儿一般没有疾病和住院的概念，一旦生病被送入医院，往往会被认为是父母对自己的抛弃或惩罚，再加上看到医院陌生的陈设和医护人员的白色工作服，就会产生惶惑不安和恐惧心理。当前独生子女多，孩子生病后，父母情绪紧张，对医护人员要求高，更加重了患儿的心理负担。

（三）反抗

有的患儿抗拒住院治疗，对医护人员不理睬，或者故意喊叫、摔东西，拒绝接受各种诊治措施，甚至趁人不备逃跑。也有的患儿对前来探望的父母不予理睬，面无表情，用沉默表示反抗。

（四）自卑

对于久治不愈的患儿来说，由于疾病的长期折磨，会使患儿丧失治愈的自信心，特别是年长些的患儿，已经意识到疾病的严重后果，自卑、抑郁心理就更严重。某些疾病会引起外貌体型上的改变，也会对患儿产生自卑心理。这些儿童有的表现为沉默寡言、唉声叹气，有的则不愿接受治疗，严重者出现拒食、拒绝别人探视或产生自杀观念。

二、青年患者

青年是向成年过度的年龄阶段，患者因疾病而产生的心理活动便逐渐变得复杂。他们开始懂得关注自己的疾病预后，重视自身的健康问题，会根据已有的疾病知识作各种推测。其典型的心理特点如下：

（一）自强

青年患者对疾病的反应较为强烈，不愿屈从，易激怒。但病情一旦好转就盲目乐观，不认真执行治疗处理。

（二）悲观

一些危重病患者，尤其是因病致残的青年患者，容易产生悲观的心理，有的拒绝治疗，甚至产生自杀观念和行为。

三、老年患者

老年人尽管理解衰老是生物体不可抗拒的自然规律，但一般都希望自己长寿，他们自己不服老，也不愿别人说自己衰老。因此，一旦生病，老年人就认为这是对健康的重大威胁，故而容易产生比较强烈的心理反应。老年患者的心理反应一般有以下几种：

（一）否认

有些老年人怕遭受到自己儿女的嫌弃而不愿承认患病，尤其是女性老年患者，病前一直操持家务，突然患病仍勉强做家务，以示自己无病。

（二）自尊

老年人因年龄关系性格较固执，喜欢以自我为中心，患病后常表现为不听他人劝告，不愿听从他人安排，尤其是年轻的医护人员的意见。有时甚至拒绝进行治疗和护理；有时又争强好胜，做一些力所不及的事，如独自上厕所大小便，走路不要扶，坚持原有的饮食习惯，这样可能引起一些意外事故的发生，如骨折、中风等。他们喜欢别人的恭敬顺从，希望得到子女的关心，也希望得到别人的同情和注意。

（三）恐惧

老年人一般都有慢性或老化性疾病，常受到死亡的威胁。所以当患某种疾病时，他们对病情估计多比较严重，易产生恐惧心理。

（四）退化

有的老年人患病后表现出退化心理，言语行动都比较幼稚。如情绪波动大，自控能力差，有时会提出超出现实的要求，稍不顺心便责骂家人或护士，自己能做的小事也要家人或护士帮忙，并且容易哭闹。

（五）自卑

老年人由于社会角色的改变，长期孤独寂寞，容易产生悲观情绪。一旦患病，感到自己在世的日子不会太长，许多想做的事又不能做，故往往产生无价值感，有的老年人用自杀来表达这种无助自卑的心理。

第四节　特殊类型患者的心理特点

特殊类型患者，主要指急症患者以及迁延患者、传染病患者、癌症患者、伤残患者、移植患者、濒死患者等。病情严重或随时可能致残、致死等均可导致此类患者产生一些特有的心理反应。

一、急症患者

随着现代医学的进步，对急症患者的临床救治水平显著提高，帮助许多濒临死亡的患者挽回了生命。但与此同时，急症患者的心理问题愈显突出，直接影响患者"死而复生"后的病情稳定、疾病转归、生活质量等。因此，从患者身心全面康复的角度出发，必须密切关注急症患者的心理。

（一）情绪冲动

由于起病突然或病情凶险，该类患者大多有情绪冲动的心理特点。他们高度紧张地关注自身健康问题，对任何自认为有可能影响康复的细节都十分敏感、计较。例如，有的患者无视必要的秩序，一味强调自己应优先就诊的理由，动辄与医护人员或其他患者起冲突；有的患者一见到医护人员，就求助般大呼小叫，并伴有纠缠医护人员的行为；有的患者情绪易激惹，难以自控，稍不随心愿便乱发脾气。

（二）认知狭窄

患急症就医，对许多患者尤其是危重患者，易导致典型的应激反应。在这种情况下，其认知范围变得比较狭窄，如其注意力较多局限于自身病情变化，对周围其他事物的判断很容易出现偏差。有的患者仅根据主观感受认识周围事物，认定医护人员对其重视不够或处置不当，甚至发生过激言行等。

（三）意志减弱

主要表现为独立性下降、依赖性增强、自我约束力减弱等。如一向很有主张的人突然变得犹豫不决、优柔寡断；本身缺乏主见的人更是惊慌失措、乱了方寸。他们较多依赖于医生、现代化设施、先进救治手段等尽快解除病痛，却较少考虑如何发挥自身主观能动性，积极配合医护人员。

二、迁延患者

迁延患者即慢性病患者。一般认为患者的病程超过 3 个月、症状已较固定则可称为慢性病患者。其心理特点主要包括以下几方面：

（一）沮丧心境

患上慢性疾病的人，常有"长痛不如短痛"之感，可因疾病长期治疗且经久不愈而长时间的陷入沮丧、不安等心境状态。有的患者难耐长期病痛折磨而时常丧失对疾病治疗的信心，担心遭亲友嫌弃、邻里鄙视，自觉成了废物而自卑、精神不振。有的患者因反复多次住院、难以坚持工作，对原有角色地位有强烈的丧失感，似乎觉得周围的人都与其作对，与家庭成员的关系也变得日趋紧张。总之，患慢性疾病给患者工作、经济、家庭、社交活动等都造成影响，使患者灰心丧气、孤独、失望；或导致患者到处诉苦、牢骚满腹、凡事不如意、动辄暴跳如雷等。

（二）揣测多虑

疾病久治不愈或反复发作，可致患者渐生诸多疑虑，他们常年在猜测中度日，情绪起伏不定。病情稍有好转便情绪高涨，病情稍有反复或出现新症状即易胡乱猜测是否又染上其他疾病，甚至无端怀疑患有不治之症，严重影响患者身心健康，可使本来预后良好的疾病变得迁延不愈甚至恶化。

（三）焦躁厌倦

由于漫长的疾病过程、反复的病情变化等，慢性病患者大多需要长时间、定期就医或住院接受系统而规范的治疗。其中的中青年患者以及家庭经济拮据患者，可因所面临的职位危机、经济困难而极易产生急躁情绪，出现失眠、烦躁、易怒等。有的患者对躯体方面微小变化颇为敏感，常提出过高的治疗与护理要求、经常责怪医护人员未尽心治疗，责怪家人未精心照料，挑剔、任性、易动感情，常迁怒于他人。有的患者觉得患病给家庭及他人造成重负，失去疾病治疗信心、生活信念，出现抑郁、自责、自卑、退缩，甚至有自杀行为。

（四）依赖他人

由于慢性病患者长时间的依赖于医护人员的诊治及他人的照顾，从患者角色中"继发性获益"，易形成其患者角色的习惯化。此时，患者感情脆弱、依赖性强、渴望他人多给予关照，担忧离开医护人员的密切关注后病情会加重等，以致在其疗效显著、病情稳定之时无法同步达到心理的适宜状态。尤以女性患者多见。

三、传染病患者

传染病隔离制度可限制甚至部分剥夺患者爱与归属、社会交往等高层需要，必然引起患者心理剧烈变化。传染病患者有如下心理特点：

（一）恐惧与愤懑

传染病患者常怨天尤人，悔恨自己疏忽大意，埋怨他人传染给自己，甚至以愤懑情绪迁怒于他人或其他事物，易激惹、爱发脾气。有的患者对传染病充满恐惧，因惧怕被确诊而进入隔离状态，迟迟不去就医，直至病情严重，延误了救治的宝贵时机。

最典型的莫过于 2003 年春季肆虐全球及我国的急性传染性非典型肺炎（SARS），该病以其传染性强、预后差、致病原因不明等特征在人群中引起了极大恐慌。SARS 的致死性和高度传染性所致社会恐慌，不可避免的给 SARS 患者以极大心理压力。据一线医务人员观察，几乎所有的 SARS 患者都有不同程度的心理障碍，少数 SARS 患者，患病后处于极度绝望之中，导致心理崩溃，其机体免疫系统长时间难以恢复正常状态。

（二）自卑与孤独

传染病患者一旦进入患者角色，其心理、行为即与周围的人们划了一条鸿沟，自我价值感突然失落，自觉令他人望而生畏、遭人嫌弃，产生自卑、孤独等心理反应，甚至自暴自弃。此外，许多传染病患者不敢理直气壮地说出自己所患病种，都是害怕遭到他人歧视的表现。

（三）急躁、悲观与敏感、猜忌

许多传染性疾病具有病程长、难根治的特点，易致患者产生急躁、悲观与敏感、猜忌等心理反应。他们可因病情不能迅速好转而烦躁，因病情反复而苦恼，日夜企盼得一灵丹妙药。有些患者治病心切，像海绵吸水一般搜集相关的治病信息，对周围事物特别敏感，经常揣度他人尤其是医生和护士谈话的含义。有的患者则由于朋友、同事的远离或与配偶的长期隔离，产生强烈的孤独感与被遗弃感等。

四、移植患者

带着移植器官生活的患者常产生的心理反应包括：①有"异物感"，尤其在剧烈排异反应时，甚至引起恐惧。②打听"供体"的情况。有报道，移植后患者的性格、行为方式发生改变，向"供体"趋近。③有"自罪感"，甚至企图自杀。④有"羞耻感"，认为自己依靠别人的脏器生活，滋长自卑情绪。

在肾移植患者的研究中发现，不论手术成败，均可引起患者不同程度的心理变化，而这些心理变化也会影响移植肾的功能。

五、其他患者

大多数癌症患者、伤残患者及临终患者在被确诊后，心理上一般都会经历以下五个时期的变化，即否认期、愤怒期、妥协期、抑郁期、接受期。

（一）否认期

当患者得知自己的疾病无药可治，面临伤残及死亡时，第一个反应便是"不，不可能!"。患者此时拒绝接受事实，想尽一切努力否认即将面临伤残和死亡，并抱有侥幸心理，总希望其他医院能否认这个诊断。这种心理防卫机制，可暂时缓解患者的心理压力。

（二）愤怒期

当被确诊后，患者开始接受现实，这时常见的反应是愤怒，表现为情绪激动，烦躁不安。有的患者在确诊后，求生和保全肢体完整的愿望和绝望交织在一起，一反常态，理智减弱，遇事容易冲动，甚至与病友、家属、医护人员发生冲突，以此来发泄自己的愤怒。这种粗暴无理的行为是愤怒和恐惧的心理发展到极致时的表现。

（三）妥协期

无可改变的事实迫使患者向疾病妥协，生存的欲望和保全肢体完整的欲望使之寄希望于各种治疗，希望减轻痛苦，延长生命或保全肢体完整。此时患者的愤怒情绪逐渐消失，表现为沉默，并积极配合治疗。

（四）抑郁期

患者经历了愤怒之后，心情虽然逐渐平静，但表现为消沉，产生自怜与怨恨情绪。有的患者则感到万念俱灰，对疾病不抱希望，对未来丧失信心，甚至产生轻生念头。也有的患者否认诊断，拒绝治疗，或在求生心理的支配下到处求医。

（五）接受期

大多数患者在经历了多愁、悲观、紧张、绝望、厌世等痛苦的心理应激反应后，最终都能恢复理智，以积极的心态来接受现实。随着对疾病知识的了解，患者会主动求医，积极配合治疗。

（张会君）

第九章 心理评估

心理评估（psychological assessment）指主要使用心理学的方法、技术和工具获得个体的信息，从而对某一心理现象做出全面、系统和深入的客观描述、分类、鉴别与诊断的过程。心理评估在心理学、医学、教育、人力资源、司法、军事等许多部门都有多种用途。当它为临床医学目的所用时就称为临床心理评估。临床心理评估（clinical psychological assessment）指将心理评估的理论与方法运用于临床、以患者为主要对象、评定及甄别患者心理状态的评估性手段和技术。与心理评估相比，临床心理评估所涉及的范畴、内容相对局限，接近于临床疾病诊断，可对有心理障碍或心理问题的个体做出心理特征的判定和鉴别。一般说来，评估者既要有心理学、病理心理学以及健康与疾病等方面的专业知识，又要有良好的心理素质如敏锐的观察力、乐于并善于与人交往、有耐心和通情（empathy）等。一般说来，心理评估包括观察、访谈和心理测验三种方法。前两种方法是定性的评估方法，而后一种为定量的评估方法。三种方法各有自己的优点和缺点，一般将三者结合起来使用才能达到对心理现象的全面客观的认识，并在此基础上做出正确的判断。本章将分别介绍这三种评估方法。

第一节 观 察 法

一、观察法的概念与分类

观察法是指研究者通过感官或借助于一定的科学仪器，在一定时间内有目的、有计划地考察和描述人的各种行为表现并收集研究资料的一种方法。对个体的行为进行观察是心理评估的重要方法之一。观察法是心理学研究中最基本、最普遍、历史最悠久的方法之一。

按照观察者是否直接参与被观察者的活动，观察法可以分为参与式观察与非参与式观察。如果观察者参与到被观察者的工作、学习、生活等活动中，在与被观察者的相互接触中观察他们的言行，称之为参与式观察。在参与式观察中，观察者既是评估者又是参与者。而在非参与式观察中，观察者不直接参与被观察者的日常活动，而是以"旁观者"的身份来观察他们的行为。在条件允许的条件下，观察者可以采用录像的方式对现场进行录像。

二、观察的设计

一个好的观察方案能够大大减少观察误差，从而帮助评估者更好地了解个体的真实心理状况。要设计好一个观察方案需要考虑以下方面：

（一）观察的目标行为

个体的行为有很多，人们不可能在一次观察中同时将对象的所有行为都进行全面的观察，这样只会造成顾此失彼，完不成观察任务。因此，确定观察的目标行为至关重要。心理评估中常见的观察内容有体形、仪表、言谈举止、注意力、兴趣、爱好、应对行为等。观察的目标行为因观察目的、观察方法以及观察的不同阶段而可能有所不同。这种目标行为可以是单个的行为，也可以是某类行为。另外，对准备观察的目标行为要给予明确的操作定义，这样便于准确的观察和记录。有些观察方法每次仅对几个或一个行为进行严密的观察，有些则先对被观察者进行综合观察，以便形成对他们的整体印象，然后才对少数行为进行重点观察。

（二）观察情境

观察可以在自然情境下进行，也可以在实验情境下进行，还可以在特殊的情境如病房内进行。由于同一个体在不同的情境下会表现出不同的甚至是相反的行为，所以在评价观察结果时应该考虑到周围情境对人的行为尤其是目标行为的影响。

（三）观察时间

首先要确定每次观察持续的时间以及每天观察的次数。每次观察的时间一般在 $10\sim30$ 分钟，这样观察者不会太疲劳。当然根据需要观察也可更长一些。每天观察次数越多，收集到的数据越全面，但考虑到时间成本，只要达到观察目的即可。如果观察期要持续几天，那么每天的观察次数和观察持续时间应该保持一致。其次，就是要确定观察期。从理论上说，对同一观察对象的观察期越长，观察的次数也就越多，其结果的可靠性、真实性、客观性也就越高。当然从效益原则出发，只要能满足需要就可以了。观察次数多少和观察期的长短，一般取决于观察者的条件，对观察误差的控制效果和观察对象的复杂程度等因素。

（四）观察资料的记录和处理

首先，观察资料的记录一定要及时、客观、完整、准确。常用的记录方法有 3 种，分别是：

1. 叙述性记录　这是一种常用的方法，指采用笔记、录音、录像或联合使用多种方式尽可能记录下被观察者的所有言行。另外也要记录被观察者说重要内容时的表达方式及周围情况，记录中尽量使用日常语言。有时还可以根据观察的时间顺序编一个简单记录表。这种方法不仅要记录观察到的行为，有时还要对行为进行推理和判断。

2. 行为检查记录　指观察者对被观察者在一定时间内行为或事件是否出现以及出现的频率等进行检查后的记录。这种记录一般是事先编制行为检查记录表，按照一定类别列出所有要检查的行为，然后进行检查记录。当被观察者具有某些行为时，就在对应的项目前做出标记。这种行为检查常常是每隔一段时间观察记录一次，如每隔 5 分钟记录观察 10 秒内的观察结果。这种间隔式的行为检查不但降低了时间成本，而且能够准确反应目标行为随时间变化的特征。

3. 评定性记录　根据评定量表的要求进行观察和记录。评定量表不仅要记录被观察者是否具有某些行为，而且要记录被观察者某种行为出现的频率（如常常、偶尔、很少、从不等）。从形式上看评定量表，有文字评定量表、数字评定量表、图示评定量表等。量表评定实际是一种量化的观察，可将观察所得资料量化。

其次，观察结束后，首先应及时全面地审核观察记录资料，利用头脑中还存留的鲜明印象，剔除在快速记录时可能出现的错误材料，或对遗漏的某些材料进行校补。另外，评估一下自己对被观察者的整体印象可能对观察记录造成影响。

最后，要根据需要对观察记录进行统计处理，从而获得较规范的统计学指标参数。当然并不是所有的观察记录都可以进行统计处理。

（五）注意观察中特殊事件的发生

在观察过程中，尤其是在自然条件下进行的观察，经常会有一些特殊事件发生。这些特殊事件会在某种程度上干扰观察目标行为的发生或发展。因此,观察者应该记录这些特殊事件的发生情况,并评估这一事件对观察目标行为的影响。另外,观察者要尽量控制自己,不要对这些特殊事件过多地发生兴趣,以免影响观察任务的完成。

三、观察法的特点

观察法具有一些不同于访谈法和心理测验方法的特点,这些特点有些是它的优点,有些则是它的缺点。

(一)优点

1. 大部分观察是在自然情境下进行的,被观察者多数情况下意识不到自己正在被观察,因此观察者可以掌握真实的、详细的第一手资料。

2. 一般情况下,观察法不需要被观察者的配合,因此即使他们不配合,观察者也可以收集到观察资料。

3. 对一些特殊人群如婴幼儿、聋哑人、言语障碍者等,访谈法和测验法都很难应用,而观察法较为适用。

4. 使用观察法可以避免由被观察者自我报告方式例如谈话、心理测验所引起的误差。

5. 通过对病人的观察所提供的行为特征,可以对他人提供的病人心理特征信息进行验证,并为护理人员制定干预计划提供部分依据。

(二)缺点

1. 观察法持续时间普遍较长,而且时间上比较固定,观察记录要求也比较详尽,因此使用起来较为费时费力等。

2. 观察资料尤其是叙述性记录多为定性描述,其分析属于定性研究的范畴,难以进行定量分析和统计推论。因此,其结果分析依赖于被观察者的知识、经验等。如果被观察者水平较高,那么分析结果就会比较客观、准确,反之,则难以保证分析结果的客观性和准确性。

第二节 访 谈 法

一、访谈的概念与分类

访谈(interview)指临床工作者与病人或来访者(client)之间进行的一种有目的的会晤,是心理评估收集资料的一种重要技术,它与日常生活中的谈话是有一定区别的。访谈比日常交谈更有目的性。例如,在评估性访谈中,访问者可能要求与来访者讨论不愉快的事情或体验,而一般性的谈话则会尽可能地避免此类问题。一般来说,访谈者都要经过访谈了解来访者的一般情况,并与来访者建立初步的人际关系。另外,通过访谈了解来访者可能存在的问题,然后决定是否需要做心理测验以及做什么类型的测验。

大部分访谈是面对面的,称为直接访谈;也有的访谈是通过电话、电脑来进行的,称为间接访谈。根据一次访谈对象的多少,可以分为个别访谈与集体访谈。根据访谈的控制性程度,可以分为结构式访谈、半结构式访谈和非结构式访谈。结构式访谈事先往往把问题标准化(常常采用详细的访谈提纲或问卷),对所有来访者都按照相同的顺序提问同样的问题。在这种访谈中,访谈者对访谈的进程起着主导作用。非结构式访谈事先不采用问卷或提纲,没有固定的访谈问题，仅仅是事先确定调查的目的和问题的大致内容，对回答也没有任何限制，来访者可以自由的交谈。在这种访谈中，访谈者起辅助作用。半结构式访谈事先预备一个粗线条的访谈提纲，但它仅仅是一种提示，访谈者可以根据具体情况对访谈的程序和内容进行灵活的调整。在这种访谈中，访谈者对访谈过程起一定的控制作用，但又允许来访者积极参与。

二、访谈技巧与策略

（一）与来访者建立良好的关系

在访谈的开始阶段要向来访者问好、自我介绍、说明访谈的目的等。通过这些活动，与来访者建立良好的关系，并创造良好的访谈气氛，为访谈的成功奠定基础。另外，在访谈中也要注意维持这种良好的关系。为此，要注意以下方面。

1. 努力使交谈双方都积极参与活动。

2. 若非必须，不要随意打断来访者的谈话。

3. 访谈中尽量不要使用裁决式的口吻。

4. 适当的自我暴露。

（二）提问

提问是访谈中的主要活动，提问的水平决定了所获资料的质量。提问时要注意以下几个方面。

1. 尽量不使用专业词汇或模棱两可的词汇。

2. 尽量避免使用令人难堪的问题。

3. 尽量避免答案为"是""否"的问题。因为此类问题无法给访谈者提供更多的信息。

4. 问题不宜过长或含有多个提问。因为被试在回答此类问题时，有时会回避其中的一部分，而只回答部分问题。

5. 提问应直截了当，不要转弯抹角，避免给来访者的理解增加困难。

（三）倾听

倾听是访谈中非常重要的环节。一名好的倾听者不但要注意来访者说的内容，而且要注意他们说的方式以及说话时各种各样的非言语行为如语速、语调、表情、姿势、眼神、躯体动作等。因为说话的方式与非言语行为能带给访谈者更多的信息，包括来访者尚未说出来的信息。例如，说话时低着头不敢看访谈者，可能意味着他没有说出自己真实的想法或者为自己所说的问题感到难为情；双手反复搓动可能意味着他比较焦虑。

另外，在倾听的时候要不停地给以反馈。例如用点头、"嗯"、"是吗"等表示自己的关注，有时还用"就这样，请继续"来鼓励来访者说下去。当来访者的谈话引起自己共鸣时，也可以适当诉说自己的情况和感受，使来访者产生一定程度的亲切感和接近感。倾听时还经常使用重复和总结策略。重复就是将来访者的话重复一遍，表示确认没有听错。总结指把来访者的话进行归纳概括，一方面可以起到理清思路的作用，另外一方面可以检查自己是否抓住了来访者所要表达的主要意思。

（四）追问

追问是一种比较特殊的提问，指访谈者就来访者谈到的一些观点、疑问、事实等进行进一步的询问，以达到深入了解情况的目的。有些追问属于细节性的追问，例如来访者说得比较笼统，访谈者认为其细节更有意义和价值，因此可以问"你可以说的再具体一些吗？"。有些追问则属于理解性的追问，例如当来访者提到一些较难理解的概念或词汇时，访谈者可以要求来访者给予适当的解释。

（五）记录

访谈的记录是对资料进行整理分析的基本依据，所以记录要尽量详细、完整。结构性的访谈由于事先有封闭性的问题和准确的记录方式，因此只需在提纲或问卷相应位置填写或做标记即可。而对于半结构式和非结构式的访谈，访谈者则要做较多的记录。记录的方式可以用笔记录，也可以用录音机或采访机。如果用笔记录，一方面要加快记录速度，另一方面要处理好记录与听的关系，不要因为记录而忽视了给予来访者适当的反馈。记录的内容分为三个方面，分别为内容性记录，主要记录来访者所说的话；观察性记录，主要记录访谈者所看到的东西如来访者的姿态表情等；内省性记录，主要记录访谈者的个人因素可能对访谈产生的影响以及访谈过程中自己的个人感受和心得。应该将内省性记录和内容性记录区别开来。

（六）访谈结果的整理与分析

首先，访谈结束后要立刻检查访谈资料是否按照原先的规定和要求收集，结构式访谈有无遗漏的项目，把不完整的内容补上。其次，要注意所收集的资料是否能够说明问题，有没有答非所问的现象，对于这类资料如果不能补救，则应该从整理的资料中剔除。最后要根据访谈所获的资料类型进行相应的统计分析。

三、访谈法的特点

（一）优点

1. 较多使用开放性问题，而且相对于"写"，来访者更愿意"说"，因此访谈便于来访者充分表达自己内心所想，使访谈获得更多完整的材料，进而可以对某一问题作更深入细致的研究。

2. 使用比较灵活。访谈者可以根据访谈情境适当调整问题的多少，决定时间的延长或者缩短。另外，访谈过程中，访谈者可以当面解释、纠正误解，使调查资料更加准确、可靠。

3. 可以现场判断受访者回答的真实性。由于访问者与受访者口头交流，甚至直接面对面交流，访问者可评价来访者回答的真实性，并在访谈过程中进行改进，如改换不同的方式提问等，这样可以提高所获资料的效度。

4. 对被试的读写能力无特殊要求，适合于盲人学习者或文字表达困难的人群。

（二）缺点

1. 人力、财力投入较高，也比较费时间。由于需要较多的人力、物力和时间，访谈法在应用上受到一定限制，所以一般在调查对象较少的情况下采用。

2. 在非结构式访谈中，访谈者容易产生偏好效应。在访谈前或者访谈刚开始时，访谈者对来访者的印象往往会影响整个访谈结果，从而导致得出错误的结论。

3. 访谈效果受访谈者的知识经验和熟练程度影响较大，因此对访谈人员的素质要求较高。

4. 对访谈者的语言不熟悉容易导致理解错误，尤其是当来访者来自于与访谈者不同的国家、民族、文化背景的情况下。

5. 访谈法尤其是非结构式访谈的信度和效度难以确定。另外，访谈资料的分析较为复杂。

第三节 心 理 测 验

一、心理测验的概念

从心理测量学意义上讲，心理测验是一类对行为样本进行客观描述的标准化测量工具。这个概念包括 4 个重要含义。

（一）行为样本（behavior sample）

一般说来，人的心理活动都是通过行为表现出来的。心理测验就是通过测量人的行为（常常是个体对测验项目进行的反应）来间接测量人的心理活动和特征。但是，人的行为表现有很多，而心理测验不可能也没有必要测量反应人的心理活动和特征的所有行为，而只是测量其中的一部分。当然也有例外情况，例如对幼儿施测 10 以内数字的加法测验，就可以包括两个一位数字相加的各种组合。为了使这一部分行为能够代表所有的行为，它们必须具有代表性，否则这个测验的结果就不准确。

（二）标准化

标准化（standardization）意味着在测验的编制、施测条件与程序、记分和解释方面都要按照统一的系统的程序。测验的编制要严格按照科学的程序，这样的测验所测的结果才能具有真实性和科学性。另外，如果我们要求不同的主试使用同一个测验给不同的被试进行测验后的结果具有可比性，那么就要确保测验条件与程序、记分和解释方面是完全相同的，这样才能使测量结果真实反应被试之间心理特征的差异。经过这些标准化处理的测验就称为标准化测验。例如，后面我们讲到的韦克斯勒智力测验、艾森克个性问卷（EPQ）等都属于标准化测验。

（三）结果描述

必须对测验的结果进行描述才能了解其真实的含义。测验结果的描述方法分为完全数量化和划分范畴两类。大多数标准化测验都是采用完全数量化的描述方法，如智力测验用智商（IQ）来描述。但有些现象不便数量化，就划分范畴如优秀、合格、不合格等。一般说来，可数量化的结果也可以划分范畴，如根据智商的分数可以划分为智力低下、智力正常、智力超常等范畴。不管结果描述采用何种方法，都必须是标准化的，每种量数或范畴都代表特定的含义。

（四）测量工具

一种心理测验实质上就是一套工具或器材，就像量尺、天平秤或更复杂的工具一样，所不同的是前者测的是看不见、摸不着的人内部的心理特征，而后者测的则是看得见、摸得着的客观物体。心理测验也同样由一系列的工具组成，包括测验材料和使用手册。测验材料就是给被试呈现的刺激材料，通过被试对它的反应来测量他们的心理特征；使用手册则详细说明如何使用这些测验材料，如何给测验结果记分以及如何解释测验结果等。另外，还包括测验目的、适用对象、信度和效度等情况。

二、心理测验的特性

了解心理测验的特性可以使我们对心理测验的概念有更深刻的了解。

（一）间接性

科学发展到今天，人们尚无法直接测量人的心理活动，而只能测量人的外显行为。由于心理测验是通过测量的人的外显行为来间接测量人的心理特征，所以它具有间接性的特点。

（二）相对性

在对人的行为做比较或评价时，没有绝对的客观标准，有的只是一个连续的行为序列。所谓测量就是测一下某个个体处在这个连续的行为序列的哪个位置上。例如由心理测验所得的智力高低、兴趣大小、焦虑程度高低等都是与所在团体的大多数人相比较或与某种人为确定的标准相比较而言的。

（三）客观性

客观性是对包括物理测量、心理测量在内的一切测量的基本要求。由于心理测量的间接性和相对性，因此要控制的变量比物理测量要多得多，所以要做到客观性更不容易。测验的客观性实质上就是测验的标准化问题，只有测验做到了标准化，它才具有客观性。经过心理测验专家们的努力，当前测验的标准化即客观性已经有了很大的改进。表现在测验的项目、指导语、施测环境、评分计分规则、分数的转换和解释等各方面的标准化程度都得到了很大的提高。总之，心理测验的客观性虽然尚需进一步提高，但它毕竟是测量人的心理特征的较为科学和客观的方法，目前还没有更有效、更科学、更实用的方法可以替代它。

三、心理测验分类

据统计，已经出版的心理测验多达 5000 余种，其中许多因年代久远，目前已很少人使用。根据施测方式可以分为个别测验和团体测验。前者指每次仅以一位被试为对象，通常由一位主试与一位被试在面对面的情形下进行的测验。其优点是主试可以对被试的行为反应有较多的观察和控制机会，尤其适用于幼儿、文盲等特殊群体不能使用文字而只能由主试记录其反应时。其缺点是不能在短时间内收集到大量资料，而且个体测验手续复杂，主试需要较高的训练和素养。后者指在同一时间内由一位被试（必要时可配几名助手）对多数人施测的测验。其优点是可以在短时间收集到大量资料，缺点是被试的行为不易控制，容易产生测量误差。有的个别测验也可以作为团体测验使用。

按照测试方式分，测验可以分为文字测验和非文字测验。前者要求被试具有一定的言语能力，大多数测验属于此类。后者主要采用图画、图片、实物、操作等，无需文字做答，因而不受文化因素的限制，适合言语功能障碍和对测验的语言材料不熟悉的被试。其缺点是多数非文字测验不适合团体施测，因而要花费大量的时间。

按照测验的解释方法，可以将测验分为常模参照测验和标准参照测验。前者指将一个人的测验分数与其他人的比较，确定其在某个团体内的位置的测验。例如高考标准分、智商等。后者指将被试的测验分数与某种标准进行比较来解释结果的测验。

按照测验材料的意义是否明确及对被试的回答有无限制可以分为构造性测验和投射性测验。构造性测验的材料完整，意义明确，被试的回答有一定的范围，有一致的评分标准和供解释的常模，其优点是操作技术容易掌握，结果容易分析，缺点是测验目的明显，被试可能会出现掩饰性作答。投射性测验的材料意义模糊，对被试的回答没有限制，没有严格的评分标准和常模。其优点是测验目的隐蔽，被试难以掩饰，因此结果较真实，缺点是测验结果难以分析，主试要有丰富的使用该测验的经验。近年来，随着计算机和网络的普及，计算机和网络辅助心理测验发展迅速，许多传统的纸笔测试开始在计算机上施测，甚至通过网络，多台计算机可以同时使用一个测验软件进行测试，并由计算机自动分析测验结果，这是心理测验发展的一个趋势。

临床工作中，目前常用的心理测验不过百余种，按照其测验的目的和功能可以分为能力测验、人格测验、神经心理测验、评定量表、职业咨询测验等。

1. 能力测验　这是心理测验中的一大类别，包括一般能力测验即智力测验、特殊能力测验、儿童发展量表。智力测验用于测量个体的一般能力，特殊能力测验用于测量人们的特殊才能如音乐、美术、机械能力等，常常用在职业咨询中。儿童发展量表主要用于评估3岁左右婴幼儿的心理成熟水平。

2. 人格测验　此类测验数量众多，主要用来评估人们的人格特点和病理人格特点。评估人格的有卡特尔16项人格问卷、艾森克个性问卷、加州心理问卷等，评估病理人格的有明尼苏达多项人格问卷（MMPI）。

3. 神经心理测验　用于评估正常人和脑损伤病人的脑神经功能（主要是高级神经功能）状态的心理测验。例如霍耳斯特德-赖坦神经心理成套测验（HR）就是一套被广泛接受和使用的标准化神经心理测验量表，对大脑损伤的定位诊断敏感、可靠。20世纪80年代以前神经心理测验的使用较为广泛，但随着80年代医学成像原理和方法的快速发展以及与之相伴随的X-光成像、CT扫描、磁共振（MRI）、脑电仪（EEG）、脑磁仪（MEG）等先进仪器的出现，目前心理测验已不作为脑损伤诊断的首要手段。近年来神经心理测验在神经疾病的治疗效果评估和康复方面又发挥了重要作用。

4. 评定量表　此类量表的种类和数目繁多，最早始于精神科临床对精神病人的症状进行定量评估，以后逐步推广到其他各科临床和研究领域。它是一种对自己的主观感受和对他人行为的客观观察进行量化描述的方法。从严格意义上讲，评定量表不是一种测验，因为它的标准化程度例如信度、效度等都没有心理测验那样严格。

5. 职业咨询测验　心理测验常常协助做职业决策，这种职业上的决策包括个人对职业及学业的选择以及企事业单位、机关团体对人员的选拔和安置。近20年来这类测验得到了迅速发展。许多年轻人为了找到适合自己的职业而去求助职业心理学家。职业咨询中常见的心理测验有职业兴趣测验、性向测验和特殊能力测验。智力测验和人格测验也常常跟这些测验联合应用到职业咨询中。

四、标准化心理测验的基本特征

并非所有的心理测验都是标准化测验（standardized test），只有通过一套标准化程序处理的测验才是标准化测验。在介绍标准化心理测验的基本特征之前要先介绍几个基本概念。

（一）常模

1. 常模　被试所获得的心理测验原始分一般没有实际应用价值，因为它只有与一定的标准比较才具有意义。例如，一名被试在一项心理测验中得到30分（最高分为50分），而在另外一项心理测验中得到90分（最高分为100分），但由于两者的全距不同，测验分数的离散程度也不同，所以我们无法判断该被试在哪个测验上的成绩更好。在这种情况下，只有确定各自测验分数的比较标准，才能将它们进行比较，而这个比较标准就是该测验的常模。所谓常模（norm）指某种心理测验在某一代表性人群中测验结果的标准量数。绝大部分心理测验的成绩只有与常模比较才具有实际意义。

2. 常模样本　获得心理测验的常模所用的代表性群体就是常模样本。由于常模是心理测验结果比较的标准，为了保证心理测验结果的准确性，常模样本应该具有代表性。为此，常模样本的取样应该考虑影响测验结果的主要因素如样本年龄、性别、地区、民族、教育程度、职业等，然后根据人口资料中这些因素的构成比情况，采用随机抽样或分层抽样的方法来获得常模样本。一般说来，取样误差与样本大小成反比，所以在其他条件相同的条件下，样本量越大越好。但考虑到人力、物力、财力的限制，样本量只要可以提供稳定的常模值就可以了。究竟达到多少，可以根据测验要求的可信程度与容许的误差范围进行统计推算，具体可以参见一些抽样方面的书籍。

如果样本代表全国的，可以制定全国常模，代表某一个地区可以制定区域性常模。另外，还可以为了某个特定的目的建立特殊常模（如盲人、智力低下、特殊职业的常模等）。制定全国常模非常不易，许多测验都难办到。即使是全国性常模，取样仍然会有一定的偏向性，只不过代表比较广泛的人群而已。区域性常模和特殊常模的适用范围都有局限性，但对相同区域和特殊群体的被试，它们比全国常模更准确。由于社会的发展和变迁，几年前所编制的常模可能不再适合，因此常模必须定期修订。所以，应该选择最新的常模。

3. 常模参照分数　常模参照分数就是将被试的心理测验成绩与常模相比较，根据它在常模团体内的相对位置来报告的成绩。常模参照分数的形式有很多种形式，最常见的是百分位和标准分数。

（1）百分位：是使用最广泛的表示测验分数的方法，也称百分等级。一个分数的百分位可定义为在常模样本中低于该分数的人数百分比。它是对原始分数进行的非线性转换，代表原始分数在常模样本中的相对位置，等级越低，个体所处的地位越差。例如百分位为50，说明此被试的成绩相当于常模样本的第50位。也就是说，常模样本中有50％的人数成绩在他之下（或至多和他一样），另外50％人数的成绩比他好。再如百分位为25，说明样本中25％的人成绩在他之下（或至多和他一样），另有75％人数的成绩比他的好。

百分位的优点是容易计算，容易解释，不需要统计学的要领便可理解；对于各种被试和各种测验普遍适用。其缺点是缺少相对单位，属于顺序量表，因此包括加、减、乘、除在内的大部分统计运算都不能进行。

（2）标准分数：标准分数是将原始分数与常模平均数的距离以常模标准差为单位表示出来的分数。由于它的基本单位是标准差，所以叫标准分数。

1）Z分数：是最基本的标准分数。标准分数可以通过线性转换也可以通过非线性转换得到，由此可以将标准分数分为两类：线性转换的标准分数和常态化的标准分数。

根据标准分数的定义，标准分数可以通过以下公式直接由原始分数得到，这种转换称为线性转换：

$$Z = X - \overline{X}/SD$$

式中，X为某被试在某一心理测验上所获得的原始分

$\overline{X}$ 为该心理测验的常模团体的平均分

SD为心理测验的常模团体的标准差

两个测验的线性转换的标准分数之间要进行比较必须具备一个前提条件：两个心理测验的分数分布是相同的或相近的。如果两个分布的偏斜方向不同或一个为正态，一个为偏态，则两个测验的标准分数仍不能进行比较。为了将来源于不同分布形态的分数进行比较，可以使用非线性转换，将非常态分布（正态分布）变成常态分布。其做法是将非正态分布的原始分数转换为百分等级，然后从累积正态曲线面积表中找到百分等级对应的标准分数。这个标

140

准分数叫常态化的标准分数，这种转换过程叫常态化转换或非线性转换。当我们得到这种常态化的标准分数之后，就可以较准确地进行比较了。这种做法的前提是：心理测验所测的特质的分数在实际上应该是正态分布，只是由于测验本身的缺陷或取样误差而使分布偏斜时才能转换为常态化标准分数。

Z 分数具有以下几个性质：

A. Z 分数的绝对值表示某一原始分数与常模平均分的距离，它的正负号表示原始分数是落在平均数之上还是平均数之下。

B. Z 分数是以常模平均分作为零点，以常模标准差为单位来表示的，因此它只有相对单位没有绝对零点，属于等距量表，可以做一般代数运算。

C. Z 分数的分布形状与原始分数相同，原始分数能进行的运算，Z 分数也能进行，并且结果没有丝毫失真。

D. 假如原始分数的分布是正态的，则 Z 分数的范围大致是从－3 到＋3。

由于 Z 分数中经常出现小数点和负数，计算和使用很不方便，所以常常使用以下公式将它转化为另外一种形式：

$$Z' = A + BZ$$

这里的 Z′为转换后的标准分数，A 与 B 为根据需要指定的常数。加一个常数是为了去掉负值，乘一个常数是为了去掉小数点。加或乘一个常数并不改变原来分数之间的关系。

2）T 分数：上面谈到为了使用和计算方便，可以将 Z 分数转换形式，T 分数就是众多转化形式中的一种。它最初是由 McCall（1939）提出来的，以 50 为平均数（即加上一个常数 50），以 10 为标准差（即乘以一个常数 10）。一般用下面的公式来表示：

$$T = 50 + 10Z$$

一般情况下，Z 分数在－3～3 之间，T 分数在 20～80 之间。转化为 T 分数后，不同测验之间也可以相互比较，并可进一步计算。

3）Z 分数的其他转化形式：智力测验中的离差智商就是采用 Z 分数的转换形式。一般说来，智商的平均值为 100，标准差为 15，所以韦氏智力量表常常采用以下的智商公式来表示智商：

$$IQ = 100 + 15Z$$

韦氏智力量表的分测验采用的是"标准 20"，它是平均数为 10，标准差为 3 的标准分数，用公式表示为：

$$"标准 20" = 10 + 3Z$$

标准分数有很多优点，例如它使不同测验分数之间的比较成为可能；它使记分单位不同的分测验可以合成总分等。当然，它也有一些缺点，如统计上较为复杂，不像百分等级那样为一般人所熟悉，难以让门外汉了解；常态化的标准分数是人为使分数呈常态分布，当所测特质的分数在实际上不是常态时，便扭曲了分布的形状。

（3）标准分数与百分位之间的关系：

图 9-1 说明了百分位与几种常用的标准分数之间的关系。从图中可以看出，Z 分数 1.00，T 分数 60，韦氏测验的 115 都表示原始分数高于常模样本的平均数一个标准差。如

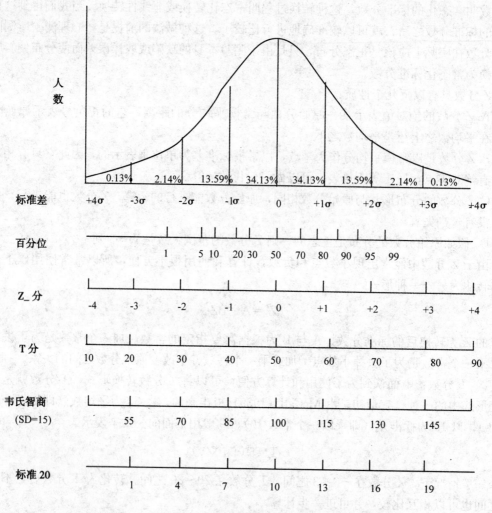

图 9-1 各种不同形态的测验分数在正态分布中的关系

果这个标准分数的分布是正态的或趋于正态的，那么它相当于 84 的百分位。

（二）信度（reliability）

实施任何一个测验时，测验者都希望相同的个体在相似的情境下重复测试的结果能够一致。期望测验分数能够达到的这种一致性（或可靠性）叫做信度（reliability）。从操作的角度可以把信度理解为对同一测验重复使用或使用替代测验时，个体的离差分数或者 Z 分数所保持相对一致性的程度。

对于一个好的测量工具，对同一个事物的反复多次测量，其结果应该始终保持不变。但是在某种程度上，所有的心理测验都不怎么可靠。例如，假设给一组人实施一个态度测验，并在两周后重测，每个人在两次测试上的分数不可能完全相同，也不可能在组内保持相同的名次。那么是什么使得测验分数不一致呢？一名被试无论何时对一组测验题目作出反应，他的得分都只是一个有限的行为样本，因而得到的分数必然因为测量误差而产生差错。测验误差在测验的编制和实施中均可产生，一般包括三种：内容抽样误差，指在编制测验中筛选有代表的行为样本时产生的抽样误差。时间抽样误差，指同一个被试在不同时间接受同一种测验所产生的误差。评分者误差，指同一个测验的结果由不同的人进行评分，由于每个人所掌握的评分标准差异所产生的误差。由于测验分数的误差来源不同，所以估计信度的方法也不同。下面介绍主要的几种：

1. 重测信度　对同一组被试在两次不同时间作同一测验所得的结果进行相关分析，所得的相关系数即为此测验的重测信度。由于它能反应两次测验结果有无变动，也就是测验分数的稳定程度，故又称为稳定性系数。采用此法时应该注意以下几个问题：①所测量的特质必须是稳定的。②测验的遗忘效果和练习效果相同。③两次测验的间隔时间要适当。时间太短，第一次回答的结果还记忆犹新，因而夸大了其稳定性。时间太长，由于受成熟等因素的影响，从而降低了其稳定性。④再测时应注意提高被试的积极性。由于是再测，被试可能会失去兴趣，从而采取不合作的态度，使得第二次测验不可靠。

再测法的优点是能提供测验结果是否随时间而变化的资料，可以作为预测被试将来行为的依据；缺点是易受练习和记忆的影响。

2. 复本信度　有的测验同时编制了平行的正复本，根据同一组被试在两个平行测验上的得分计算的相关系数即为复本信度。因为它反应的是两个测验之间的等值程度，因此又叫等值性系数。采用此法时要注意：①两个测验必须在项目的内容、形式、数量、难易、时限、指导语等方面相同或相似。②两次测验的时间间隔要适当，若太短，由于测验太相似被试可能厌倦，若时间太长，可能因为新的学习而产生干扰。

3. 分半信度　前面两种估计信度的方法，都必须经过两次测试才能求得，但是有的测验或者没有复本，或者由于种种原因不可能再测一次，这时可以采用分半法估计信度。分半法指按照正常的程序实施测验，然后将各项目（要求按难度为序）分成两半（常常根据奇、偶数号），对所测结果进行相关性分析。

4. 同质性信度　也称内部一致性信度，指测验内部所有题目间的一致性程度。前面谈到的分半法实际上是对测验内部一致性的一个粗略估计。同质性信度的计算方法也有多个，其中具有代表性的是 α 系数。由于 α 系数是由克伦巴赫（J. Cronbach）提出来的，所以又称克伦巴赫系数，它是计算信度时经常使用的指标。

5. 评分者信度　对于一些主观题而言，评分者之间的差异是产生误差的重要原因之一。评分者信度就是用来评价同一个测验不同评分者之间的评分误差的。考察评分者信度的方法一般是随机抽取部分测验结果，由两个或多个评分者独立地按评分标准打分，然后求其间的相关。

（三）效度（Validity）

所谓效度指的是测量的有效性，即此测验对它所要测查的特质准确测查的程度。例如一个智力测验，如果其测验结果所表明的确实是被试的智力，而且准确测量了其智力水平，那么这一智力测验的效度就高；反之则低。效度检查同信度检查一样也有多种方法，并有各种各样的名称如内容效度、预测效度、因素效度、内部效度等。以下三种是常用的效度。

1. 内容效度　指测验项目所反应的测量内容的程度，即测验的行为取样是否能够代表所测量的心理功能及其代表程度。例如算术成就测验应反映被试者的运算力的程度。一个测验要具备较好的内容效度应该满足两个条件：①要确定好测验的内容范围，并使测验的全部项目均在此范围内。②测验项目应该是已界定的内容范围的代表性样本。

2. 结构效度　又称构想效度，它反映此心理测验对理论上的构想或特质测量的程度。例如编制一个智力测验必定以一定的智力理论为基础，而其结构效度则是指它对这一理论的智力特质进行测量的准确性程度。因素分析是检验结构效度最常用的方法。

3. 校标效度 校标效度指心理测验对被试在特定情境下的行为的预测程度。例如用智力测验成绩来预测被试能否升入大学，如果预测的准确性高，则说明该测验的校标效度较高，是个好测验。在这里，被预测的行为是衡量测验分数是否有效的标准，简称校标。根据搜集校标的时间还可以将校标效度分为同时性效度和预测效度。前者的校标资料与测验结果是同时搜集的，而后者的校标资料需要进行测验后过一段时间才能搜集到。

（四）标准化心理测验的基本特征

标准化心理测验的基本特征有以下几个：

1. 施测方法和记分方法的标准化 标准化心理测验一般都配有测验手册，测验手册包括一套详细的施测程序。例如清楚地宣读测验的指导语、实施步骤、测验时间、提问的变通方式、如何处理测验中出现的问题和注意事项等。另外，测验还要有详细的记分标准、记分方法等。有的标准化测验还配有测验分数的转化表。

2. 常模样本标准化 标准化心理测验不但要有常模，而且常模样本要具有代表性，有的还根据需要建立多个常模。如果常模不具有代表性，那么该测验就称不上标准化心理测验。所以标准化心理测验均有常模，但有常模的心理测验不一定是标准化测验。

3. 具备测量学分析资料 测量学分析资料包括测验的信度和效度，它们是标准化心理测验不可缺少的技术参数。临床评估人员要通过这些资料来了解不同测验的可靠性和有效性，进而选择合适的心理测验。另外，这些测验的使用者要根据这些资料来分析测验的结果，从而对被试的水平作出准确的判断。

五、使用心理测验应该注意的问题

（一）如何选择和评价测验

1. 充分了解测验的结构和功能 要选择适当的测验，首先就要了解测验的结构和功能。为此，在使用测验之前，要详细阅读测验手册及有关资料，了解该测验的主要功能、理论基础和适用群体等。通过这些信息可以判断，这个测验能否解决自己想要解决的问题以及它是否适合自己所要评估的群体。例如大部分测验都要求被试具有一定的文化知识，而如果你要评估的是一个幼儿，那么这些测验就不适合。

2. 详细了解测验常模的情况和适用范围 如果心理测验没有常模，那么它就不是标准化的测验，一般不适合在临床上做诊断用，仅仅具有一些参考价值。当然投射测验除外，许多精神分析专家都使用投射测验来了解被试的潜意识内容，进而对他们进行精神分析治疗。如果测验有常模，要详细了解其常模样本的构成情况以及是否建有年龄、地区、民族等次级常模。一般说来，测验的使用对象越符合常模样本的特征，测验的结果越准确。如果将测验用于与常模样本差别较大的群体如少数民族或残疾人，就可能造成测验结果解释的困难甚至得出错误的结论。

3. 仔细研究测验的信度 凡标准化测验的测验手册，都需要说明本测验的信度。测验信度表明测验的可靠性程度。信度越高（接近1.0），测验越好，但实际上达不到。一般说来，0.8以上的信度系数就可以认为是高的。但是由于测验信度受测验长度的影响，测验越长，信度越高，所以不能一概而论。另外，信度的高低与测验性质有关。通常，能力测验的信度高，要求0.80以上；人格测验的信度低，要求0.70以上。许多研究者认为，用于比较不同群体的样本，测验信度在0.70以上就足够了，但如用于临床评估，对同一被试的不同特质进行比较，测验信度应在0.80以上。

4. 广泛收集和研究测验的效度资料　一般说来，标准化心理测验的测验手册中都包含了基本的效度资料。但是，大部分的效度资料是测验使用者在不断的应用过程中产生的，因此一些较早产生的测验往往拥有大量的效度资料，而新测验则较少。测验的使用者只有通过收集和研究这些效度资料，才能对该测验的有效性有着清楚的认识，从而有助于选择恰当的测验并对测验结果做出准确的解释。

（二）熟练掌握施测和记分方法

施测过程和记分方法的标准化是标准化心理测验的重要组成部分。这些在测验手册中都有详细的说明。作为测验的使用者应该熟练掌握这些方法，并在测验实施过程中严格按照这些方法进行操作，否则会产生测量误差，进而造成测量结果的不准确。

（三）了解影响测验结果的因素

1. 测验者与被试之间的协调关系　测验者与被试之间的关系是否协调对测验结果有着显著的影响。如果两者关系不协调，被试可能发挥不出自己真实的水平，从而影响测验结果的真实性。所以，在测验进行之前测验者务必花费一定的时间和精力与被试建立良好的协调关系。另外，在施测过程中要积极鼓励被试、关怀被试，但又不要暗示被试。

2. 测验者对被试操作水平的期望　"罗森塔儿效应"说明了主试的期望对测验结果的影响。测验者通过表情、言语等因素可能向被试传达一种期望，这种期望会使得被试超水平的发挥，从而造成测验结果的不真实。

3. 被试的测验焦虑　焦虑是一种不良情绪，这种情绪会影响被试在测验中正常发挥自己的水平。因此，测验者在测验前、测验中都要尽可能地缓解他们的焦虑情绪，例如适当解释测验的意义，适当地对他们进行鼓励等。当然要完全消除被试的焦虑是困难的，因此在解释测验结果时，应该考虑到焦虑情绪对其测验结果的影响。

4. 测验者对被试的态度　测验者对被试的态度往往会影响测验的实施和评分。假如测验者喜欢或者同情被试，那么他就倾向于给被试高分，这在一些主观题中尤其明显。反之，如果测验者不喜欢甚至讨厌被试，那么他就倾向于给被试低分，这些都严重影响测验结果的准确性。所以，测验者在施测以及记分过程中要不断检查自己对被试的态度以及这种态度可能对测验结果造成的影响。

（四）正确看待心理测验和结果

应该反对两种极端：一种是将心理测验结果的绝对化，另一种是极端怀疑心理测验结果的准确性。心理测验的产生和广泛运用对于了解人的心理特征产生了极大的作用，并成为临床心理评估的一种重要手段。但由于心理测验具有间接性和相对性的特点以及人自身的复杂性，心理测验尚不能完全准确地测量人的心理特质。例如，心理测验结果仅仅反应了在该特定情境下此次测验的情况，但并不能说明在其他情境下或在日常情境下亦如此。另外，被试的心理特质（尤其是青少年）会随着时间的变化而改变，因此测验结果很多时候不能反应已经变化了的心理特质。所以，不能将心理测验结果看作是绝对准确的，它有一定的误差，反对仅仅根据测验分数就给被试贴上一个标签的做法。同样，否认心理测验的科学性和客观性，认为心理测验一点用处都没有的观点也是不恰当的。

（五）测验工作者的资格和职业道德

心理测验是一种科学的测量工具，它可以帮助心理学家及其他专业人员客观准确地评价个体的心理与行为特点。但是，它需要测验的使用者具有专业的心理学和测量学知识，否则不但不能给测验使用者以帮助，反而可能造成误用，进而损害参加测验者的利益。基于此，西方国家对心理测验使用者的资格、标准化心理测验的条件都做了严格的规定，并制定了心理测验工作者的道德准则，从而保证正确地使用心理测验。1992年我国心理学会制定了《心理测验管理条例（试行）》和《心理测验工作者的道德准则》，1993年中国心理卫生协会制定了《心理评估质量控制规定（试行）》。

《心理测验管理条例（试行）》规定，凡中国心理学会会员个人或集体所编制、修订、发行与出售的心理测验，都必须到中国心理学会心理测量专业委员会申请登记注册（非会员也可申请登记）；心理测量专业委员会只认可那些经科学程序审核、鉴定的标准化测验，并予以登记注册；凡经过登记注册的心理测验，均给予统一分类编号，并定期在中国心理学会主办的《心理学报》公布；心理专业的本科以上毕业生或在心理测量专家的指导下具有两年以上测验使用经验者，可获得测验使用资格；凡在心理测量专业委员会备案并获得认可的心理测验培训班，由本专业委员会颁发测验使用人员的资格认定书；凡经过心理测量培训班的专门训练并获得资格认定者，具有使用测验的资格……

《心理测验工作者的道德准则》规定，心理测验工作者应知道自己承担的重大社会责任，对待测验工作须持有科学、严肃、谦虚的态度；在介绍测验的效能和结果时，必须提供真实和准确的信息，避免感情用事、虚假的断言和曲解；应尊重被测者的人格，对测量中获得的个人信息要加以保密，除非对个人或社会可能造成危害的情况，才能告知有关方面；应以正确的方式将所测结果告知被测者或有关人员，并提供有益的帮助与建议；一般情况下，只告诉测验的解释，不要告诉测验的具体分数。

六、心理测验的特点

（一）优点

1. 使用比较简单　心理测验的测验手册对施测过程、记分方法及结果解释都有详细的说明，测验者很容易掌握。一些传统的纸笔心理测验已经被转化成了软件，它可以直接给出被试的测试结果，使用起来更加方便。

2. 数据来源、计分和解释比较客观　由于心理测验的数据多数直接来自于被试的做答，所以数据来源客观。另外，测验的记分和解释都是标准化的，测验者的主观因素影响较小，因此也比较客观。

3. 数据适宜做统计分析　心理测验的数据类型都是一些定量的数字，可以直接用统计软件进行分析。因此，与观察法和访谈法相比，心理测验所获的数据更适宜做统计分析。

4. 比较经济　很多心理测验都可以进行团体施测，短时间内可以对很多人进行测量，而且可以通过邮寄的方式让身处异地的被试参加测验，因此可以节约大量的时间和精力，比较经济。

（二）缺点

1. 心理测验结果反映的是特定情景与时间下的心理状态，而且结果受被试的情绪和认知态度影响较大，不一定完全反映真实的情况。这是由测验的特点决定的，在相当长的一段时间内这个问题难以解决，所以对心理测验的结果下结论要谨慎。

2. 心理测验普遍存在开发周期长，投入大的问题，因此编制测验要费时费力。

由于心理测验跟观察法、访谈法一样都有各自的优缺点，因而使用单一的方法难以对个体的心理和行为作出准确的判断。因此在临床心理评估中，常常将这三种方法联合使用，从而从多方面获得个体的全面而准确的信息。例如先通过观察个体的行为来发现个体的问题行为或可能存在的心理问题，然后可以选择对其进行相应的心理测验。如果对心理测验的结果存有疑问，可以再对其进行深度访谈，从而发现真正的问题所在。

第四节　主要心理测验介绍

一、智力测验

（一）智力测验的相关概念

1. 智力（intelligence）　对智力的看法是编制智力测验的理论前提。智力一词最早是由哲学家斯宾塞（H. Spencer）和生物学家高尔顿将古代拉丁词 intelligence 引入英文的，代表一种天生的特点及倾向性。关于智力的观点有很多，有人认为智力是一种学习能力，有人认为智力是一种适应环境的能力，还有人认为智力是信息加工的能力。美国学者韦克斯勒认为，智力具有多层次性和多面性，是一个人心理能量的总和，此项能量能够使个体有目的地行动，使个人的思想有条理，并且能够对自身的环境作有效的适应。

2. 智商（intelligence quotient，IQ）　是智力测验结果的量化单位，用于衡量个人智力发展水平的一种指标。常用的智商有比率智商和离差智商。

（1）比率智商（ratio IQ）：最初是由推蒙（Terman）提出的，其计算方法为：IQ＝MA/CA×100。公式中的 MA 代表智龄，即智力所能达到的年龄水平；CA 代表被试测试时的实际年龄；如果 MA 与 CA 相等，那么比率智商为 100。例如，某个儿童智力测验得分为 11，而实际年龄为 10 岁，那么他的 IQ 为 110，智商属于中等偏上水平。比率智商的局限性在于，它假设个体的智力水平是与实际年龄成正比的，显然这一假设与实际情况不符。实际上，人的智力发展到一定年龄之后就会稳定在一个水平上，此后随着年龄增加，智力反而开始下降，所以比率智商只适用于 16 岁以下的群体。

（2）离差智商（deviation IQ）：是由韦克斯勒（Wechsler）提出来的。它是将一个人的智力测验成绩和同年龄组的人相比较而得到的标准分数。其计算公式为 IQ＝100＋15Z。Z 为参加智力测验的个体与同年龄组人相比较所得的标准分。100 为各年龄组 IQ 的平均数，15 为各年龄组 IQ 的标准差。例如，当一个人离差智商为 115，表示他的智商高于平均智商一个标准差，为中上智力水平。

（二）比奈智力测验

1905 年法国心理学家比奈（A. Binet）和西蒙（T. Simion）编制了一个智力量表用于鉴别智力低下的学龄儿童，这是世界上第一个智力测验，称为比奈-西蒙智力量表，比奈也因此被称为心理测验的鼻祖。比奈-西蒙智力量表的特点是测验项目种类繁多，能测量智力多方面的表现，主要涉及推理、判断、理解等高级心理过程。测验适用于 3～14 岁的低能儿童，也可用来对正常儿童作某种程度的区分。他们于 1908 年及 1911 年分别对量表作了修订，并将适应年龄扩展到了 3 岁至成人。

美国斯坦福大学心理学家推蒙（Terman）于 1916 年对比奈-西蒙智力量表进行了修订，然后改称为"斯坦福-比奈量表"（Stanford-Binet scale，SB）。推蒙对原量表进行了较大的改动，保留了比奈-西蒙量表的 51 道题目，修改了部分题目的内容和年龄水平，自己又编制了 39 道，使测验总长度变为 90 题。适用的年龄组为 3～14 岁组儿童，另加普通成人组和优秀成人组，并首次使用了比率智商的概念。斯坦福-比奈量表被广泛地应用于教育和临床背景，是最有影响的智力测验之一。此后推蒙和他的同事分别在 1937 年和 1960 年对其进行了两次修订。1972 和 1986 年美国著名心理学家桑代克（Thorndike）等对其进行了二次修订，其中第二次修订的变化比较大。与原版相比，新测验扩展了测验内容；引入了认知能力的三层结构模式；各分量表单独记分，后累加得到全量表的离差智商。这次修订后的版本被称为第四版。

我国心理学家陆志伟于 1924 年引进并修订了斯坦福-比奈量表，并建立起了江浙地区常模，1936 年他与吴天敏合作对此测验进行了再次修订，并使之可用于京津地区。1982 年吴天敏对该量表进行了第三次修订，称为中国比奈智力测验。该测验对 1936 年的版本增删了部分项目，测试对象扩大为 2~18 岁，每岁 3 个项目，共 51 个项目（见表 9-1）。在结果解释上，它采用了离差智商的概念。

表 9-1　中国比奈测验内容

1. 比圆形	18. 找寻数字	35. 方形分析
2. 说出物名	19. 找寻图样	36. 记故事
3. 比长短线	20. 对比	37. 说出共同点
4. 拼长方形	21. 造语句	38. 语句重组
5. 辨别图形	22. 正确答案	39. 倒背数目
6. 数钮扣十三个	23. 对答问句	40. 说反义词
7. 问手指数	24. 描图画样	41. 拼字
8. 上午和下午	25. 剪纸	42. 评判语句
9. 简单迷津	26. 指出谬误	43. 数字方体
10. 解说图物	27. 数学巧术	44. 几何形分析
11. 找寻失物	28. 方形分析（一）	45. 说明含义
12. 倒数二十至一	29. 心算	46. 填数
13. 心算（一）	30. 迷津（三）	47. 语句重组（二）
14. 说反义词	31. 时间计算	48. 核正错数
15. 推断结果	32. 填字	49. 解释成语
16. 指出缺点	33. 盒子计算	50. 明确对比关系
17. 心算（二）	34. 对比关系	51. 区别词义

中国比奈智力测验是一个标准化的智力测验，使用也相当简单，易于操作。另外，它对主试的指导语、施测准备、施测方法、记分方法等都作了具体的规定，使用时要严格遵循。施测时要首先计算被试的实际年龄，然后根据实际年龄从测验指导书附表中寻找开始的题目

（例如 10 岁的儿童可以直接从 18 题开始）。答对 1 题得 1 分，连续 5 题未通过即停止。计算测验总分时，除了累加答对的题目分外，还要补加一定的分数（例如 10 岁的儿童就要加上 18 题以前的 17 分）。最后，根据实际年龄和总分，从智商表中查出相应的智商分数。但是，中国比奈智力测验不能具体诊断出儿童智力发展的各个方面，这是在使用过程中应该注意的。

（三）韦克斯勒智力测验

1. 韦克斯勒智力测验概况　　比奈智力测验的适用对象是儿童和青少年，对成人智力的测量则不令人满意。从 1934 年开始，韦克斯勒就开始致力于智力测验的编制研究，并于 1939 年首先编制了用来测试成人的韦克斯勒-贝勒维智力量表（W-BI），后来发展为韦氏成人智力量表（Wechsler Adult Intelligence Scale，WAIS）。目前，韦克斯勒智力测验已经成为世界上使用最为广泛的智力评估测验。它由一系列不同年龄人群的智力量表组成，目前使用比较广泛的包括用于 16 岁以上人群的韦氏成人智力量表（WAIS）及其修订本（WAIS-R）、用于 6 至 16 岁学龄儿童的智力量表（Wechsler Intelligence Scale for Children，WISC）及其修订本（WISC-R 和 WISC-ⅲ）、用于 3～6 岁半学龄前儿童的智力量表（Wechsler Pre-school and Primary Scale of Intelligence，WPPSI）及其修订本（WPPSI-R）。

韦克斯勒认为，智力是个人有目的地行动、理智地思考以及有效地应付环境的一种整体或综合的才能。这些才能虽非完全独立，但彼此之间有质的区别。因此，他设计了许多分测验（例如，WAIS 有 11 个分测验）来综合测量智力的各个方面。这些分测验又各分为两大类。一类是言语测验，组成言语量表（VS），根据这些量表结果计算出来的智商称为言语智商（VIQ）；另一类是操作测验，组成操作量表（PS），根据它的结果计算出操作智商（PIQ）。两个量表合称为全量表（FS），其智商称全智商（FSIQ 或 FIQ），代表被试的总智力水平。测试中，言语测验和操作测验要交替进行。另外，每个分测验的原始分也不一样，有的最高的为 90 分，有的最高只有 18 分，需要转化为标准分才能进行比较。在韦氏智力量表中，所有的分测验都要转化为标准 20（即平均数为 10，标准差是 3 的标准分数）。言语智商、操作智商和全智商都可以通过查相应年龄的 IQ 表获得，它们都是以 100 为平均数、15 为标准差的离差智商。

2. 我国对韦克斯勒智力测验的修订情况　　从 1981 年开始，我国的心理学工作者开始引进韦克斯勒智力测验，并根据我国的国情和文化背景对许多分测验进行了修改。

20 世纪 80 年代初，由湖南医学院龚耀先主持，全国 56 个单位协作修订了 WAIS，并于 1982 年发表了修订的韦氏成人智力量表，简称为 WAIS-RC（Wechsler Adult Intelligence Scale-Revised in China）。该修订本对不适合中国文化背景的项目加以改动，项目顺序则根据中国样本测验结果进行了改动。其最显著的特点则是根据中国的国情，即城市与农村在文化教育方面差异很大的特点，分别建立起了城市和农村两套常模。另外还以湖南省 1980 年的人口普查资料（当时无全国人口普查资料）建立了年龄常模。常模样本多为汉族人，因此在用于少数民族时要十分谨慎。量表各分测验的分半信度城市为 0.60～0.96，农村为 0.58～0.92；分量表和全量表信度为 0.90～0.95，农村为 0.91～0.96；VIQ、PIQ 和 FIQ 的重测信度分别为 0.82、0.83 和 0.89。另外，它也具有良好的效度。它适用于 16 岁以上的测试者。

同样是 20 世纪 80 年底初，由林传鼎和张厚粲主持，全国各单位合作修订了 WISC-R，简称 WISC-CR。该版本主要是修订了项目，从而使测试题更加适合中国儿童的特点。改动的题目尽量与原题性质相似、难度相近。此测验的常模样本只在大中城市中选取，所以城市农村只能共用一个版本，但更适合于城市儿童。另外，它也建立了年龄常模。由于该测验具有较高的信度和效度，所以在国内的应用已经非常广泛。它适用于 6~16 岁的儿童。

同期，由龚耀先和戴晓阳主持、全国 63 个单位协作，修订了 WPPSI，称为"中国韦氏幼儿智力量表"（C-WYCSI）。其特点是适合儿童思维的直观形象性特点，具有趣味性，施测时间较短。它也建立了城市和农村常模。它的各分测验的分半信度绝大多数在 0.75 以上，仅领悟力测验的分半信度为 0.69；分测验的重测信度为 0.82~0.89；与原测验（WPPSI）的相关在 0.79~0.88 范围内。另外，因素分析研究表明它也具有良好的结构效度。它适用于 4 岁至 6 岁半的汉族和对汉族文化较熟悉的少数民族儿童。

另外，龚耀先、蔡太生在 1993 年也对 WISC-R 进行了修订，称为 C-WAIS。它也建立了农村和城市常模以及年龄常模。VIQ、PIQ 和 FIQ 的分半信度在 0.88~0.94 范围内，重测信度分别为 0.84、0.79 和 0.86。该测验与 WISC-R 智商的相关为 0.62~0.78，与 WISC-CR 的相关为 0.60~0.78。它也只适合于 6~16 岁的汉族和对汉族文化较熟悉的少数民族儿童。

此外，上海的李丹和朱月妹等分别制定了 WISC-R 及 WPPSI 修订本的上海地区常模。

3. 韦克斯勒智力测验中国修订版的分测验情况　由于不同修订者的理解不同，有的对国外的韦克斯勒智力测验修改较大，有的修改较小。表 9-2 列出了韦克斯勒智力测验中国修订版的分测验情况。

表 9-2　韦克斯勒智力测验中国修订版的分测验情况

分测验名称（简称）	WAIS-RC	WISC-CR	C-WAIS	C-WYCSI
言语分量表				
知识（I）	I	I	I	I
领悟（C）	C	C	C	C
背数（D）	D	D	D	—
相似性（S）	S	S	分类	图片概括
算术（A）	A	A	A	A
词汇（V）	V	V	V	图片词汇
操作分量表				
填图（PC）	PC	PC	PC	PC
积木图案（BD）	BD	BD	BD	BD
拼物（OA）	OA	OA	OA	OA
图片排列（PA）	PA	PA	PA	—
数字符号（DS）	DS	DS	DS	动物下蛋
迷津（Ma）	Ma	Ma	—	Ma
几何图形（GD）	—	—	—	GD
视觉分析（VA）	—	—	—	VA

以下将简要介绍各分测验的内容

（1）知识测验：由若干常识例如历史常识、地理常识、自然现象常识等组成。这些知识是普通人能够在一般的文化背景和日常生活中遇到的，尽量避免特殊的或专业性较强的知识。

（2）领悟测验：由一些关于社会价值观念、公共道德、法律以及习俗道德问题所组成，主要测试人们普通常识、判断能力、运用实际知识解决问题的能力以及对伦理道德和价值观念的理解能力。

（3）背数测验：要求测试者复述主试读过的一系列数字，包括顺背和倒背。主要用来测试被试的听觉记忆力、注意力以及心理过程的可逆性。

（4）相似性（分类或图片概括）测验：要求被试找出两个词的共同性；分类测验要求被试将 4 张或 3 张图片分为两类，并解释分类的理由；图片概括要求儿童在 3 张选择图中选出与刺激图同类的那张，并给出理由。这些测验都是用来测量被试的抽象概括能力以及逻辑推理能力的。

（5）算术测验：主试口头提问，被试心算并口头回答。该测验主要测试被试的心算能力以及选择性注意和短时记忆的能力。该测验有时间限制，并且容易导致被试的紧张。

（6）词汇和图片词汇测验：前者由一系列的词组成，要求被试解释每个词的含义；后者由一系列的图片组成，主试念一个词，儿童要在 4 张图片中找出能够代表这个词的图。该测验主要测试被试的言语理解能力。

（7）填图：由一系列的图片组成，每张图片都缺少一个重要的部分，要求被试能够找出图片中所缺的部分。它主要测试被试的视觉记忆、视觉辨别以及区分主要特征与次要细节的能力。该分测验具有趣味性，但容易受个人经验的影响。

（8）积木图案：被试要用红白相间的 9 块积木，在规定的时间内按照主试所摆放的模型或几何图案卡片摆出相同的图形。该测验考察被试对空间图形的分析综合能力、逻辑推理能力以及视觉-运动综合协调能力。

（9）图片排列：由很多组图片组成，每组图片都有一定的故事情节，但是以打乱的顺序呈现给被试，要求被试按适当的顺序重新排列，从而组成一个有意义的故事。该测验可以测试被试的知觉综合能力、逻辑联想能力。

（10）拼物测验：将一个物体分隔成碎片呈现给被试，要求他们在规定的时间内将碎片复原成该物。该测验主要测试被试的知觉组织能力、辨别部分与整体的关系的能力以及空间想像力。

（11）数字符号测验：要求被试用一系列无意义的符号来尽快标记一系列数字（1 位数）或几何图形。它是个速度测验，在规定时间内标记得越多，得分便越高。它测试知觉辨别的速度和灵活性、运动速度以及注意力。

（12）迷津测验：由一系列的迷津图组成，要求被试在规定时间和可允许的错误范围内完成。该测验测试被试行动的计划性以及视觉-运动的协调能力。

（13）动物下蛋测验：规定每一种动物下一种颜色的蛋（用弹子代替），要求儿童按照规则在这些动物下面的洞内摆上相应颜色的蛋（弹子）。儿童完成的速度越快，并且错误和遗漏越少，得到的分数就越高。它主要测验儿童的视觉-知觉速度和协调能力、短时记忆能力和注意力。

（14）几何图形：要求儿童准确地临摹一系列几何图形。该测验既测验儿童的感知觉、视觉-运动组织能力，又测验儿童的心理和运动功能的发展水平。

（15）视觉分析测验：要求儿童在 6 张图片中找出一张与刺激图片一样的图，主要测验儿童的感知觉和辨别能力。

二、人格测验

个体的差异不仅表现在能力上，还表现在人格上。人格测验就是用来评估个体人格特点的测验，是心理测验中数量最多的一类测验。以下介绍几种常见的人格测验。

（一）明尼苏达多项人格问卷

1. 问卷概况　明尼苏达多项人格问卷（Minnesota Multiphasic Personality Inventory, MMPI）是由美国明尼苏达大学教授 Hathaway 和 Mckinley 于 20 世纪 40 年代编制的。最初是想编制一套鉴别精神病的辅助调查表，后来发展为人格测验。由于它从多个方面对人的心理进行综合的考察，所以称为明尼苏达多相人格问卷，简称 MMPI。也正因为如此，人们也俗称它为"心理 CT"。该问卷出现后，应用非常广泛。美国《心理测验年鉴》第 9 版（1985）曾将其评为最常用的人格测验。当今，MMPI 已经被翻译成了多种文字，在几百个国家里进行了使用，广泛应用于人格鉴定、心理疾病的诊断、心理咨询以及人类学、医学的研究工作。1989 年 Butcherd 等完成了 MMPI 的修订工作，成为 MMPI-2。在 20 世纪 80 年代初，MMPI 就开始引进中国大陆。由我国中科院心理所宋维真等主持，会同全国 30 个省、市、自治区的 45 个合作单位，对 1 万多个对象进行了实验。这项工作共进行了 3 年，至 1989 年正式推出 MMPI 的中国版。

2. 问卷组成　MMPI 共包括 566 个自我报告形式的题目，实际上为 550 个，其中 16 个重复题目（用来测查被试反应的一致性，看作答是否认真）。这些题目涉及范围很广，包括身体情况、精神情况、家庭、婚姻、宗教、政治、法律、道德等方面的态度和看法。被试根据自己的实际情况作出"是""否"及"不作回答"三类反应。这些题目组成了 14 个量表，其中 10 个是临床量表，4 个是效度量表。

临床量表由以下量表组成：

（1）疑病量表（Hypochondriasis, HS）：共 30 题，来自于对自己身体功能异常关心的神经质病人。主要是测量被试的疑病倾向及对身体健康的不正常的关心。例如，恶心和呕吐的毛病令我苦恼。

（2）抑郁量表（Depression, D）：共 60 题，来自于过分悲伤、无望、思想及行动迟缓的病人。主要测量被试的情绪低落问题。例如，我希望能象别人一样快乐。

（3）癔病量表（Hysteria, H）：共 60 题，来自经常无意识运用身体或心理症状来回避困难和责任且有歇斯底里反应的患者。测验被试对心身症状的敏感和关注。例如，每星期我的喉咙里总好像有一块东西堵着似的。

（4）精神病态性量表（Psychopathic deviation, Pd）：共 50 题，来自于非社会性类型和非道德类型的精神病态人格的患者。测量被试的社会行为偏离特点。例如，我童年时期，有段时间偷过人家的东西。

（5）男子气或女子气量表（Masculinity-Feminity, Mf）：共 60 题，来自于具有同性恋倾向的人。测量男子女性化、女子男性化的倾向。男性和女性分别记分。例如，和我性别相同的人最容易喜欢我。

（6）妄想量表（Paranoia, Pa）：共 40 题，来自于具有敌意观念、被害妄想、猜疑心、过度敏感等偏执狂症候的患者。测量被试是否具有这些病理性思维。例如，有人想害我。

（7）精神衰弱量表（Psychasthenia, Pt）：共 48 题，来自于表现出焦虑、强迫动作、强迫观念、无原因恐怖以及怀疑的神经症患者。测量被试是否具有这些神经症的特点。例如，我似乎比别人更难于集中注意力。

（8）精神分裂症状量表（Schizophrenia，Sc）：共 78 题，来自于思维、情感和行为混乱，出现稀奇思想、行为退缩及有幻觉的精神分裂症的患者。主要测量被试是否具有这些精神分裂症特点。例如，我觉得自己时常无缘无故地受到惩罚，我相信有人暗算我。

（9）躁狂症量表（Mania，Ma）：共 46 题，来自于具有气质昂扬、精力充沛、过于兴奋、易激怒的躁狂症患者。测量被试是否具有这些躁狂症的特点。例如，每星期至少有一两次我十分兴奋。

（10）社会内向量表（Social introversion，Si）：共 70 题，来自于对社会性接触和社会责任有退缩倾向者。用来测量被试的社会化倾向。例如，但愿我不要太害羞。

效度量表是 MMPI 的主要特色。它通过几个量表去识别被试不同的应试态度和反应倾向，例如掩饰、粗心等。如果这些量表出现异常分数，则意味着被试在其他量表上的作答的有效性值得怀疑，因此称为效度量表。它由以下四个量表组成：

（1）说谎量表（Lie，L）：共 15 题，测量被试对该调查的态度。高分者意味着不能客观地评价自己。例如，"有时我想骂人"，如做否定回答，显然不符合实情。

（2）诈病量表（Vality，F）：共 64 题，测量被试任意回答的倾向，用来识别那些胡乱反应、故意装坏的被试。例如，我相信有人暗算我。高分者表示任意回答、诈病或确系偏执。

（3）校正量表（Correction，K）：共 30 题，主要是鉴别有意将自己伪装成"好人"或伪装成"坏人"两种倾向的被试。例如，我几乎没有跟家里人吵过嘴。

（4）疑问量表（？）：无确定题目。它是被试对问题作"无法回答"反应或对题目的"是""否"均作反应的题目总数。这种无回答的反应倾向代表了个体某些心理冲突或对某些事物的逃避，因此也值得重视。如果全测验中有 30 个以上的题目为无回答，则此问卷无效。

3. 问卷使用　MMPI 的主要功能是测查个体的人格特点，判别出精神病患者和正常人。它适用于 16 岁以上的成人，被试要具有小学以上的文化水平，且没有影响测验结果的生理缺陷。既可以进行个别施测，也可以进行团体施测。测试者必须经过专业训练，测试时间没有任何的限制。正常成人一般在 45 分钟左右可以完成，很少有人超过 90 分钟的。

MMPI 各分量表的分数采用 T 分数的形式，可以在 MMPI 剖析图上标出来，并将各点相连，即为该被试人格特征的剖析图。如果某个分量表的 T 分数大于 70 则认为该被试存在该量表所反应的精神病理症状，例如抑郁量表的 T 分数大于 70，则认为该被试存在抑郁症状。但在具体分析被试的人格特征时，应借助于剖析图综合各分量表的 T 分来解释。

MMPI 的再测信度分布从 0.50 到 0.90，同能力测验相比较低。另外，它主要用于病理心理的研究。

（二）卡特尔 16 种人格因素问卷

卡特尔 16 种人格因素问卷（Sixteen Personality Factor Questionnaire，16PF）是美国伊利诺州立大学人格及能力测验研究所的卡特尔教授编制的，是用因素分析法编制问卷的典范。卡特尔是人格特质理论的创始人之一。他认为 16 个根源特质是构成人格的内在基础因素，通过测量个体的这 16 个根源特质就可以知道他的人格特征。他根据这 16 个根源特质编制了 16PF，见表 9-3。

153

表 9-3　16PF 的结构及其意义

人格因素	项目数	低分特征	高分特征
乐群（A）	20	缄默孤独	乐群外向
聪慧（B）	9	迟钝、学识浅薄	聪慧、富有才识
稳定（C）	26	情绪激动	情绪稳定
恃强（E）	26	谦逊、顺从	好强、固执
兴奋（F）	26	严肃、审慎	轻松、兴奋
有恒（G）	20	权宜敷衍	有恒负责
敢为（H）	26	畏怯退缩	冒险敢为
敏感（I）	20	理智、着重实际	敏感、感情用事
怀疑（L）	20	信赖、随和	怀疑、刚愎
幻想（M）	26	现实、合乎常规	幻想、狂放不羁
世故（N）	20	坦白、直率、天真	精明能干、世故
忧虑（O）	26	安详、沉着、自信	忧虑、抑郁、烦恼
实验（Q1）	26	保守、服从、传统	自由、批评、激进
独立（Q2）	20	依赖、随群附众	自立、当机立断
自律（Q3）	20	矛盾冲突、不明大体	知己知彼、自律谨严
紧张（Q4）	26	心平气和	紧张困扰

除了 16 个分量表外，16PF 还有 3 个效度量表，即装好、装坏和随意回答，这 3 个分量表又统称为测验动机分量表（MD）。

得到各分量表的原始分后，还需要根据常模表将原始分数转化为标准 10 分（平均数为 5，标准差为 1.5 的标准分），并根据标准 10 分在剖析图上找到相应的原点，最后将各点连成曲线，即可得到一个人的人格轮廓。测验结果不仅能明确描绘 16 种基本人格特征，还能根据公式进一步推算人格类型的次级元素。以下是其中的一部分：

适应与焦虑性 $= (38 + 2L + 30 + 4Q4 - 2C - 2H - 2Q3)$

内向与外向 $= (2A + 3E + 4F + 5H - 2Q - 11) \div 10$

感情用事与安详机警性 $= (77 + 2C + 2E + 2F + 2N - 4A - 6I - 2M) \div 10$

怯懦与果断性 $= (4E + 3M + 4Q1 + 4Q2 - 3A - 2G) \div 10$

这四个次级元素是在 16 个因素基础上对更抽象的因素特征进行推断得到的，以上的字母分别代表相应量表的标准分数。

16PF 适用于 16 岁以上的青年和成人，现有 5 种版本。其中，A、B 本为全版本，各有 187 项；C、D 本为缩减本，各有 105 项；E 本适用于文化程度较低的被试。我国现在通用的是美籍华人刘永和博士在卡特尔的赞助下，与伊利诺州立大学人格及能力测验研究所的 Meredith 博士合作，于 1970 年发表的中文修订本。他们将卡特尔的 A、B 合并成一卷，在台湾、香港地区对 2000 多人进行施测，并制定出了常模。1979 年该版本被介绍到国内。

（三）艾森克人格问卷

艾森克人格问卷（Eysenck Personality Questionaire，EPQ）是英国伦敦大学心理系和

精神病研究所的艾森克教授（Eysenck）根据其人格三维度的理论编制的，在国际上被广泛应用。EPQ 有成人和儿童两种问卷。成人问卷有 90 个题目，适用于 16 岁以上的成人；儿童问卷有 81 题，适用于 7～15 岁的儿童。每种问卷都包括 4 个分量表，它们分别是：

1. E 量表（内外倾维度）　用来测查内向和外向的人格特点。高分表示性格外向，特点是好交际、渴望刺激和冒险、易冲动、乐观随和、具有积极进取精神。低分表示人格内向，特点是好静、富有内省、深沉、不喜社交等。例如，你是否有广泛的爱好？

2. N 量表（情绪稳定性维度）　反应被试的情绪稳定性程度。高分者可能焦虑、担忧、高度紧张、情绪多变，对各种刺激往往产生过分的反应。低分者情绪反应往往缓慢且轻微、稳重、性情温和、善于自我控制。例如，你是一位易激怒的人吗？

3. P 量表（精神质维度）　测查一些与精神病理有关的人格特征。高分者可能孤独、不关心他人、好攻击、难以适应外部环境、喜欢干奇特的事情等。例如，有坏人想要害你吗？

4. L 量表（掩饰）　这是一个效度量表，用来测试被试的掩饰程度。高分者说明被试过分掩饰，从而影响了该份问卷的真实性。但它本身也代表一种稳定的人格功能。

EPQ 结果采用标准 T 分表示，根据各维度 T 分的高低来判断人格特征。

EPQ 既可以个体施测，也可以团体施测，是我国临床应用最为广泛的人格测验。我国修订的 EPQ 有多种版本，北方地区有陈仲庚等人的修订本，南方地区有龚耀先、刘协和等人的修订本。龚耀先的修订本成人和儿童都是 88 项，而陈仲庚的修订本成人的是 85 项，但两者都有较高的信度和效度，因此使用都比较广泛。

三、评定量表

评定量表（Rating scale）是临床心理评估和研究的常用方法。按照评定者的性质不同可以分为自评量表和他评量表。与心理测验相比，评定量表的标准化程度要差一些，但它更加简单实用、易于操作。评定量表的种类繁多，所涉及的内容也十分广泛，以下仅介绍一些临床心理评估中常用的评定量表。

（一）生活事件量表

1. 概况　国内外的生活事件量表较多，这里仅介绍杨德森和张亚林编制的生活事件量表（Life event scale, LES）。该量表由 48 条我国常见的生活事件组成，包括家庭生活、工作学习、社交及其他方面。另外有 2 条空白项目，供被试填写自己经历但表中并未列出的项目。它是一个自评量表，要求被试对一段时间内（通常为一年）所发生的生活事件，从事件发生时间、事件性质、对自己精神影响的程度和影响的持续时间四个方面逐一进行评定。四个方面的记分标准如下：（1）事件发生时间：在相应栏目中选择未发生、一年前、一年内、长期性四种情况。（2）事件性质：包括好事和坏事。（3）精神影响程度：选择无影响，0分；轻度，1分；中度，2分；重度，3分；极重，4分。（4）影响持续时间：选择 3 个月内，1分；半年内，2分；一年内，3分；一年以上，4分。

2. 结果分析与解释

（1）单项事件刺激量＝该事件影响程度分×该事件持续时间分×该事件发生次数

（2）正性事件刺激量＝全部好事件刺激量之和

（3）负性事件刺激量＝全部坏事件刺激量之和

（4）生活事件总刺激量＝正性事件刺激量＋负性事件刺激量

生活事件总刺激量越高，个体所承受的精神压力越大。负性事件刺激量的分值越高，对心身健康的影响越大；而正性生活事件对心身健康的意义有待于进一步的研究。

3. 生活事件量表的内容　指导语为：下面是每个人都有可能遇到的一些日常生活事件，究竟是好事还是坏事，可根据个人情况自行判定。这些事件可能对个人有精神上的影响（体验为紧张、压力、兴奋或苦恼等），影响的轻重程度是各不相同的。影响持续的时间也不一样。请您根据自己的情况，实事求是地回答下列问题，填表不记姓名，完全保密，请在最合适的答案上打勾。问卷条目如下：

与家庭有关的问题

（1）恋爱和订婚

（2）恋爱失败、破裂

（3）结婚

（4）自己（爱人）怀孕

（5）自己（爱人）流产

（6）家庭增添新成员

（7）与爱人父母不和

（8）夫妻感情不好

（9）夫妻分居（因不和）

（10）夫妻两地分居（工作需要）

（11）性生活不满意或独身

（12）配偶一方有外遇

（13）夫妻重归于好

（14）超指标生育

（15）本人（爱人）做节育手术

（16）配偶死亡

（17）离婚

（18）子女升学失败

（19）子女管教困难

（20）子女长期离家

（21）父母不合

（22）家庭经济困难

（23）欠债 500 元以上

（24）经济情况显著改善

（25）家庭成员重病、重伤

（26）家庭成员死亡

（27）本人重病或重伤

（28）住房紧张

工作学习中的问题

（29）待业、无业

（30）开始就业

（31）高考失败

（32）扣发奖金或罚款

（33）突出的个人成就

（34）晋升、提级

（35）对现职工作不满意

（36）工作学习中压力大（如成绩不好）

（37）与上级关系紧张

（38）与同事邻居不和

（39）第一次远走他乡异国

（40）生活规律重大变动（饮食睡眠规律改变）

（41）本人退休、离休或未安排具体工作

社会及其他问题

（42）好友重病

（43）好友死亡

（44）被人误会、错怪、诬告、议论

（45）介入民事法律纠纷

（46）被拘留、受审

（47）失窃、财产损失

（48）意外惊吓、发生事故、自然灾害

（49）＿＿＿＿＿＿＿＿＿＿＿＿＿＿

（50）＿＿＿＿＿＿＿＿＿＿＿＿＿＿

（二）简易应对方式问卷

测量应对方式的问卷也有很多，这里介绍的是解亚宁等在90年代初编制的简易应对方式问卷（Simplified Coping Style Questionnaire）。简易应对方式问卷由积极应对和消极应对两个维度，共包括20个条目。问卷为自评量表，采用多级评分，在每一应对方式项目后，列有不采取、偶尔采取、有时采取和经常采取4种选择（相应的评分为0、1、2、3），由被试根据自己情况选择一种作答。结果为积极应对维度平均分和消极应对维度平均分。人群测试表明，简易应对方式问卷反映出人群不同应对方式特征及其与心理健康之间的关系。积极应对得分高时，心理问题或症状评分低；而消极应对得分高时，心理问题或症状评分也高。应对方式与心理健康水平显著相关。

但是，所谓积极和消极是相对的。并不是积极的应对方式就一定有积极的后果，或者消极的应对方式就产生消极的后果，如"接受现实"和"自己安慰自己"在问卷中被归为消极应对，但它们也有着缓解挫折打击的作用。不同应对方式，在不同时间和情境下，对不同的人会产生不同的后果。

附简易应对方式问卷：

指导语：当您遇到平日里的各种困难或不愉快时（也就是遇到各种生活事件时），您往往是如何对待的？

	不采取	偶尔采取	有时采取	经常采取
1. 能尽快地将不愉快忘掉	3	2	1	0

2. 易陷入对事件的回忆和幻想之中而不能摆脱	3	2	1	0
3. 当作事情根本未发生过	3	2	1	0
4. 易迁怒于别人而经常发脾气	3	2	1	0
5. 通常向好的方面想，想开些	3	2	1	0
6. 不愉快的事很容易引起情绪波动	3	2	1	0
7. 喜欢将情绪压在心底里不让其表现出来，但又忘不掉	3	2	1	0
8. 通常与类似的人比较，就觉得算不了什么	3	2	1	0
9. 能较快将消极因素化为积极因素，例如参加活动	3	2	1	0
10. 遇烦恼的事很容易想悄悄地哭一场	3	2	1	0
11. 旁人很容易使你重新高兴起来	3	2	1	0
12. 如果与人发生冲突，宁可长期不理对方	3	2	1	0
13. 对重大困难往往举棋不定，想不出办法	3	2	1	0
14. 对困难和痛苦能很快适应	3	2	1	0
15. 相信困难和挫折可以锻炼人	3	2	1	0
16. 在很长的时间里回忆所遇到的不愉快事	3	2	1	0
17. 遇到难题往往责怪自己无能而怨恨自己	3	2	1	0
18. 认为天底下没有什么大不了的事	3	2	1	0
19. 遇苦恼事喜欢一个人独处	3	2	1	0
20. 通常以幽默的方式化解尴尬局面	3	2	1	0

（三）社会支持评定量表

这里要介绍的是80年代肖水源编制的社会支持评定量表。该量表分为3个维度：客观支持、主观支持和对支持的利用度。

1. 量表的记分方法

（1）第1～4，8～10条，每条只选一项，选择1、2、3、4项分别计1～4分。

（2）第5项又分为A、B、C、D4条，该项总分为4条计分之和。

（3）第6、7条如回答"无任何来源"计0分，回答"下列来源"者，有几个来源就计几分。

2. 量表的分析方法

（1）总分即10个项目评分之和。

（2）客观支持分为2、6、7项目评分之和。

（3）主观支持分为1、3、4、5项目评分之和。

（4）对支持的利用度为8、9、10项目之和。

附社会支持评定量表：

158

指导语：下面的问题用于反映您在社会中所获得的支持，请按各个问题的具体要求，根据您的实际情况写。谢谢您的合作。

1. 您有多少关系密切，可以得到支持和帮助的朋友？（只选一项）

（1）一个也没有　　（2）1～2个　　（3）3～5个　　（4）6个或6个以上

2. 近一年来您：（只选一项）

（1）远离家人，且独居一室。

（2）住处经常变动，多数时间和陌生人住在一起

（3）和同学、同事或朋友住在一起。

（4）和家人住在一起。

3. 您与邻居：（只选一项）

（1）相互之间从不关心，只是点头之交。

（2）遇到困难可能稍微关心。

（3）有些邻居都很关心您。

（4）大多数邻居都很关心您。

4. 您与同事：（只选一项）

（1）相互之间从不关心，只是点头之交。

（2）遇到困难可能稍微关心。

（3）有些同事很关心您。

（4）大多数同事都很关心您。

5. 从家庭成员得到的支持和照顾（在合适的框内划"√"）

	无	极少	一般	全力支持
A. 夫妻（恋人）				
B. 父母				
C. 儿女				
D. 兄弟姐妹				
E. 其他成员（如嫂子）				

6. 过去，在您遇到急难情况时，曾经得到的经济支持和解决实际问题的帮助的来源有：

（1）无任何来源。

（2）下列来源：（可选多项）

A. 配偶；B. 其他家人；C. 朋友；D. 亲戚；E. 同事；F. 工作单位；G. 党团工会等官方或半官方组织；H. 宗教、社会团体等非官方组织；I. 其他（请列出）

7. 过去，在您遇到急难情况时，曾经得到的安慰和关心的来源有：

（1）无任何来源。

（2）下列来源（可选多项）

A. 配偶；B. 其他家人；C. 朋友；D. 亲戚；E. 同事；F. 工作单位；G. 党团工会等官方或半官方组织；H. 宗教、社会团体等非官方组织；I. 其他（请列出）

8. 您遇到烦恼时的倾诉方式：（只选一项）

（1）从不向任何人诉述。

（2）只向关系极为密切的 1～2 个人诉述。

（3）如果朋友主动询问您会说出来。

（4）主动诉述自己的烦恼，以获得支持和理解。

9. 您遇到烦恼时的求助方式：（只选一项）

（1）只靠自己，不接受别人帮助。

（2）很少请求别人帮助。

（3）有时请求别人帮助。

（4）有困难时经常向家人、亲友、组织求援。

10. 对于团体（如党团组织、宗教组织、工会、学生会等）组织活动，您：（只选一项）

（1）从不参加

（2）偶尔参加

（3）经常参加

（4）主动参加并积极活动

（四）症状自评量表

症状自评量表（Symptom Checklist 90，SCL-90）是由 L. R. Derogatis 编制的。该量表包括 90 个项目，分为 10 个因子。其中一个因子为附加项目，其他 9 个因子分别反应病人在某方面的症状痛苦情况，具体见表 9-4。通过因子分布可以了解被试症状的分布特点。

表 9-4　SCL-90 因子结构及其意义

因子（最高分）	题　号	意　义
1. 躯体化（48）	1，4，12，27，40，42，48，49，52，53，56，58	反映躯体不适感，包括呼吸、消化不适及头痛、背痛等
2. 强迫症状（40）	3，9，10，28，38，45，46，51，55，60	反映与强迫观念、行为有关的症状
3. 人际关系敏感（36）	6，31，34，36，37，41，46，69，73	反映人际交往障碍，如自卑不自在、社交时焦虑不安等
4. 抑郁（52）	5，14，20，22，26，29，30，31，32，54，71，79	反映心境不佳、悲观失望、忧郁、对生活无兴趣、甚至自杀观念等
5. 焦虑（40）	2，17，23，33，39，57，72，78，80，86	反映那些烦躁、坐立不安、紧张过敏的感受以及躯体征象等
6. 敌意（24）	11，24，63，67，74，81	反映敌意的情绪、思维和行为
7. 恐怖（28）	13，25，47，50，70，75，82	反映对高空、人群、社交场合产生恐怖的感觉
8. 偏执（24）	8，18，43，68，76，83	反映投射性思维、猜疑、妄想、被动体验等偏执性思维特征
9. 精神病性（40）	7，16，35，62，77，84，85，87，88，90	反映各种限定不严的精神病性急性症状和行为
10. 其他（20）	19，44，59，60，64，66，89	附加项目

该量表可以作为自评量表，也可以作为医生的他评量表。它可以评定一个特定的时间，也可以评定一周以来的时间。评定为 5 级评分，分别为无＝0，轻度＝1 分，中度＝2 分，相当重＝3 分，严重＝4 分。

附症状自评量表：

160

指导语：以下表格列出了有些人可能有的病痛或问题，请仔细阅读每一条，然后根据过去的一星期以内（或过去_____）下列问题影响你或使你感到苦恼的程度，在方格内选择最合适的一格，划一个钩，如"√"。请不要漏掉问题。

	从无	轻度	中度	相当重	严重
	0	1	2	3	4
1. 头痛	☐	☐	☐	☐	☐
2. 神经过敏，心中不踏实	☐	☐	☐	☐	☐
3. 头脑中有不必要的想法或字句盘旋	☐	☐	☐	☐	☐
4. 头昏或昏倒	☐	☐	☐	☐	☐
5. 对异性的兴趣减退	☐	☐	☐	☐	☐
6. 对旁人责备求全	☐	☐	☐	☐	☐
7. 感到别人能控制您的思想	☐	☐	☐	☐	☐
8. 责怪别人制造麻烦	☐	☐	☐	☐	☐
9. 忘记性大	☐	☐	☐	☐	☐
10. 担心自己的衣饰整齐及仪态的端正	☐	☐	☐	☐	☐
11. 容易烦恼和激动	☐	☐	☐	☐	☐
12. 胸痛	☐	☐	☐	☐	☐
13. 害怕空旷的场所或街道	☐	☐	☐	☐	☐
14. 感到自己的精力下降，活动减慢	☐	☐	☐	☐	☐
15. 想结束自己的生命	☐	☐	☐	☐	☐
16. 听到旁人听不到的声音	☐	☐	☐	☐	☐
17. 发抖	☐	☐	☐	☐	☐
18. 感到大多数人都不可信任	☐	☐	☐	☐	☐
19. 胃口不好	☐	☐	☐	☐	☐
20. 容易哭泣	☐	☐	☐	☐	☐
21. 同异性相处时感到害羞不自在	☐	☐	☐	☐	☐
22. 感到受骗，中了圈套或有人想抓住您	☐	☐	☐	☐	☐
23. 无缘无故地突然感到害怕	☐	☐	☐	☐	☐
24. 自己不能控制地大发脾气	☐	☐	☐	☐	☐
25. 怕单独出门	☐	☐	☐	☐	☐
26. 经常责怪自己	☐	☐	☐	☐	☐
27. 腰痛	☐	☐	☐	☐	☐
28. 感到难以完成任务	☐	☐	☐	☐	☐
29. 感到孤独	☐	☐	☐	☐	☐
30. 感到苦闷	☐	☐	☐	☐	☐
31. 过分担忧	☐	☐	☐	☐	☐
32. 对事物不感兴趣	☐	☐	☐	☐	☐
33. 感到害怕	☐	☐	☐	☐	☐
34. 您的感情容易受到伤害	☐	☐	☐	☐	☐

35. 旁人能知道您的私下想法	□	□	□	□	□
36. 感到别人不理解您、不同情您	□	□	□	□	□
37. 感到人们对您不友好、不喜欢您	□	□	□	□	□
38. 做事必须做得很慢以保证做得正确	□	□	□	□	□
39. 心跳得很厉害	□	□	□	□	□
40. 恶心或胃部不舒服	□	□	□	□	□
41. 感到比不上他人	□	□	□	□	□
42. 肌肉酸痛	□	□	□	□	□
43. 感到有人在监视您、谈论您	□	□	□	□	□
44. 难以入睡	□	□	□	□	□
45. 做事必须反复检查	□	□	□	□	□
46. 难以作出决定	□	□	□	□	□
47. 怕乘电车、公共汽车、地铁或火车	□	□	□	□	□
48. 呼吸有困难	□	□	□	□	□
49. 一阵阵发冷或发热	□	□	□	□	□
50. 因为感到害怕而避开某些东西或活动	□	□	□	□	□
51. 脑子变空了	□	□	□	□	□
52. 身体发麻或刺痛	□	□	□	□	□
53. 喉咙有梗塞感	□	□	□	□	□
54. 感到前途没有希望	□	□	□	□	□
55. 不能集中注意	□	□	□	□	□
56. 感到身体的某一部分软弱无力	□	□	□	□	□
57. 感到紧张或容易紧张	□	□	□	□	□
58. 感到手或脚发重	□	□	□	□	□
59. 想到死亡的事	□	□	□	□	□
60. 吃得太多	□	□	□	□	□
61. 当别人看着您或谈论您时感到不自在	□	□	□	□	□
62. 有一些不属于您自己的想法	□	□	□	□	□
63. 有想打人或伤害他人的冲动	□	□	□	□	□
64. 醒得太早	□	□	□	□	□
65. 必须反复洗手、点数目或触摸某些东西	□	□	□	□	□
66. 睡得不稳不深	□	□	□	□	□
67. 有想摔坏或破坏东西的冲动	□	□	□	□	□
68. 有一些别人没有的想法或念头	□	□	□	□	□
69. 感到对别人神经过敏	□	□	□	□	□
70. 在商店或电影院等人多的地方感到不自在	□	□	□	□	□
71. 感到任何事情都很困难	□	□	□	□	□
72. 一阵阵恐惧或惊恐	□	□	□	□	□
73. 感到在公共场合吃东西很不舒服	□	□	□	□	□

74. 经常与人争论 □ □ □ □ □

75. 单独一人时神经很紧张 □ □ □ □ □

76. 别人对您的成绩没有作出恰当的评价 □ □ □ □ □

77. 即使和别人在一起也感到孤单 □ □ □ □ □

78. 感到坐立不安、心神不定 □ □ □ □ □

79. 感到自己没有什么价值 □ □ □ □ □

80. 感到熟悉的东西变得陌生或不像是真的 □ □ □ □ □

81. 大叫或摔东西 □ □ □ □ □

82. 害怕会在公共场合昏倒 □ □ □ □ □

83. 感到别人想占您的便宜 □ □ □ □ □

84. 为一些有关性的想法而很苦恼 □ □ □ □ □

85. 您认为应该因为自己的过错而受到惩罚 □ □ □ □ □

86. 感到要很快把事情做完 □ □ □ □ □

87. 感到自己的身体有严重问题 □ □ □ □ □

88. 从未感到和其他人很亲近 □ □ □ □ □

89. 感到自己有罪 □ □ □ □ □

90. 感到自己的脑子有毛病 □ □ □ □ □

除此之外，还有很多评定量表，如焦虑量表、抑郁量表、护士用住院病人观察量表、现时行为检查表等。限于篇幅关系，本章只介绍这些。

（封丹珺）

第十章 心理治疗与心理咨询

第一节 概　述

一、心理治疗和心理咨询的概念

（一）心理治疗的概念

心理治疗（psychotherapy）又称精神治疗，心理学家从各自的理论观点出发，提出了数十种心理治疗的概念，目前尚无统一界定。

1. 美国学者 Wolberg 提出　心理治疗是一种治疗工作，由治疗者应用心理的方法来治疗与病人有关的问题。治疗者必须是有过训练的专家，用心与病人建立治疗性的关系，以减轻其心理与精神上的症状，并求得人格上的成熟与发展。

2. 《牛津精神病学辞典》（1996）认为　心理治疗是指通过沟通来处理精神疾患、行为适应不良和其他情绪问题的各种形式的治疗，即一名训练有素的治疗者与病人建立起工作关系，旨在减轻症状，纠正不良行为，促进健全人格的发展。

有学者综合目前常用的心理治疗方法及相关定义指出：心理治疗是一种治疗形式和特殊的人际关系过程，主要通过治疗者和患者之间，或者在集体环境下小组成员之间建立起的语言或非语言的交流或沟通，来帮助患者减轻情绪障碍，改变适应不良的行为方式，促进人格成长，以及更有效地处理生活中的问题。

（二）心理咨询的概念

心理咨询（counseling）又称为心理辅导，被认为是一种助人的职业。护士在心理护理过程中以及收集患者资料的过程中，可以较多的用到心理咨询的技术。

关于心理咨询的概念，不同的学者有不同的表述，但是基本内涵是一致的。

1. 林孟平（1986）认为　心理咨询是一个过程，在这个过程中，一位受过专门训练的心理咨询员，致力于与当事人建立一种具有治疗功效的关系来协助对方认识自己、接纳自己、进而欣赏自己，以至于克服成长的障碍，充分发挥个人的潜能，使人生有丰富的发展，迈向自我实现。

2. 美国著名心理学家罗杰斯（Rogers，1942）指出，心理咨询是一个过程，在此过程中，咨询员与来访者的关系能够给后者一种安全感，使其可以从容地放开自己，甚至可以正视自己过去曾经被否认的经验，然后把这些经验融合于已经转变了的自己并进行整合。

3. 我国著名学者钱铭怡认为，心理咨询是通过人际关系，应用心理学方法，帮助来访者建立自信的过程。

总之，心理咨询是应用心理学的方法，对心理适应方面出现问题的求询者提供心理援助的过程。

二、心理治疗和心理咨询的关系

心理咨询与心理治疗是一种什么样的关系呢?

从心理咨询与心理治疗的定义看,二者有许多相似之处。在我国,许多心理咨询门诊实际上也在进行心理治疗的工作,心理咨询似乎与心理治疗同义。我国学者陈仲庚(1992)认为,两者没有本质的区别,无论在关系的性质上,在改变和学习的过程上,在指导的理论上都是相似的。在国外,虽然心理咨询与心理治疗有着不同的名称,帮助者与求助者也有着不同的称谓,但人们对于心理咨询与心理治疗之间有无不同,仍是有争议的。

(一)心理咨询与心理治疗的相似之处

1. 二者所采用的理论方法常常是一致的,例如:咨询心理学家对来访者采用的来访者中心治疗的理论与方法或合理情绪疗法的理论与技术,与心理治疗家采用的同种理论与技术别无二致。

2. 二者进行工作的对象常常是相似的。例如:心理咨询人员与心理治疗工作可能都会面对来访者的婚姻问题。

3. 在强调帮助来访者成长和改变方面,二者是相似的。咨询与心理治疗都希望通过帮助者和求助者之间的互动,达到使求助者改变和成长的目的。

4. 二者都注重建立帮助者与求助者之间的良好的人际关系,并认为这是帮助求助者改变和成长的必要条件。

尽管有上述相似之处,一些咨询工作者做了一些心理治疗工作,一些心理治疗家也在做咨询工作,但在咨询与心理治疗之间还是能够找到一些不同点的。

(二)心理咨询与心理治疗的区别

1. 心理咨询的工作对象主要是正常人,正在恢复或已复原的病人。心理治疗则主要是针对有心理障碍的人进行工作的。

2. 心理咨询着重处理正常人所遇到的各种问题,如:日常生活中人际关系的问题,职业选择方面的问题,教育过程中的问题,婚姻家庭中的问题等。心理治疗的适应范围则为某些神经症、性变态、心理障碍、行为障碍、心身疾病、康复中的精神病人等。

3. 心理咨询用时较短,一般咨询次数为一次至几次;而心理治疗费时较长,治疗由几次到几十次不等,甚至次数更多,经年累月才可完成。

4. 心理咨询在意识层次进行,更重视其教育性、支持性、指导性,焦点在于找出已经存在于来访者自身的内在因素,并使之得到发展或在对现存条件分析的基础上提供改进意见。心理治疗的某些学派,主要针对无意识领域进行工作,并且其工作具有对峙性,重点在于重建病人的人格。

5. 心理咨询工作是更为直接地针对某些有限的具体的目标而进行的;心理治疗的目的则比较模糊,其目标是使人产生改变和进步。

6. 咨询心理学家与心理治疗家所接受的专业训练不尽相同。在国外,大部分咨询心理学家所接受的专业培训时间较短。与从事心理治疗的治疗者相比,他们在研究方法方面、在对人格理论掌握的情况方面、在接受有专家指导的正式的临床实习方面都明显逊色。

7. 咨询多数是在非医疗的情境中开展,如在学校或社区中进行,应用多种方式介入到来访者的生活环境之中;而心理治疗多在医疗的情境中或在治疗者的私人诊所中进行。

由上述对咨询与心理治疗异同点的分析,不难看出,这两个专业领域是既有区别又有联系的。

三、心理治疗和心理咨询的共性原则

心理咨询和心理治疗有其各自需遵循的原则，但是有些原则是共性的，是心理咨询和治疗均需要遵循的。

（一）和谐的、具有治疗功效的关系

心理治疗和心理咨询能否取得成功，很大程度上取决于治疗师或咨询师与当事人之间是否可以建立和谐的关系，这是取得效果的首要因素。在治疗或咨询关系中应能自觉地、有意识地运用有关原理与方法，使这种关系得以顺利地建立与发展起来。在这种关系的建立中，有几个基本的影响因素是必须予以注意的。

1. 同感（empathy）　指对当事人内心世界有如亲验的了解，能体验他人的精神世界，就好像那是自身的精神世界一样的一种能力。治疗者或咨询员时时刻刻都应该是非常敏感的，对于前来寻求帮助的每一个特殊的个体都能保持这种敏感。要能够进入另一个人的精神境界，这样才能更好地理解需要帮助的人。要做到同感所要求的任何一点都不是轻而易举的事情。这确实非常困难，特别是在当时间非常短暂，同时又必须认真倾听对方的话语并进行分析综合的情况下。准确的同感反应应包含下述步骤：

（1）从当事人内心的参照体系出发，设身处地地体验其内心世界。

（2）以言语准确地表达对当事人内心体验的理解。

（3）引导当事人对其感受作进一步的思考。

在这3个步骤中，前2个步骤更接近同感的含义，第3个步骤则是对治疗者的实践性要求。

2. 积极关注（positive regard）　积极关注是一种同感的态度，是指咨询者或治疗者以积极的态度看待来访者。注意强调他们的长处，即有选择地突出来访者言语及行为中的积极方面。这种积极的关注的出发点是，如果想帮助来访者，使之有所改变，就必须相信他是能够改变的，而且他现在自身已具有一些积极因素。治疗不是帮助来访者把问题抹平或化小的过程，而是帮助来访者正视他们置身其中的世界的过程。

3. 尊重和温暖（respect and warmth）　尊重来访者要求治疗者要能接受对方，能容忍甚至接受对方的不同观点、习惯等。在治疗过程中，尊重事实上还可以使积极关注的效果增强，具有鼓励来访者向前迈进的作用。

一个对来访者不尊重的治疗者，可能会觉得"帮助"他人是一种可以自行设计、操纵的游戏，他可能向自己的来访者和同事们吹嘘自己的成绩，他可能会轻视不同性别的来访者，也可能会有其他不那么友善的言行。能够尊重来访者的治疗者可能更易于做到给来访者以温暖，虽然这是两个不同的概念。可能做到前者的不一定能做到后者。但是要记住在治疗中，这两者都是建立良好的治疗关系必不可少的因素。

温暖是治疗者对来访者的主观态度的体现，它不是能以语言来表达的，而是以某些人类交往中最基本的成分来表现的，比如语气、姿势、面部表情等。温暖要求治疗者把组成他自身态度的每一种成分都动员起来，以表现对来访者的关心。

4. 真诚可信（genuiness and authenticity）　真诚可信就是要开诚布公地与当事人交谈，直截了当地表达治疗者的想法，咨询员或治疗者可以为来访者树立一个榜样，实际上也在激励他们以同样的态度对待治疗。这也是在促使其不再去装假、掩饰、否认、隐藏他们的

真实思想和感受。真诚可信包含了两方面的内容，一方面治疗者要真实地对待自己；另一方面要真诚地对待来访者。

（二）保密原则

在心理咨询以及心理治疗的过程中，当事人向治疗者倾诉心声，包括个人的情绪、想法、感受、打算以及许多个人的生活情况和其他隐私，因此，治疗者和咨询员必须做到以下几点：

1. 不把来访者的资料作为与人谈话的话题。

2. 在专业训练的场合，在当事人得到充分保护的前提下，谈及其资料时，不可谈及细节。

3. 注意保存好当事人的个人资料，以免错放和遗失。

4. 有关当事人的任何资料，均不得允许其他无关人员查阅。

5. 在咨询或治疗机构中应建立完好的资料保存系统，确保其保密性。

6. 若危及他人生命安全时，可暂不执行保密原则，但是必须以尊重当事人的利益为原则。

四、心理治疗的基本过程

心理治疗有三个必须经过的阶段，即心理诊断阶段、帮助和改变阶段及结束阶段。在这3个阶段中，心理诊断阶段又可细分为信息的收集、心理诊断、信息反馈和治疗目标的确立这样几个阶段；帮助和改变阶段又可细分为领悟及修通（working through）2个阶段。

（一）心理诊断阶段

1. 信息的收集　在信息的收集阶段，主要任务就是深入收集与当事人及其问题有关的资料。一般说来，治疗者收集到的资料越多，对于下一阶段所要进行的心理诊断就越有利。要在有限的时间内，最大限度地扩展来自对方的有关信息，应注意下述几个方面：

（1）时间的维度：对于来访者过去经历的了解，可以得知其发展至今的概况；对于来访者现时状况的了解，有助于获得其对自己和自身问题的理解及看法等有关信息；而对于来访者对将来的看法和打算的了解，可以更进一步认清其对自己、对他人、对周围世界的看法以及对其现有问题为何使之产生烦恼与困惑有进一步的理解。对来访者过去、现在和将来的了解往往可以构成一幅连续的图景，有助于了解对方是一个什么样的人和其为何前来求助。

（2）思维与情绪的维度：注意来访者对于他自身、他人及有关事件的看法，注意由此而引发的情绪活动。对思维与情绪的认识有助于了解思维与情绪之间的交互作用，以及在治疗过程中，常常出现的理智与情绪不协调甚至对立的情况。

（3）思维与行为的维度：注意来访者对于现实的理解和看法，注意其怎样处世待人，怎样处理自身所遇到的各种事物，注意其出现心理矛盾和冲突时，采取了怎样的防范、应急等措施，以及他对自身处理这些事物的看法。这有助于了解对方是怎样一个人，有助于了解其思维与行为之间的联系，并可预测其今后在某事上的反应。

作为治疗者，在这一阶段应具有敏锐的洞察力，能够在来访者提出较为复杂的人物、事件当中找到必要的线索。有时来访者急于说出自己的苦恼与问题，一时表达零乱而无头绪，治疗者可帮助他们从中选择出一件事先讲，然后再说另一件事，或先了解其主要的治疗目的，然后帮助来访者围绕着这一目的展开而谈。

在收集信息的阶段，治疗者一方面应注意引导对方的思路；另一方面亦应注意倾听对方的谈话，不是在特殊情况下不应随意打断来访者话头，扰乱对方的思路。提问时，也不宜连珠炮式地连续发问，不给对方以思考的余地，造成过重的心理压力。

2. 心理诊断　心理诊断的任务，主要是对来访者的问题及原因进行分析和确认；此外，是否接受来访者并给予其治疗，亦是治疗者要确定的工作之一。对于心理诊断工作的一般原理及工作过程，这里我们仅就治疗者可能遇到的来访者的问题及是否接受来访者作为自己的治疗对象进行讨论。

(1) 来访者问题的各种形式：来访者的问题可能包括有精神病的症状，这属于精神病学所辖范围，治疗者一般要注意区分。来访者的问题也可能属于某些神经症症状，如抑郁、焦虑、恐怖症、强迫动作或强迫观念，也可能有性行为障碍。还有一些可能是归不到某种症状的范畴里去的问题，如适应不良、过于敏感、害怕某事、愤怒情绪、困惑的问题、负疚感、受挫感、内心矛盾冲突、效率低下、人际交往问题等。

(2) 治疗者与来访者：对于治疗者来说，应注意这样一点，不是所有的来访者（除精神病人之外）都适宜做心理治疗的，或者换句话说，有些来访者的个人因素影响着治疗过程，使之难以取得积极的结果。来访者是否适宜做心理治疗这一工作也应在诊断阶段进行确认。

有些来访者想改变其感觉、感情、目前状况等，但却不打算作任何努力改变自己的认知、思维、情绪或行为。在这种情况下，治疗者经过一番努力，对方仍坚持其看法时，宜中断对对方的治疗。具有很强治疗动机的来访者比那些没有什么治疗动机者更适宜进行心理治疗。如对方系由家人、亲友、单位人送来而本人不以为然者，治疗可能事倍功半。另外，对于某些采用心理分析、认知改变疗法的治疗者来说，文化水平极低，不善于观察自身体验及没有一定领悟能力的人不宜作治疗对象。

3. 信息反馈　在信息反馈阶段，治疗者要与来访者一起探讨有关信息。此阶段的目的是将信息反馈给来访者，得以证实或肯定，并使来访者能够作出进一步决定，以考虑是否继续进行治疗。

在这一阶段，治疗者给予来访者的信息反馈应尽可能清晰、简短、具体，不要用过多术语，以简明的话语说明治疗者对其接收到的信息的分析。在说明时，治疗者对来访者所应有的态度是："你的确遇到了一些问题，但我们可以一起找出一些解决的方法来"。

在治疗者给予信息反馈时，可以让来访者随时提出问题。对于此时来访者所提出的问题，治疗者可给予直接的回答，但一定要以建设性的态度予以做答。

此时，来访者也许并不完全同意治疗者对信息的掌握和分析，或者又联想起一些他认为与其问题有关的事情。在这两种情况下，他们大都会主动提出异议或补充些描述或说明。此时治疗者应允许他们这样做，并考虑这些信息的意义，以核查自己判断的结果。

4. 咨询目标的确立　在我国，目前一般咨询与心理治疗的过程都较短，来访者来门诊1~3次左右。通常，治疗者不注重治疗目标确立的阶段，这与我们的专业工作尚未完全走上正轨有关。如果不进行治疗目标确立的工作，至少在这一阶段，治疗者应与来访者达成某种一致意见，即双方应开诚布公地进行交流，并为来访者的问题得以改善作出努力。来访者一方应愿意为此努力，包括不仅在治疗会谈中，而且在治疗会谈以后，不断按照会谈之中所确立的新的思维方式、行为方式行事，以及完成治疗者布置的家庭作业等。

尽管如此，在可能的情况下，治疗目标的确立仍是治疗者应做到的一步。我们在前面已叙述了各种有关的治疗目标。在治疗实践中，治疗者要在心理诊断的基础上与来访者共同制定治疗目标。可以这样问来访者：通过治疗，你希望解决什么问题，有什么改变，达到什么程度等。治疗目标的制定应注意以下几点：

（1）治疗目标是具体的：比如面对一个就要参加高考的女孩子，其治疗目标即可定为克服其考试焦虑，以使她能参加高考。这种目标就是非常具体的目标，而且具有可测性。因为来访者朝向这一目标走的每一步都是一种可见的进步。例如，这个女孩想到高考时不再像以前那样焦虑了，觉得自己能参加高考了（但可能还有一定程度的焦虑），觉得自己对高考有信心了等。

（2）治疗目标是现实可行的：治疗的目标应该是现实的，要根据来访者本身的潜力、水平以及其周围环境的限制来定。超越现实可能性的目标不会使治疗得到最终的积极结果。例如一位大学生前来门诊，他的目标是要使学习更有效率。如他的所谓更有效率是要使他的学习效率提高50％甚至70％，那么，他的这一目标就是不现实的，不能实现的。

（3）治疗目标是心理学的目标：治疗的目标应为心理学方面的，如变得更为自信，不再自卑，少发脾气等，这些目标是有利于来访者心理或人格健康发展的目标，而不是生理学方面、物理条件方面的目标。有时来访者有些躯体症状，如这些症状是与心理因素有关的，其目标也不是消除或减轻这些生理症状，而是怎样改变引发这种躯体问题的心理因素。纯粹生理学的目标只能通过医学的手段进行治疗。

（4）治疗目标常常是分轻重缓急的：有些来访者只有一个治疗目标，而另一些来访者可能会有好几个治疗目标。如某位来访者要解决考试焦虑、学习方面无效率的问题，要解决他和某一同学关系紧张的问题，还要解决他社交能力方面的问题。此时，治疗者要帮来访者分出轻重缓急。如这位来访者后天就要参加一个重要的考试，很明显，治疗者要率先帮助他解决考试焦虑的问题。如果几个问题的紧迫性不明显时，例如上述来访者无考试焦虑时，可以问对方觉得这几个问题中，哪个对他影响最大，他最希望解决的是哪个问题，其次是哪个等，排出先后次序来。常常会有这样的情况，有时前面两个问题解决了，对后面的问题，来访者已可自己处理了。

在治疗过程中，随着治疗者对来访者的深入了解，这些治疗目标可能会重新排序，或者也可能引申出其他的目标。此时这个新出现的目标可能更为重要，往往马上成为治疗中的首要目标了。

（5）对治疗的目标应经常进行评价：治疗的目标一旦确定，并非就可以置之不顾了，需要经常检查和评价。一般来说，由于目标定得具体、现实、可测，经过治疗，来访者一般都会显示出某种进步。此时回顾、检查治疗目标，对于来访者来说会成为一种积极的强化，有助于改善他自己的动机，增强他对治疗的信心。对治疗目标的评价也有助于治疗方向和方法的调整，如治疗进行得不顺利，可检查是否目标不够现实，是否还有更深的问题隐藏其后，是否某一方法不适于这个来访者等。不断对目标评价的过程有利于治疗向纵深发展，也使治疗目标成为可逐步接近和达到的目标了。

（二）帮助和改变阶段

咨询阶段根据来访者的不同情况制定出一套心理调整计划，必要时适当配合使用一些药物。行为改变阶段在心理医生或辅导员的帮助下，来访者通过对内心世界的探索而获得内省力，并通过内省力来影响外在行为。

（三）咨询终止阶段

经过一段时间的咨询，来访者有了相当的进步，并且具有向确定方向努力的势头时，就可以考虑逐渐过渡到终止咨询了。

五、心理治疗和心理咨询工作者应具备的条件

在心理治疗以及心理咨询的过程中，最重要的因素是治疗者（咨询员）。心理咨询是一种助人的职业，治疗者（咨询员）采用什么样的理论和方法，以及他的思想、态度，甚至一言一行，都会对当事人有影响。此外，治疗者（咨询员）的身份和地位，在当事人眼中，往往是具有权威的，因此当事人会很自然地以治疗者为榜样。越来越多的研究证明，治疗成功的因素在于治疗者本身。

一名成功的治疗者（咨询员），其成功的关键在于对当事人和对自己的信念，此外，还有帮助人的目的如何。其中的要点如下：

（一）成功的治疗者（咨询员）这样看待他人：

1. 有能力的　他相信当事人具有潜能去处理自己的问题，换言之，他对当事人是有信心的。

2. 可信赖的　他认为不必怀疑当事人，因为他相信当事人有一定的稳定性和可靠性。

3. 友善的　他不会觉得当事人对他有威胁。

4. 有价值的　成功的治疗者（咨询员）认为人具有个人的尊严和统合性，换言之，人人都有其重要性，应得到尊重。

5. 具有向上的，求进步的潜质　因此可以改变、成长、迈向丰盛美好的人生。

6. 富有创造力和动力　人的行为，是由内而外地发生，而非因外在事物和环境所导致的产品。

（二）成功的治疗者（咨询员）这样看待自己：

1. 是社会的一分子，人类的一分子，而非远离人群的。

2. 有足够的能力来处理自己的问题，也有能力帮助别人应付和处理问题。

3. 是有价值的　认为自己是和别人一样重要的，有个人的尊严，又有统一的人格。

4. 有自信的　认为自己是可信赖的，同时也拥有潜质去面对不同的问题。

（三）了解和掌握相应的知识领域

作为治疗者（咨询员），除了具有上述个人的特质之外，还应具有一定的知识体系。

1. 人类成长与发展

2. 社会与文化基础

3. 如何建立助人的关系

4. 小组活动

5. 形态和职业发展

6. 鉴定

7. 研究与评价

8. 职业适应

（四）优秀的人格品质

如上所述，有效的咨询依赖的是咨询者的人格特征，而不是咨询者的知识和技巧。最为成功的治疗者（咨询员）是那些可以把人格因素和科学的理论、方法加以完美结合的人。换句话说，就是可以在人际关系上和咨询技术上寻求平衡的人。一个优秀的成功的治疗者（咨询员）应具备六项品质：

1. 智力　具备完整的知识结构，熟悉各种心理咨询理论，对新知识具有强烈的学习愿

望与能力。

2. 精力　咨询者在咨询过程中充满活力与感染力。

3. 适应力　可以根据当事人的需要采取适当的理论和方法，而不是只限于某一特殊的理论和方法。

4. 支持与鼓励　支持当事人自己做出决策，帮助他们发挥自己的潜力，避免强制行为。

5. 友善　以良好的意愿去帮助当事人重新构筑新的生活方式或行为方式，促进当事人的独立性。

6. 自我意识　对自己的知识结构、态度与情感有明确的认识，并能认识到对这些情感和态度产生影响的因素。

（五）保持心理健康

为了保持心理健康，成功的治疗者（咨询员）通常善于避免身心的高度紧张与疲劳，使其功能得以有效地发挥。有些研究就心理咨询者如何避免高度心理疲劳提出了许多有效的建议：

1. 多与健康的人交往。

2. 在具有使命感的组织中，与富有献身精神的同事一道工作。

3. 理智地选用心理咨询理论和方法。

4. 经常进行"压力缓释"练习。

5. 善于改变或调节环境中的压力因素。

6. 经常使用自我测验。

7. 定期检查和澄清心理咨询的角色、预期和信念。

8. 寻求必要的个体心理治疗。

9. 拥有一定的私人时间和自由。

10. 对当事人保持一种公正的、关心的态度，要善于超然事外。

第二节　心理治疗

自从弗洛伊德创立精神分析治疗方法至今，心理咨询与治疗领域中涌现出了多种学派、体系。仅仅在美国，1959 年哈珀（R. A. Haper）就认定有 36 种心理治疗的体系；到 1976 年，帕洛夫（M. B. Parloff）发现心理治疗的方法有 130 多种；到了 1986 年，卡拉瑟（T. B. Karasu）则报告心理治疗学派可能多达 400 多种。

一、精神分析治疗

所有心理治疗的理论中，弗洛伊德（Freud）所创始的精神分析理论是历史最悠久、影响最深远的理论之一。弗洛伊德于 1890 年开始发展他的理论，直到 1939 年去世，都一直在精神分析上做研究。

（一）人性观

弗洛伊德的人性观是决定论的论调，他认为，人类行为受控于非理性因素、潜意识动机、生物本能驱力（drives）以及六岁之前的性心理事件。

本能（instinct）的概念是弗洛伊德理论的重心。弗洛伊德认为，正由于有这些本能，个体与种族才得以繁衍，并得以成长和创造。本能是解释一切动机的根源。弗洛伊德把所有寻乐的行为均归为生命本能，并指出多数人的生命目的在于追求欢乐与回避痛苦。弗洛伊德也提出死亡本能（death instincts）的概念，视之为攻击驱动力（aggressive drive）的根源，并指出，人们有时候在潜意识里会有想死或伤害自己或别人的欲望，并经由行为表现出来。

（二）人格结构

弗洛伊德认为，人的构造可以分为三个部分，即本我（id）、自我（ego）、超我（super-ego）。

1. 本我　是人格初始的系统。刚出生的婴儿完全处于本我的状态。本我是精神能量的主要来源及本能的栖息之地，它本身缺乏组织，是盲目的、一味要求与顽固的。本我遵循享乐原则，即致力于减低压力、避免痛苦及获取欢乐，完全依享乐原则去满足本能的需求。本我永远不会成熟，是人格结构中被宠坏的小鬼头，它不会思考，只会希望或行动。本我大部分属于潜意识的范围，我们无法察觉到。

2. 自我　是人格的行政主管，治理、控制与管制着人格，负责本我、超我与外界世界之间的交通。自我的任务是调节本能与周围环境之间的关系。自我控制着意识及感官知觉的运作。在现实原则的指导下，自我会从事实际而又合乎逻辑的思考，并拟定计划以满足需求。本我所知道的是主观的现实，而自我则能分辨内心想像与外界真实的事物。

3. 超我　是人格的审判单位，代表理想，而非现实，它追求的不是享乐，而是完美。超我代表祖孙繁衍相传的传统价值观与社会的理想，其功能在于抑制本我的冲动，说服自我以合乎道德的目标来取代实际的目标，以及致力于追求完美。

（三）意识与潜意识

在弗洛伊德看来，意识仅仅是人的整个精神活动中位于表层的一个很小的部分；潜意识才是人的精神主体，处于心理深层。潜意识包括人的原始冲动和各种本能以及出生后形成的与本能有关的欲望。这些冲动和欲望因不容于人类的风俗、习惯、法律而被排斥和压抑在意识之外，但它们并没有被消灭，仍在不自觉地积极活动，追求满足。但意识却因必须顾及社会风俗、道德、法律等现实因素的制约，故常与潜意识对立，使后者受到压抑，这是一切心理冲突及精神病的主要发病机制。弗洛伊德学说最大的贡献，是提出了潜意识层次的概念，这些是了解行为与人格问题的关键。潜意识无法直接研究，只能从行为来推论。

另外，自我防御机制也是精神分析理论中非常重要的概念。但由于在第四章第三节中已有详细的论述，在此不再详述。

（四）人格的发展

精神分析学派的一项重大贡献是，描述了人从出生至成人各个阶段的心理社会（psychosocial）与性心理（psychosexual）的发展，使咨询员拥有各种概念性的工具，并借以了解发展的趋势、各个阶段发展上的特征、正常与不正常的个人与人际功能、重要需求的满足或受挫、瑕疵人格产生调适问题的根源，以及自我防御机制使用上是否健康等。

1. 口腔期（oral stage）　弗洛伊德认为口腔期是从出生至一周岁止。这一阶段的主要特点是婴儿吸吮母亲的乳头，满足了自己对食物与快乐的需求。由于口部与嘴唇是敏感带，所以吸吮带给婴儿口欲的快乐。这一时期婴儿如果得不到足够的食物与爱，长大后会变得贪婪与喜欢掠夺，进而造成各种人格发展上的障碍。例如，不信任别人、害怕接近别人、抗拒情感、害怕爱与信任、低度自尊、孤立与退缩及无法建立或维持亲密关系。按照艾利克森的看法，此阶段的特点是挣扎于信任（trust）与不信任（mistrust）之间。婴儿的基本任务在于培养对自己、别人以及世界的信任感。婴儿期是个体需要依赖别人的时候，是建立信任基础的时候。如果这一时期得到适当的照顾，则这一信任能够建立。

2. 肛门期（anal stage）　肛门期是另一个发展阶段，大约是一至三岁，主要任务是学习独立、觉察个人的力量、学习自主性，以及学习如何认清与处理负面的感受。在第二年及延伸至第三年时，肛门区成为人格形成中的重点。此时，幼儿持续面临着父母的要求，在抓取东西与探索其环境时会体验到挫折，并被期望能够控制其大小便。在第二年的大小便训练中，幼儿首次体验到纪律。大小便的训练方法与父母的态度与反应，对于人格的形成都有深远的影响。许多小孩子对其身体功能的态度是其父母态度的直接结果。长大之后的人格问题，如强迫性人格，均根源于此时期父母教导其小孩子的方式。

3. 性器期（phallic stage）　三至六岁的幼儿逐渐摆脱婴儿期的行为方式，并主动在世界上留下独特的脚印。此期间走路、讲话、思考，以及控制括约肌（sphincters）等能力迅速发展。随着运动与知觉能力的提升，人际技能也同样提升。于是从被动的学习阶段进入主动的学习阶段，即性心理的另一发展期——性器期。在此时期里，性活动在程度上加深，此时把注意力放在性器上即男孩的阴茎（penis）及女孩的阴蒂（clitoris）。根据弗洛伊德的说法，性器期的基本冲突在于，个体潜意识里对异性的父亲或母亲有性爱的欲望，但由于这种欲望是不被允许的，所以会受到压抑。然而，这些感觉是以后性方面的发展与调适之重大决定因子。在这个时期里，性方面态度的发展极为重要。在弗洛伊德的理论中，性（sexuality）这个词也许是最常被误解者之一。事实上，其含义较广，系指任何形式的性享受。因此，性器期的性不一定是男孩或女孩对异性的父亲或母亲有性交的欲望。虽然男孩对母亲的感情有性欲的成分，但这种性比性交的意义更广，而且小孩子对实际性交的概念通常是不明确的。

4. 潜伏期　大约是五至十二岁。这是一个相当平静的时期，其性的发展呈现一种停滞的或退化的现象。上一阶段以父亲或母亲为对象的性冲动，转移到环境中的其他事物上去，如学习、游戏、体育等。他们的兴趣在同伴而不在父母，但男女儿童的界限非常清楚，团体活动也常常男女分开。

5. 生殖期，也称为青春期，大约是十二至十八岁。在生殖期，原有的恋父或恋母情结等冲突会再度出现。此时的年轻人对异性会产生兴趣，进行一些性的体验，并开始肩负起成人的责任。随着青春期的渡过，进入成熟的成人期，他们会发展亲密关系，不再那么受父母的影响。

（五）治疗目标

弗洛伊德的精神分析治疗有两项目标，一是使潜意识浮现至意识，一是强化自我，使行为能更大程度地适应现实情况而较不受本能的引导。

（六）主要技术

精神分析技术旨在增进自我察觉，更加了解自己的行为，以及了解问题症状的含义。治疗历程是从当事人的倾诉中，取得潜意识里的素材，然后再加以探讨。借助顿悟与再教育，期望导致人格的改变。所使用的六项技术如下：

1. 维持分析架构（maintaining the analytic framework）　是指处理程序与治疗风格等因素而言。例如，分析师的匿名、面诊治疗时间的固定与持续，以及准时面诊与准时结束等。精神分析取向的治疗有一项特色，即强调一致性的治疗。

2. 自由联想（free association）　自由联想是找出潜意识里的种种期望、幻想、冲突，以及动机等素材大门的基本工具。这种技术能收集过去的经验，有时也可以向当事人说明精神分析的基本规则，也即当事人应说出任何浮上脑海里的东西，不管多么痛苦、可笑、无聊、不合逻辑或毫不相关。在精神分析治疗中，自由联想是极重要的技术。对于维持分析架构，自由联想扮演着核心角色。

3. 解释（interpretation） 包括指出、说明，以及教导当事人了解其行为显现在梦境、自由联想、抗拒，以及治疗关系中的意义，目的在于使其潜意识里的素材进一步泄露出来。

4. 梦的分析（dream analysis） 是揭开潜意识的重要手段，也能够使当事人顿悟一些未解决的问题。在睡眠中，防御机制转弱，被压抑的感觉会浮现上来，因此弗洛伊德认为梦是通往潜意识的绝佳途径，因为梦会把潜意识的希望、需求、与害怕表达出来。有一些不被接受的动机会以伪装或象征的形式表达出来，而不是直接出现。

5. 阻抗的分析与解释 阻抗（resistance）指阻碍治疗之进行及不使潜意识素材泄出的任何行为，是精神分析实践中的基本概念。明确地说，在精神分析治疗法里，阻抗是指当事人不愿意将受到压抑的潜意识素材带到知觉层。阻抗可以是维护现状、阻挠改变的任何想法、态度、感受或行动（有意识或潜意识）。在自由联想或梦的分析中，当事人也许不愿意透露某种想法、感觉与经验。弗洛伊德视阻抗是一种潜意识动力，用以防卫察觉到那些受压抑的行动与感觉时可能衍生的难忍焦虑。

6. 移情的分析与解释 在治疗进行到当事人早期的关系与目前有关系时，移情作用就会出现。当事人对治疗者的反应，就如同过去对待某个重要的人物一般。移情在治疗中是有价值的，因为让当事人有机会再度去体验到各种他们不易接触到的感觉。透过与治疗者的关系，当事人将尘封在潜意识里的感觉、偏见与欲望表达出来。经过适当的解释，以及突破这些早期的感觉，当事人将能够改变其维持已久的行为形态。

二、行为疗法

行为疗法基于传统的实验心理学派，其创始人是华生。行为疗法强调只可以通过可观察的行为来进行心理学的研究，而心理学的研究，除非可供测量，否则就未达到科学化的要求。

（一）主要观点

1. 反对心理学研究意识、心理这些主观的东西，主张心理学只研究人的行为。

2. 强调环境的作用，认为人的一切行为都是由环境所决定的，都是对环境刺激所作出的反应。华生根据巴甫洛夫的经典性条件反射原理，进行了模拟恐怖实验。他在原来很喜欢动物的幼儿伸手去玩弄可爱的小白兔时，在幼儿背后击锣发出巨响，引起恐怖反应，反复数次后，在小白兔与巨响间建立了条件反射。于是，当小白兔出现时，幼儿就恐惧、哭闹不安。进一步发现，儿童的这种反应发生了泛化，只要一接近别的白色有毛的动物或类似刺激物时，就会变得恐惧。据此华生认为，无论人的什么行为，都是后天学习的结果。习得的任何行为，都可以通过学习而加以消除，这就为行为的矫正奠定了基础。

（二）治疗目标

行为疗法的治疗目标是：协助当事人发展一套自我管理的方法，以掌握个人的命运。具体为：帮助当事人消除不良的行为，并协助其以其他适应较好的行为取代。

（三）主要技术

1. 系统脱敏法　　这是一种利用对抗性条件反射原理，循序渐进地消除异常行为的一种方法，由精神病学家沃帕首创。他做过这样一个实验：把一只猫关在笼中，每当食物出现引起猫的取食反应时，即对其施以强烈电击。多次实验后，猫便产生了强烈的恐惧反应，拒绝进食。这样，在食物出现时，猫便产生了饥而欲食和怕电击而退的对立反应。然后，沃帕用系统脱敏法进行治疗。首先，他在原来实验的笼外给猫食物，猫虽然有恐惧电击的反应，但终因食物的诱引而前去取食，此后多次重复，逐步回到原来的实验情境，只要不重复电击，也能将猫引回到笼中就食。

系统脱敏法主要用于治疗焦虑和恐怖症。沃帕提出了以下施治程序：

（1）了解引起焦虑和恐惧的具体刺激情景。

（2）将各种引起焦虑和恐惧反应的刺激由弱到强排成等级。

（3）帮助患者学习一种与焦虑和恐惧反应相对立的松弛反应。

（4）把松弛反应逐步地、有系统地伴随着由弱到强的焦虑刺激，使两种互不相容的反应发生对抗，从而抑制焦虑反应。

可见，系统脱敏法就是通过学习与原不良反应相对立的反应方式，从而建立起一种习惯于接触有害的不良刺激而不再敏感的正常行为的治疗方法。现在应用系统脱敏法消除运动员在比赛时的紧张情绪以及学生的考前焦虑是十分有效的。

2. 厌恶疗法　　又称惩罚消除法，是一种通过处罚手段引起的厌恶反应，去阻止和消退原有不良行为的治疗方法。其具体做法是将欲戒除的目标行为或症状与某种不愉快或惩罚性的刺激结合起来，通过厌恶性条件作用，而达到戒除或至少是减少目标行为的目的。这种方法在临床上多用于戒烟、禁酒、纠正同性恋等，也可用于治疗强迫症和恋物癖等。例如，为了消除酗酒的不良行为，可以在其酒兴正浓时给予不愉快的惩罚刺激，如使用催吐吗啡或电击等，使其造成对酗酒的厌恶。为了减轻患者在接受厌恶治疗时所承受的痛苦，可以运用"厌恶想象疗法"进行治疗，即让患者观看和想像该不良行为遭到惩罚时的痛苦情境。厌恶疗法的使用要依赖患者有心戒除不良行为的强烈动机，因此在运用厌恶疗法时，还应配合教育、宣传手段使患者志愿接受治疗。

3. 条件操作法　　又称奖励强化法，即当患者出现所期望的心理行为时，马上给予奖励，以增强适应性行为。

4. 松弛（relaxation）　　由治疗者教育当事人如何减少肌肉紧张，来缓和当事人的紧张度。这种方法常和系统脱敏法一起使用。

另外还有许多种治疗方法，如模仿法、生物反馈法、自我调整法等。

（四）治疗过程

从学习理论的立场来看，行为治疗的过程，其实是一种特别形式的学习。在咨询过程中，治疗者会用较多的时间与当事人界定其特别关心的问题，并选择特别的技巧。具体过程包括：

1. 界定问题　　与当事人共同探讨影响其不适应行为的是什么。

2. 查清当事人的发展情况　　对治疗者来说，了解当事人的历史是非常重要的，因为一旦对当事人的背景弄清楚了，往往有助于界定更多的问题。

3. 确定治疗目标　　了解当事人的问题所在之后，确定治疗目标就相对容易了。在确定治疗目标时，应考虑以下问题：

（1）向当事人解释为何确立目标。

（2）让当事人自己说出所期望的改变。

（3）与当事人一同探讨改变的可能性。

（4）与当事人一同探讨达到目标之后的益处。

4. 选择会应用的方法　对不同的当事人，不同性质的问题，应采用不同的技巧来协助当事人解决问题并达到目标。

目前，行为疗法已为绝大多数临床心理治疗专家和心理咨询人员所接受，成为心理治疗中占主导地位的方法。它的应用范围也不断扩大，治疗的对象已不再局限于具有异常行为的患者，也包括正常人的行为训练。

三、人本主义心理学与患者中心疗法

20 世纪 60 年代兴起的人本主义心理学被认为是现代心理学中除精神分析、行为主义派别之外的第三大势力。人本主义重视人的价值与尊严，研究的中心是基本的人性（自我的成长、需要、天赋潜能、自我实现等）。它的主要代表人物是马斯洛和罗杰斯。

（一）人性观

在当事人中心的理论中，罗杰斯提出的人性观是积极和乐观的，他相信人是建设性和社会性的，对自己负责，有正面的人生取向，因而可以达到独立自主，迈向自我实现。

（二）理论内容

1. 需要层次论　马斯洛认为人的所有行为都是由需要引起的，需要又有高低层次之分。他把人的需要分为五个层次：（1）生理需要。（2）安全需要。（3）归属与爱的需要。（4）尊重的需要。（5）自我实现需要。马斯洛认为人们只有在低一级的需要获得基本满足后，才会有高一级的需要。不同的人一生中达到的需要水平是不同的，有些人毕生挣扎在饥饿线上追求温饱的需要，而只有极少数人能达到自我实现的水平。自我实现不仅是人最高需要的满足，而且是个人价值和潜能的实现。

2. 自我论　罗杰斯特别强调"人"本身（自我）与其主观经验的重要性。因此，自我论又称为"人本论"。罗杰斯的自我论有两个主要概念：一为"自我观念"，一为"自我实现"。自我观念包括以下四点：

（1）个人对自己的了解和看法。

（2）自我观念是主观的，个人对自己的看法未必与自己所具备的客观条件相符合。

（3）个人以自我观念为依据衡量自己待人处事的经验。

（4）自我观念可随个人经验的增多而改变。

由自我观念可发展形成高级的"社会我"和"理想我"。前者是一个相信别人对自己看法的自我观念；后者是一种自己希望做什么样人的自我观念。

所谓"自我实现"，就是充分地、完善地发挥人自己的潜在能力。罗杰斯认为自我实现是人类最基本的动机，人类都具有一种自我实现的需要，即最大限度地实现自身的各种潜能的趋向。因此，他认为人是"积极主动的、自我实现和自我指导的"。当人产生适应困难时，就可以通过自行调整，恢复和谐。根据这一点，罗杰斯主张心理治疗和心理咨询中起主导作用的是患者自己。

（三）治疗目标

在当事人中心治疗中，治疗的目标是帮助当事人建立一个适当的关系，并在此基础上协助对方达到自我实现。换言之，通过治疗，使当事人出现下列改变：

1. 对自己有较实际的看法。

2. 具有自信，有能力自主。

3. 对自己有积极的看法和评价，从而对自己有较大的接纳。

4. 行为上显得更为成熟，具有社会化和适应能力。

5. 较会克服压力和挫败。

6. 对他人有较大接纳。

（四）治疗方法

人本主义心理学派提出的心理疗法——"患者中心疗法"是罗杰斯 1942 年所倡导，其基本思想不是治疗病人的行为，而是依靠患者进行自我探索、内省、发现和判断自我的价值，调动自己的潜能，认识自己的问题，改变自己的症状。咨询工作者和治疗者只需为患者提供适宜的环境和创设良好的心理气氛，给病人以无条件关怀，对病人的病情表示理解，设身处地为病人着想。罗杰斯认为治疗成功的关键不在治疗技巧而在治疗者对患者的态度。

四、认知疗法

认知疗法认为人的情绪主要根源于我们的信念、评价、解释，以及对生活情境的反应。透过认知疗法的治疗历程，帮助当事人学习一些技能去找出并驳斥那些经由自我教条化而深植的非理性信念。

（一）人性观

认知疗法认为，人生来就具有理性的、正确的思考及非理性的、扭曲的思考的潜能。人们有保护自己、快乐、思考并以口语表达、爱、与别人沟通，以及有成长与自我实现的倾向；同时也有自我毁灭、逃避思考、因循守旧、重蹈覆辙、迷信、无耐性、完善主义和自责，以及逃避成长的倾向。认知疗法把人们常犯的错误视为正常现象，试着协助当事人接受自己是一个会不断犯错误的人，并能更和平地与自己相处。

（二）治疗目标

在认知疗法里，采用的许多方法都是为了达到一个主要目标：培养更实际的生活哲学，减少当事人的情绪困扰与自我挫败行为。其他重要的治疗目标包括：减少因生活中的错误而责备自己或别人的倾向，以及教导当事人如何有效处理未来的困难。

（三）理论内容

认知疗法认为，大多数人都有强烈的倾向使自己不断地被上述内化的自我挫败信念困扰。以下是人们在处理讯息时常见的扭曲情形，这些已证实会导致错误的假定与观念：

1. 随意推论（arbitrary inference）　指没有充足及相关的证据便任意下结论。这种扭曲现象包括大难临头或对于某个情境想到最糟的情况。

2. 选择性断章取义（selective abstraction）　指根据整个事件中的部分细节下结论，不顾整个背景的重要意义。

3. 过分概括化（overgeneralization）　指将某意外事件的产生的不合理信念不恰当地应用在不相干的事件或情况中。

4. 扩大与贬低（magnification and minimization）　指过度强调或轻视某种事件或情况的重要性。

5. 个人化（personalization）　指一种将外在事件与自己发生关联的倾向，即使没有任何理由也要这样做。

6. 乱贴标签（labeling and mislabeling） 指根据过去的不完美或过失来决定自己真正的身份认同。

7. 极端化思考（polarized thinking） 指思考或解释时采用全或无（all-or-nothing）的方式，或用"不是……就是……"的方式极端地分类。

（四）治疗过程

首先向当事人说明他们持有许多非理性的应该、最好和必须。当事人要学习区别理性与非理性的信念。为了增进这种察觉能力，治疗者要扮演一个科学家，向当事人原已接受或未曾怀疑就视为真理的自我挫败信念挑战。治疗者会采取鼓励与说服，有时甚至会指导当事人如何去对抗错误的信念。

治疗过程的第二步是带领当事人超越察觉的阶段。治疗者会向对方说明是他自己通过持续非理性的思考，以及一直重复暗示自己，所以他们要为自己的问题负大部分的责任。

第三，为了让当事人超越仅止于认清非理性的想法与感觉，治疗者会协助他们矫正不正确的想法和放弃非理性的思考。当事人那些非理性的信念是根深蒂固的，以至于通常无法自己加以改变。因此，治疗者要协助当事人了解恶性循环的自我责备过程。

第四，激励当事人发展一套理性的生活哲学，这样未来就能避免成为其他非理性信念的牺牲者。如果仅处理某特定的问题或症状，将无法保证新的非理性恐惧不会再出现。治疗者要能攻击非理性思考的心理，并教导当事人如何以理性的信念与态度取代非理性的信念与态度。

（五）主要技术

认知疗法常运用的技术包括：

1. 驳斥非理性信念 治疗者主动驳斥对方的非理性信念，并教导对方向自己挑战的方法。治疗者会告诉当事人，他们的困扰并非来自某事件或情境，而是对这些事件的知觉，以及他们自我暗示中存在的本质问题。

2. 认知的家庭作业 要求当事人将他们的问题列出来，找出绝对性信念，并加以质疑。指派这些家庭作业是为了追踪对方内化的自我暗示中蕴含了哪些应该和必须的信念。

3. 改变自我暗示内容 不明确的语意是扭曲思考的原因之一。治疗者会特别注意当事人的语言形态，因为语言会塑造思考，而思考也会塑造语言。通过改变语言型态和做新的自我暗示，使当事人可以用不同的方式去思考和行动。

4. 幽默的使用 幽默是认知疗法使用较为普遍的技术之一。当事人的情绪困扰常由于自己过于严肃，以至于对生活中的事件失去了欣赏与幽默感。治疗者会使用幽默感来协助当事人对抗他们过于严肃的一面，并协助他们驳斥生活中的必须哲学。

5. 角色扮演 治疗者经常会打断当事人，并向其说明他们自我暗示的内容会制造出他们的困扰，并向他们示范可以做哪些改变，使之能以正确的情绪取代不适当的情绪。

6. 羞耻攻击练习 使当事人能够坚定地拒绝感到羞耻，要告诉自己，即使有人认为我们是大傻瓜，也不是什么大灾难。

第三节　心理咨询

一、心理咨询服务对象与内容

心理咨询涉及个体的生老病死以及社会生活的各个方面，有其自身的适用范围。概括起来，心理咨询的范围主要有以下几个方面：

1. 国外

(1) 教育心理咨询　美国的各大、中、小学校一般都设有心理咨询和辅导的机构或部门，一些专职的心理学工作者在其中工作。他们的工作任务是解决师生的各种心理问题和障碍，如新生入学后的适应问题、学习困难和学习障碍、师生关系、同学关系的调适、有关报考学校及选择专业的指导、业务活动的选择、如何提高学习效率、如何进行智力开发以及不良行为的矫正等等。

(2) 选择职业的心理咨询　对就业者来说，包括对自己能力、特长、职业兴趣、发展潜力等的测查，以及有关职业分析、素质要求、录用条件等信息的指导咨询。对于雇主来讲，他们关心的是如何评定、筛选、调配、安置应聘者，以及如何提高生产和工作效率。

(3) 家庭、婚姻问题的心理咨询　家庭成员间关系的调适、家政管理、性问题以及离婚、再婚、婚外性关系、老人、子女教养等方面的问题都属于这一类别。

(4) 临床心理咨询　主要针对各种心理疾病和心理症状，包括一些精神病、神经症、情绪障碍、行为障碍、人格问题等。美国的医院一般都开设有临床心理咨询专科，另外一些咨询和治疗中心附属于某些公司、财团或公共服务部门，私人开设的心理咨询和治疗诊所也较常见。

2. 国内

(1) 发展心理咨询：①优生与优育：生殖与避孕及产后的心理与情绪调适，孕妇心理状态、行为活动以及生活环境等对胎儿的影响，有关胎教的内容、婴幼儿的早期教养等。②儿童心理咨询：儿童的早期智力开发、儿童发展中的心理和行为问题、儿童的情绪障碍和品行障碍。③青春期心理咨询：青春期的身心发育、社会适应不良、性心理困惑、男女交往、早恋以及情绪障碍等。④青年心理咨询：有关青年的成才教育、择业、择偶及人际关系调适、成就动机、自我实现和现实条件的冲突，独立性和依赖性的矛盾、恋爱心理等。⑤中年心理咨询：工作及家庭负荷的适应、人际关系、情绪失调、子女教育、家庭结构调整、婚外恋、性生活不和谐及更年期综合征等。⑥老年心理咨询：社会角色的再适应，"空巢"家庭、家庭关系、衰老、丧偶等的心理调节，疾病、死亡的威胁等。

(2) 社会心理咨询：①人际交往心理咨询：人际交往障碍、人际关系的处理问题、社会角色的扮演、社会训练等。②婚恋心理咨询：择偶心理、恋爱的社会冲突、单相思、失恋、三角恋、夫妻角色调适、婚外恋、离婚、再婚、性生活调适等。③家庭心理咨询：家庭成员的角色适应、子女教育、家政管理、长幼关系、夫妻和谐等。④求学与就业心理咨询：学校适应、学习困难、提高学习效率的心理学问题、考试焦虑、心理素质与职业选择、能力、兴趣分析、职业定向等。

(3) 不良行为方式的心理咨询：不良处事方式的调整、睡眠障碍、酗酒、赌博、药物成瘾、吸毒、过度求医、厌食症、贪食症等。

（4）临床心理咨询：①精神轻度失调及精神疾患：焦虑、抑郁、恐怖、偏执等精神失调为主的精神分裂症、情感性精神病、反应性精神病、癔病等的早期和康复期的心理治疗。②神经症：神经衰弱、焦虑症、恐怖症、强迫症、疑病症、抑郁症的心理咨询与治疗。③心身疾病：原发性高血压、冠心病、哮喘、消化性溃疡、糖尿病、偏头痛、突发性耳聋、原发性青光眼、癌症等心身疾病的心理调适。④人格障碍的心理咨询：偏执型、缺陷型、分裂型、妄想型、强迫型、循环型、癔病型、反社会型、回避型、依赖型、被动攻击型、边缘型人格障碍的矫治。⑤慢性病：各种慢性疾病的心理调节、病人及家庭的心理调适、角色适应。⑥伤残心理咨询：智力障碍、肢体残障、感官残疾、精神残疾的心理行为训练、纠正。⑦性障碍：早泄、阳痿、射精困难、快感缺失、性交不能、性高潮功能障碍、同性恋、性变态等。

（5）其他类：①管理心理咨询：管理、决策、群体心理、需要与激励、领导与服从行为、团队、组织心理等。②商业心理咨询：消费心理、营销心理、广告、公关心理、商品包装、橱窗展示等。③工业心理咨询：人体工程设计、人机关系、工效学、物理刺激与身心健康等。④环境心理咨询：环境布局和设计的心理效应、环境感知等。⑤运动心理咨询：运动员选拔的心理测试、训练、比赛心理调节、竞技状态调整、情绪控制等和运动心理相关的问题。⑥军事心理咨询：各军、兵种作战人员的心理选拔，战场心理、指挥心理、作战与训练心理等。

除上述之外，心理咨询的内容和范围还可以触及到宗教、民族、跨文化、特殊职业等领域和范围，其本身的分支也在不断发展、完善。

二、心理咨询方式

（一）门诊心理咨询

包括精神病院、综合医院、学校、科研机构所属的或私人开设的心理门诊和咨询、治疗中心。

门诊咨询的对象主要是各种神经症、心身疾病、人格障碍、性障碍、情绪失调的病人和存在心理困扰的正常人。门诊心理咨询工作的承担者为心理学家、受过心理咨询训练的医生、社会工作者等，工作方式主要采用咨询者和来访者直接面谈。这种方式首先有利于消除来访者的顾虑和心理屏障，咨询可以进行得比较深入、彻底，咨询者也可以根据来访者的具体情况，调整咨询或治疗的策略。

门诊心理咨询也可以进行团体咨询，比如近二三十年来某些西方国家出现的自助咨询小组，通常由一位或两位心理学专家主持，由六七名至十一二名左右成员参加，定期进行聚会，经过十几次治疗会谈，借助于团体的形成与关系的建立，进行团体的咨询与治疗。团体治疗成员的背景、年龄、性别及所属心理问题可以相似，也可以不同。团体咨询和治疗的最大好处是让团体成员在团队形成、与人相处过程中消除心理病症和困惑。团体咨询中，团体的情感支持、群体的相互学习和正性体验在咨询与治疗中发挥着有益的作用。

门诊心理咨询因其较好的隐蔽性、系统性，因而是心理咨询中最为主要和有效的方法。

（二）书信心理咨询

顾名思义，书信心理咨询是通过书信的形式进行的，多用于路途较远或不愿暴露身份的求助者。帮助者根据求助者来信中所描述的情况和提出的问题，进行疑难解答和心理指导。书信心理咨询的优点是较少避讳，缺点是不能全面的了解情况，只能根据一般性原则提出指导性的意见。求助者的来信往往杂乱无章，所述问题往往过泛过滥，有些甚至超出了心理咨询的范围。因此，一些心理咨询机构在接到求助者的信件时，往往给求助者寄去心理咨询的专用病史提纲，或者相应的心理或行为自评量表，让求助者按规定的形式填写后寄回，这样，可以使书信心理咨询更加规范。由于方法学上的困难，对于书信心理咨询的效果不太好统计研究，但是实际工作中表明，书信咨询对于某些求助者还是很有帮助和益处的。对于比较严重的问题，咨询者可以在书信中建议求助者前来见面咨询。

（三）专栏心理咨询

专栏心理咨询是通过报纸、杂志、电台、电视等传播媒体，介绍心理咨询、心理健康的一般知识，或针对一些典型问题进行分析、解答的一种咨询方式。目前，国内有许多报纸、出版物都开辟有心理咨询的专栏，包括一些专门的心理咨询、心理卫生的刊物、医学杂志、科普读物等等。许多电台、电视台等也有相关的节目。严格地说，这种形式的心理咨询的作用更多地是普及和宣传相关的知识，而非真正的心理咨询，其优点是覆盖面大，科普性强，缺点是针对性不强。

（四）电话心理咨询

电话咨询也是心理咨询的一种常见形式，它的起源是 20 世纪 50 年代在国外开设的热线电话，旨在防止心理危机所导致的恶性事件，如自杀、暴力行为等，由此，也出现了"危机干预"一词。这类服务的电话号码像火警、匪警电话一样有专用号码，人人皆知，电话中心有专门的咨询人员 24 小时值班，有条件的还设有流动的急诊小组。这种咨询电话在挽救生命、防止恶性事件发生方面有很好的效果，因而被喻为"生命线"、"希望线"。另外，也出现了一些以心理咨询为名义的收费电话服务，如××热线、××专线等等。对于这些服务形式，还应做进一步的规范，通过电话聊天、解闷或传授一些知识不能算作是心理咨询。

（五）现场心理咨询

现场心理咨询是指心理咨询工作者深入到学校、家庭、机关、企业、工厂、社区等地方，现场接待来访者，这种形式对于一些有共同背景或特点的心理问题有较好的效果。现场心理咨询发展最深入的是家庭心理治疗，已经逐渐发展为一种独立的咨询治疗形式，家庭治疗把重点放在家庭各成员之间的人际关系上，通过组织结构、角色扮演，联盟与关系等方式了解这个小群体，以整个家庭系统为对象，发现和解决问题。

三、心理咨询的若干技巧

为了更好地理解来访者所存在的心理问题，症状及其形成的内在驱力和原因，帮助其解决这些问题，掌握心理咨询的基本技巧是非常重要的。心理咨询常用的技巧如下：

（一）会谈的技巧

在心理咨询的会谈中，所谓倾听对方的谈话不仅仅是听听而已，咨询员还要借助言语的引导，真正"听"出对方所讲述的事实、所体验的情感、所持有的观念等。这种特殊的引导或治疗者的这类话语的采用，就是我们这里所要谈的注意倾听的技巧，包括开放式问题、封闭式问题、鼓励、说明、对来访者感情的反映和总结等。

1. 开放式问题（open question） 这类问题被一些治疗者认为是最有用的倾听技巧之一。开放式问题常常运用包括"什么"、"怎么"等词在内的语句发问。让来访者对有关的问题、事件给予较为详细的反应，而不是仅仅以"是"或"不是"等几个简单的词来回答。例如："能不能告诉我，这事为什么使你感到那么生气？""能告诉我，你是怎样想的吗"？以"能不能……""能……"开始的这类问题，可以说是最为开放的问题了，这种问题有助于来访者给予自己独特的回答。咨询员在使用开放式问题时要注意，在此之前应注意发展良好的治疗关系。

2. 封闭式问题（closed question）　这类问题的特征就是可以以"是"或者"不是"，"有"或者"没有"，"对"或者"不对"等一两个字给予回答。比如"你现在最关心的就是这件事了，是吗？""他当时没有表示同意？""你确实这样想过了？"等问题就是所谓封闭式问题。这类问题在会谈中具有收集信息、澄清事实、缩小讨论范围、使会谈能集中探讨某些特定问题等功效。封闭式问题也可帮助治疗者把来访者偏离某主要问题的话头牵引回正题上。譬如："我们还接着讨论刚才的问题，好吗？"

3. 鼓励和重复语句（encourage and restatement）　鼓励是指对来访者所说的话的简短的重复或仅以某些词语如"嗯……嗯"，"噢"，"是这样"或"后来呢？"来鼓励对方进一步讲下去或强调对方所讲的某部分内容。这是最简单的技巧之一，可能因其简单，所以常常被认为是细枝末节而予以忽视。然而正是这一简单的技巧，使治疗者得以进入来访者的精神世界，并且被研究者们认为是成功的治疗者所具有的一个特征。这是因为鼓励是一种积极的方式，它能使来访者了解到治疗者在认真地听他讲话，并希望他继续讲下去。以重复语句作为鼓励对方的一种反应，是一种很有效力的反应方式，这可以表明治疗者对来访者所说的话中关键词语的注意。通过这样的鼓励，可引导来访者的谈话向某一方向的纵深部位进行。在运用鼓励语句的同时，治疗者还要注意自己身体语汇的运用，如专注于对方的神情，倾听的姿势以及点头示意等。专注的神情和倾听的姿势对对方的谈话也是一种无声的鼓励，而点头所表示的含义就更为明确了。

4. 说明语句（paraphrase）　这就是对来访者在谈话中所讲的主要内容及其思想的实质进行复述，简而言之就是对其谈话进行实质性的说明。治疗者可以用自己的词汇对来访者的话进行复述，但某些带有敏感性的词汇和一些重要的词语仍以用来访者用过的词汇为好。说明语句可以帮助治疗者检查其对来访者的问题的理解程度，把一些分散讲出的事情联系起来。治疗者的说明语句也给了来访者以重新解释自己的思想的机会，同时也是其重新探索自己的问题，重新思考事物之间的关系及深化所谈话题的内容的机会。治疗者对问题本质的说明及对关键的观点的重复，对于某些需要对一些困难的问题作出选择的来访者可能更为有益。

5. 对情感的反映（reflection of feelings）　仅仅明确一些具体信息与事实对治疗者来说还是不够的。对感情的反映技巧为治疗者提供了一个探查来访者的感情卷入的程度的机会。一般说来，对来访者感情的反映常常包括这样一些内容："你或对方的名字和情绪的名称"，"你觉得……"，"你心里感到……"这样的句子。此外还常有与情绪有关的人物、事件。单纯的对感情的反映可能只包括前面3个部分的内容，但在实际运用中常涉及第4部分的内容，这可以看作是对感情的反映与说明语句的结合。例如"你感到很伤心？"，"这件事你现在想起来仍然很气愤？"，"你笑了，你真觉得好笑？"在具体的心理治疗实践中，有时要想把说明语句与对感情的反映区别开来实在是很困难的。对治疗者来说，他对来访者感情的反映也只有借助口头的说明。如果一定要对二者进行区分的话，只能这样理解：说明语句所关心的更多的是对事实本质的了解，而对感情的反映则注重的是对对方情绪情感的认识。二者常常会在治疗者的话语中同时出现。

在运用对来访者的感情的反映这一技巧时，要注意下述问题：

（1）治疗者自身必须对人类丰富的情感有较好的认识，要能够比较正确地定义某些常见

182

情绪、情感，比如：愤怒、恐惧、高兴、悲哀、孤独感等。有时你所面对的来访者可能根本说不清他的复杂而丰富的内心体验，也有时来访者只是叙述了某件事，并没有说出他的主观情绪体验，但治疗者感到了他内心的强烈情绪。对这样的来访者就需要治疗者能够较准确地对这些情感进行反映，甚至于说清对方说不清的情绪体验。能做到这一点，来访者会深切体验到被人理解的感觉，而治疗者也才有可能向着共情的境界迈进。

（2）心理学中对于长时记忆与短时记忆的研究表明，人的记忆是有选择性的，而这种选择性又与人的情感有关。事实上我们人类所了解、认识、感受的各种事物都与我们当时的情绪、情感有关。许多事情人们都忘了，而某些带有特殊情绪色彩的事件会在人们的记忆中长久保存，重新回忆时仍会有类似于事件发生时的情绪体验。治疗者如果能很好地体察来访者的情绪，那么很多来访者的情绪体验就会成为我们了解对方问题为什么产生，为什么会对他有那么大的影响的重要线索。这样看来，对来访者的情绪体验，不论是过去的还是现在的，治疗者都要进行准确而及时的反映，使之成为了解对方、打开对方心灵门扉的一把钥匙。

（二）心理咨询中的反馈

反馈（feedback）是指治疗者为来访者提供自己或他人会怎样看待来访者的问题的特殊的信息。应用反馈技巧的目的是帮助来访者开拓眼界，看看其他人是怎样想、怎样处理同类事情的。通过这样的方式，为对方提供与之不同的感知思维模式，以达到影响对方的目的。

例如，对某一位总是担心自己不能集中精力复习，考试前将时间安排得很紧张的来访者，治疗者指出：我想如果你照你平时的方式去复习，照样可以参加考试。但你现在反复担心，搞得自己很焦虑，时间又排得满满的，反而不可能很好地集中精力复习了。对别的一些考大学的学生们，人们做过调查，高考成绩好的学生一般最后一天晚上都不再看书复习了，而是参加些娱乐活动，使自己放松下来。相反有些直到最后一天晚上还在苦苦用功的学生，其高考成绩并不理想……在这里，前面的反馈信息是治疗者谈自己对来访者复习考试情况的看法，后半部分则为对方提供了其他人考前复习的有关信息。这些信息中，包含对考前复习准备的看法与行为方式等，这无疑会对来访者产生某种影响。应该说，反馈也是我国的治疗者常用的一种颇具影响力的技巧。

（三）心理咨询中的解释

解释（interpretation）是最重要的影响技术。解释能给来访者提供一种新的认识他们的问题和自身的方式。解释还可使来访者的世界观产生认知性的改变。当治疗者运用说明、对感情的反映等技术时，是从来访者的参考体系出发的，当治疗者运用解释的技术时，则是从治疗者自己的参考体系出发的。当来访者前来治疗时，往往是有自己解决不了的问题、困难和苦恼，所谓难以解决和应付正是从他们自己的参照系出发所导致的。这倒不是说，来访者个人的行为模式与思维方式一定有整体性的问题，而可能只是在某一点上有问题，而这一点恰恰是与其问题和苦恼相关联的。

解释有多种多样，一般有两种。一种是来自各种不同的心理咨询与治疗的理论，另一种则是根据治疗者个人的经验、实践与观察得出的。前一种由于采用各种不同的理论观点，会有许多形形色色极不相同的解释产生。解释可以使来访者借助于治疗者提供的帮助从另一角度去了解和认识自己及周围事物，这对他来说可能从未想到过。而这一角度使他看到了全新的世界。这可能会非常有助于他的认知以至行为、情绪的改变。

（四）心理咨询中的指导

指导（directive）被人们认为是最有影响力的技巧。指导就是告诉来访者做某事。指导

183

最直接的形式是治疗者让来访者干某些事或说某些话，或以某种方式行事。治疗者还可能引导来访者进行想象（人本主义的治疗），指导来访者进行放松训练（行为治疗），教以某些特定的行为方式（决断训练）或使来访者进行自由联想（心理分析理论）等。这些都是治疗者的指导行为，甚至于让来访者完成一定的家庭作业也可归入指导行为的行列。

指导技巧与解释一样，与各家各派的理论联系紧密，不同的理论中可能会运用不同的指导技巧。治疗者可在掌握了基本的倾听技巧和各种理论模型之后进一步研究这些影响技巧。

由于指导技巧繁多，又与理论密切相关，这里难以一一介绍，现仅列举几种不同类型的指导方式，简述一二，使大家对指导技巧有个大致了解。

1. 指导言语的改变　如治疗者对来访者说："请把你所说的'我应该怎样'改为'我希望怎样'"，"把'我干不了'改成'我可能干得了'"。这里所举的例子与认知治疗理论相联系。这派理论认为来访者所说的是与其想法、认知相关联的，改变其认知才能改变其行为；而从行为入手进行改变，也会对其认知产生影响。这里就是从改变言语行为入手。如把"我应该"换成"我希望"，在程度上有明显不同。如一个大学生认为"我的学习在班里应该是最好的"这种想法导致其走向极端，在现实情况与之想法不符时，极易产生心理问题。而在治疗者指导下，把这句话改作"我希望自己的学习在班中是最好的"，目标未变，客观效果却大不一样。另一句话改变的原理也是一样的。当一人说什么事情自己干不了时，很可能放弃尝试的努力，而说"我可能干不了"时仍有努力尝试的积极含义在内。这种言语改变的指导在行为学派的"决断训练"中也常见到。如有的人怕说一些可能会使人远离自己的话，但不说自己利益又会受损，像有些人借了钱老不还，自己要用不敢去要，治疗者就可用指导技巧教其怎样去说。

2. 特殊的建议或指示　这在我国的心理治疗工作中常常采用。如来访者有考试焦虑，治疗者可能会建议其修改每日复习功课的计划，不要搞得过度疲劳，每天坚持体育锻炼等。或者有来访者每日的事情都要拖到第二天才做，治疗者就会要求来访者今日回去做一件事，做完就奖励自己，没做则给自己以某种形式的惩罚。

3. 自由联想式的指导　"带着这种情绪进行联想，回想一下你儿童时代的经历……"，"保持这种情绪进行联想，现在告诉我，你最先想到的是什么？"这可能是心理分析治疗家的常用话语，以指导和帮助来访者按心理分析的理论模型寻找问题的根源。

4. 角色性指导　如角色扮演、角色颠倒练习和固定角色练习等。角色扮演在行为治疗中很常见，让来访者扮演自己当时的情况，治疗者或治疗小组中的其他成员再进一步给予指导。治疗者会要求来访者："现在我们来重演一下当时的情景……"角色颠倒的情况与角色扮演类似，但来访者不是演自己而是扮演另一个与自己有关的人。固定角色则是人本主义心理治疗中的技术之一。治疗者让来访者在一段时间内，以不同于他原来的情况的角色出现，以此让来访者获得不同以往的新的体验。

5. 训练性指导　这方面的种类极多。如放松训练、决断训练、系统脱敏训练等。在训练之前和训练过程中，治疗者都会对来访者提出要求，指导他们做什么，不要做什么等。这种指导多见于以行为治疗理论为指导的心理治疗之中。

6. 忠告与信息（advice and information）

这是一组非常有用的影响技巧。治疗者借助为来访者提供建议，给予指导性的信息，或为其提供具有指导意义的思想观点等帮助来访者。这可以说，起了为来访者提供新的信息的作用，对来访者的思维与行动具有潜在的影响。

提供信息和忠告等在职业心理咨询中更为重要。此时作为咨询者，你就必须为来访者提供有益的忠告，因为你所具有的有关信息正是来访者所需要的。我国职业咨询由于社会需求将会逐步兴起，有关职业需求等方面的重要信息将是咨询中咨询者帮助来访者的基本依据。

为来访者提供信息和忠告等在心理治疗会谈中的很多时候是必要的，但这些技术却可能会给会谈带来潜在的危害。譬如为来访者提供信息与忠告要完全以其利益为出发点，并且尽可能使对方了解你提出有关忠告的根据。如果对方不以为然，治疗者应重新检查自己对对方问题与想法及某些个人特点的理解，帮助其另立解决方案。切不可认为自己所提忠告是最好的，对方不识好歹而对其另眼相看。有时可能治疗者是站在自己的立场上看问题的，并未真正了解对方苦衷；还有一些时候，治疗者提供的忠告，对方一时不能体会其中好处，因而并不赞赏。不论是属于何种情况，治疗者都应冷静对待，仍以对来访者负责的态度继续进行会谈。

在提出忠告的措辞方面也应注意，例如可以采用这样的词句："如果那样的话可能会对您更好"，"如果我是您的话，我可能会……"等。措辞生硬可能会使来访者产生抵触心理，而这样委婉的话语易于被对方接受，进而可能对其产生影响。

另一点需要治疗者注意的是，忠告或建议可能会因使用过多而失效。因此，使用这些技术时应持慎重态度。在大多数情况下，当对方询问治疗者的意见、建议时再给予忠告、建议，一般不应主动提出过多的建议。因为，即使你是出于好心，为对方好，如对方没有这种要求就可能像你送的钥匙对不上对方的锁一样而无用处。此时对方可能会说："你说的是对的，但是……"，在这种情况下，治疗者可能就应该检查一下自己会谈的方式了。如果问题真的出在自己提了过多的建议上，可以马上改用倾听技巧，向对方提出问题或作出说明给对方进一步解释自己问题的机会。例如，治疗者可以这样发问："你觉得这种方法对你起不了什么作用，那么你觉得什么方法可能更适合于你呢？"或者"你认为这样不行，解决不了你的问题，那么你希望我们给你些什么样的帮助呢？"等等。

对指导的上述介绍仅是挂一漏万的举例而已。指导技巧对来访者影响很大，适当运用定会有收效。但采用指导技巧一定要注意，要在与来访者建立良好的关系的基础上进行，否则将会事倍功半，收效甚微。有许多治疗者重视来访者提出的问题，而不重视来访者本人，这就容易形成在消极的基础上进行指导的局面。另外，我国的治疗者在采用特殊建议与指示性指导时，对某些思想活跃的青年人应特别注意，不要以权威身份强令对方执行，以免引起对方反感而中断治疗。

（五）心理咨询中来访者的阻抗

阻抗是心理咨询的伴生现象，阻抗本质上是来访者对于心理咨询过程中自我暴露与自我变化的抵抗。态度不主动；赘言与反复诉苦；要求解决问题的具体办法；进行理论交谈或直接辩论；把原因归于别人等是阻抗常见的表现形式。阻抗的产生是由于来访者不愿否定自我与不敢面对困难；不愿放弃各种既得利益，企图以失调的行为掩盖深层的心理冲突；还可能是由于来访者对抗咨询或咨询师的各种不同的心理动机引起的。正确进行诊断；具有诚恳助人的态度；调动来访者的主动性积极面对阻抗；咨询师要解除自身的戒备心理；把阻抗的解除与移情的处理结合起来等是解除阻抗比较有效的方法。

只要是进行深入的心理咨询，只要是触及内心情感的心理治疗，都会遇到来访者程度不等的阻抗。因此，可以说，阻抗是深入心理咨询和治疗的、不以人的意志为转移的伴生现象。心理咨询的过程，其实是一个阻抗产生与冲破阻抗的过程。

1. 阻抗的表现　我们在进行心理咨询过程中，所见到的来访者对咨询的阻抗表现有以下几个方面：

（1）要求解决问题的具体办法，回避咨询师深入探索：在心理治疗过程中，有些强迫症来访者诉说他们被强迫动作折磨得非常痛苦，迫切地希望咨询师给他一种"灵丹妙药"或教给他们一些具体办法，使他们能增加一些控制自己的力量。有些恐人症患者不敢和别人对视，要求咨询师想个具体办法使他们胆子大一些等。当咨询师告诉他们，对那些症状只靠控制是不行的，实际上他们也控制不了，而是要深入思考，找出心灵深处造成这些症状的原因，重新用理智的态度来评价它，那些症状就会自然消失。他们常常不相信咨询师的话，坚持要求给他们具体办法而不愿深入思考。

（2）赘言与反复诉苦，阻止心理咨询师的解释：赘言表现为来访者在心理咨询过程中滔滔不绝的讲话。在积极回答咨询人员提问的表面背后隐藏了某种潜在动机，如减少咨询师讲话的机会，回避某些核心问题，转移注意力等。反复诉苦多见于神经衰弱患者，他们每次见到咨询师都反复倾诉自己的症状，而当咨询师询问他们引起发病的心理因素时，常常闭口不答，或不顾咨询师的提问，仍然不断地诉苦，以控制面谈的话题。他们急迫地要求咨询师快些治好他们的病痛，但不愿触及心理生活中的困难，正是这些心理困难才使他们的心理疾病迁延不愈。

（3）态度不主动，常以沉默的方式应答咨询师：这种阻抗形式常见于要求治疗的神经症来访者。他们都有一定的病感，口头上诉说被"病魔"折磨，迫切要求治好心理疾病，但行动上表现并不积极，常以沉默的方式应对咨询师。他们对咨询师的解释听不下去，或当时听了表示同意，认为符合他们的情况，似乎有不少体会。但下一次面谈时，对咨询师的解释已忘了大半，也不照咨询师的嘱咐写书面作业。这些来访者的家属也常向咨询师反映，说患者每次和咨询师面谈后，心情似乎好一些，症状有时也真的减轻些，但并不联系自己进行思考。

（4）进行理论交谈或直接辩论，为症状辩护：理论交谈指来访者竭力用心理学或心身医学术语与咨询师交谈，来访者这样做的目的是试图回避其自身的情绪问题，为自己的行为辩护是直接的阻抗方式。比如，强迫症病人诉说无休止的重复动作使他们烦恼，恳求咨询师治好他们的"病"，但当咨询师分析病的性质，指出应当放弃他们的强迫动作时，他们又说这些动作并非完全不必要。来访者表面上要去除症状，而内心又认为症状的心理和行为是合理的、必要的，只不过是过分了一些而已。这些来访者不仅从他们的感觉和经验说明症状的合理性，有的人还从书本上找到根据，根据上面的观点客气地和咨询师辩论，好像是在和咨询师进行学术性争论，而不是咨询。

（5）把原因归于别人，自己是受害者：这种阻抗形式主要表现在深入的心理咨询过程之中。许多带着烦恼的来访者常常诉说，引起他们烦恼的原因来自客观环境，是上级领导、丈夫或妻子，甚至孩子，使他们陷于苦恼的责任全在别人。照他们的想法，只有别人的态度改变，客观处境改变，才能使他们的烦恼得以解除。但是，如果深入了解，便可知道在大多数来访者中，其烦恼的主要原因都出自他们自己。当咨询师通过了解和分析，指出他们烦恼的内在原因时，他们往往要加以否认。这时咨询师需要引导他们反复讨论，他们可能有所认识。如果过早地要他们承认自己的责任，常会引起更大的阻抗。

以上我们分析了阻抗在心理咨询过程中的表现，这些表现的背后有负移情的成分。在咨询过程之中，来访者表现出的阻抗形式还不只上面几种，而且可能在一个人身上兼有上述各种表现。无论哪一种阻抗形式，都是对个体的自我保护及对其痛苦经历所表现的心理防御。

2. 阻抗产生的原因

（1）阻抗的产生是由于来访者不愿否定自我与不敢面对困难：来访者在咨询过程中都会产生某种变化。成长中的变化总要付出代价，总会伴随着消除旧有的行为习惯，建立新的行为习惯的痛楚。在咨询过程中，求助者往往期望毫不费力地发生奇迹式的变化，在这种心理支配之下，由于对成长所带来的痛苦没有心理准备，往往易产生阻抗。这时，求助者可能会希望放慢改变的步伐，或停止改变旧行为、建立新行为的行动。来访者一面感到心理冲突和痛苦而要求改变，一面又无意识地不愿意放弃和否定旧的自我，对促成改变的建议不自觉地进行抵制。这是在深入的心理咨询过程中，来访者表现阻抗的深层原因。

面对自己过去相信的东西的瓦解是痛苦的，而建立新的信念和价值观也是很艰难的过程。即使是心理上最坚强的人，改变旧有行为，建立新的行为的过程也会给他带来心理上的冲突和焦虑。而对于某些本来心理就不易平衡的人来说，这一过程的痛苦程度会更为严重。

（2）阻抗的产生是由于来访者不愿放弃各种既得利益，企图以失调的行为掩盖深层的心理冲突：来访者一方面为失调的行为感到焦虑，另一方面求助的积极性却并不高。看来，阻抗的产生源于失调的行为填补了某些心理需求的空白，即求助者从中获得了某些利益。求助者因症状的出现缓和了内心的冲突，症状使患者得到了好处。弗洛伊德把这种好处叫做"一级获益"。这种不愿放弃的好处，患者本人是意识不到的。神经症患者在患病以后，得到周围人的关怀、照顾，甚至可得到经济上的好处，弗洛伊德把这种好处叫做"二级获益"。患者对这种获益并非完全意识不到。如果病救治好了，症状消失了，他将失去这种获益，并且要面对充满矛盾与冲突的现实社会。来访者当然会对治疗自觉或不自觉地进行阻抗。

阻抗的产生更为隐蔽的原因源于求助者企图以失调的行为掩盖更为深层的心理冲突。例如有些被人称之为酒鬼的人，其饮酒过度只是表面的行为问题。其饮酒不过是为了掩盖其解脱不了的心理矛盾，比如，工作上的失败，婚姻中的不幸，对以往行为的内疚、悔恨等。如果咨询仅从表面问题入手，未能触及根本的问题，咨询必然会遭到某种程度的抗拒。

（3）阻抗的产生可能是由于来访者对抗咨询或咨询师的各种不同的心理动机：来访者有各种各样的求助动机，其中有些求助者会带着抗拒咨询或对抗咨询师的动机。其一，有的来访者只是想得到咨询师的某种赞同意见的动机，或者并非为了改变自己或解决已有的问题，而是为了证明自己是对的，而别人应该受到批评或惩罚。他们把心理咨询看作是声讨某些人的法庭。其二，有的来访者只是想证实自己与众不同或咨询师对自己也无能为力的动机。有些求助者由于反复咨询，有的医生或咨询师认为他是"没治了"，由此产生了并不想再做任何尝试的动机。在这种情况下，每当咨询师从各种角度提出建议或进行咨询时，他们就会说某些希望只是暂时的，或某些可能性对别人是有的，对自己却不行，或某些道理自己已经知道了，等等。还有这样的求助者，他们前来求助仅仅是为了证实他们自己的"价值"。他们的目的不是为了改变自己及解决自己面临的某些问题，而是为了反驳咨询师，从中获得某种满足。这种类型的求助者在咨询中困难重重。其三，有的来访者并无发自内心的求治动机，他们并非自愿来访，可能只是与他们有重要关系的人，如上司、父母、配偶等认为其有心理问题，应去做心理咨询，是在各种压力下前来就诊的。因为如果他们不来心理咨询，其结果可能更糟。在这种情况下他们也会"自愿"前来，但其内心深处对咨询有抵触情绪。这时，咨询往往难于进行或只在表层徘徊不前。

3. 解除阻抗的有效方法　阻抗可分为有意识的阻抗和无意识的阻抗。有意识的阻抗，比如对咨询师的不信任，或担心说出不得体的话而拒绝进行联想等。对于这种有意识的阻抗，经过咨询师的说服就可以解除。其方法是指出来访者的阻抗表现，并分析阻抗的可能原因及其幼稚性，告诉来访者对咨询不自觉地阻抗不利于自己的心理成长，妨碍疾患的迅速好转，要求来访者正确对待咨询师的帮助。而无意识的阻抗在个别心理咨询中则更有意义而且更难解决。因为来访者未意识到自己的心理阻抗，也不承认这是阻抗，甚至当咨询师指出其阻抗时，他还感到委屈或不理解。因此，征服阻抗是心理分析咨询过程最艰苦的工作。弗洛伊德认为，那些人们不愿谈论的东西，不能自我承认，也不能向别人承认的东西，可能比他们谈到的东西更有治疗价值和意义。如果能使病人认识到他在阻抗而予以承认，那就是治疗上的一大进步。我们在实际咨询中也认识到，能否克服阻抗是心理咨询尤其是心理治疗成败的关键。

在心理咨询中，如何克服阻抗至今还是一个艰难的工作，患者不能放弃对咨询的阻抗常常是中止咨询的一个重要原因。根据我们的经验，用以下方法在一定程度上可有效克服来访者的阻抗。

（1）正确地进行诊断：咨询师正确的诊断有助于减少来访者阻抗的产生。求助者最初所谈的问题、可能仅仅是表层的问题，面对其深层的问题，咨询师若能及早把握，将有助于咨询的顺利进行。作为咨询师要善于弄清来访者的不信任与咨询阻抗的区别，还要善于弄清来访者的暴躁退缩等人格特征与咨询阻抗的区别，进行正确的阻抗诊断。

（2）以诚恳助人的态度应对阻抗：在心理咨询过程中，一旦确认来访者出现了阻抗，咨询师应把这种信息反馈给求助者。反馈时，一定要从帮助来访者的角度出发，并以与对方共同探讨问题的态度向对方提出来访者的阻抗。绝对不能把来访者的阻抗当成故意制造事端来对待。

（3）调动来访者的主动性积极面对阻抗：应对阻抗的主要目的在于解释阻抗，了解阻抗产生的原因，以便最终破解阻抗，使咨询取得实质进展。这里的关键是要调动对方的积极性，使之能与咨询师一同寻找阻抗的来源，认清阻抗的实质。

（4）咨询师要解除戒备心理：解除戒备心理是指咨询师不必把阻抗问题看得过于严重，似乎咨询面谈中处处有阻抗。如果咨询师采取这种态度，就可能会对求助者产生不信任，从而影响面谈的气氛与咨询关系；咨询师一方面要了解阻抗的原因和表现形式，以便在阻抗真正出现时，能及时发现并进行处理；另一方面也不必"草木皆兵"，而使咨询气氛过于紧张。过分强调阻抗的结果，可能会把求助者当成咨询中的竞争对手，而咨询师的"成长动机"与求助者的"阻抗动机"将会使面谈变成了一种争夺输赢的对抗。

（5）把阻抗的解除与移情的处理结合起来：有意识的直接阻抗容易克服，而间接的阻抗常以移情的方式表现，阻抗的解除还必须与移情的处理结合起来进行。负移情是阻抗的表现形式之一，咨询没有移情就不会有良好的咨询效果。只有在妥善地处理好移情以后，才能最后破除阻抗，使病人得到领悟，症状消失。

阻抗是妨碍心理咨询与治疗顺利进行的重要现象。心理咨询的过程就是冲破阻抗的过程，心理咨询存在着阻抗与反阻抗的较量，由于阻抗自身的复杂性，要有效地解决来访者的阻抗，必须进行不断地实践与总结。

（六）心理咨询中的自我暴露

自我暴露（self-disclosure）这个名词是由焦若德（Jourard）在1958年提出来的。自我暴露的意思是指把自己个人的有关信息讲出来，使别人知道的过程。心理治疗会谈中，最初只重视来访者的自我暴露，认为这在治疗中是必须的，是使治疗成功的必备条件。后来人们也开始重视治疗者的自我暴露，认为这与来访者的自我暴露是同样重要的，许多文献认为这是一个治疗的双方交互作用的过程。拉扎勒斯（Lazarus）指出，治疗者言语性的自我暴露具有开辟治疗的交流渠道的功效。

治疗者的自我暴露有两种形式，一种是向来访者表明自己在治疗会谈时对来访者言行问题的体验，另一种则是告诉对方自己过去的一些有关的情绪体验及经历、经验。

第一种形式的自我暴露在治疗中经常出现。如治疗者说："我很高兴你不再让你母亲陪着你，而是你自己一个人坐车来这里了"。当一个患社交恐怖的来访者第一次不用他人陪伴独自出门来到心理门诊时，治疗者以这样自我暴露的方式表明了自己对对方进步的欢欣。社会心理学的研究表明，人们喜欢那些喜爱自己的人。在这里，来访者无疑会增加对治疗者的喜欢程度，治疗关系由此也得到了加强。这种自我暴露传递给来访者的是积极的信息。第一种形式的自我暴露所传达的也许还有负性的信息，例如："我觉得有些失望，你没能完成作业。但我想也许你有你的原因？"对这种形式的自我暴露，治疗者一定要注意，不能只顾表述自己的情绪而不体恤对方的心情。如果能注意到这一点，负性的暴露才能收到良好的功效。这样在来访者看来，治疗者也是一个有血有肉、有自己感情的人。他表达负性情绪说明对自己有一定程度的接近，而与此同时又能体恤理解自己，所以来访者更易感到对方值得信任。这一形式的自我暴露可能还常见到这样的句子："如果我碰到你说的这种事情，我想我也会感到伤心的。"

第二种形式的自我暴露是治疗者谈及与来访者所谈话题有关的过去经验。比如治疗者说："你说你感到一种可怕的孤独，我可以想像得出，我也有过类似的体验。它使你害怕一个人呆着，要出去找一个人哪怕是什么人都行。但和其他人在一起时，这种感觉仍不放过你，紧紧抓住你不放……不过，你能说说什么时候这种感觉最容易出现吗？"在这种形式的自我暴露中，治疗者在讲述自己的过去经验时，应注意做到简明扼要。如讲得过于冗长、过于详细，则治疗者会使会谈偏离帮助来访者的中心。在上述例子中，治疗者很快把话题又转回到来访者身上，进一步提出了一个开放性问题，这可以有助于治疗者更深入地了解对方的孤独感是怎么一回事，是否与自己刚才所谈的情况有关。

总的看来，上述两种形式的自我暴露都有利于治疗关系的建立与巩固。一般地说，治疗者的自我暴露越多，来访者的相应行为也就越多，他越愿意谈他自己的所思所想所言所行。但也有人认为这二者的关系并非为线性增长的关系，认为治疗者的自我暴露是有一定限度的。低于或超过这个限度的自我暴露对治疗不但不能起到良好作用，反而会对对方的感情和治疗关系具有破坏性作用。如治疗者几乎不做任何自我暴露，就可能也得不到来访者的自我暴露反应；而治疗者自我暴露过多，则使来访者在会谈中可以利用的时间减少，而且这样可能会使来访者感到治疗者也不是一个心理健康的人，而可能会转而关心治疗者的问题了。

（张　澜）

第十一章 心理护理

第一节 概 述

一、心理护理概念

心理护理是指护理工作中，护理人员运用心理学的理论和技术改变护理对象的不良心理状态和行为，促进康复或保持健康的护理过程。心理护理可分为以下两种形式：

1. 从护理人员的主体性角度来说，分为有意心理护理与无意心理护理 有意心理护理是指护士自觉地运用心理学的理论和技术，通过有意识地倾听、尊重、无条件积极关注等形式对患者进行心理护理，是一种有目的的心理干预。有意识心理护理要求护理人员具备相关的心理学知识，并接受过相关培训。无意心理护理是指护理过程中，可能影响患者心理变化的所有操作、行为和言语。如护士换药和注射时的问候、面部表情、体态、目光接触等都会对患者的心理产生积极或消极的影响。无意心理护理更强调护理人员的个人修养和职业素质。

2. 从心理护理对象角度来说，分为个体心理护理与群体心理护理 个体心理护理是针对某一个病人的个性特点和心理状态进行的心理护理过程。个体心理护理要求护理人员准确了解和评估患者在疾病过程中表现出的不良心理状态，采取个性化的心理护理程序。群体心理护理指对有共同疾病特点或心理反应特点的患者群体进行的心理护理过程。如手术前对几个患者同时进行的心理护理。群体心理护理要求护士了解同类患者心理问题的规律，对潜在的心理问题作预防性干预。

二、心理护理目标

人在患病后，常常会产生由于躯体的不适、社会角色的转变、人际关系的重新调整而特有的心理需求和反应。护理人员通过良好的言语、表情、态度和行为，去影响病人的感受和认识，改变其心理状态和行为。心理护理的具体目标包括：帮助患者调节焦虑、悲观、抑郁等消极情绪；协助患者适应社会角色和生活环境的改变；帮助患者改善人际关系，强化社会支持系统。总的目标是通过心理护理，帮助患者培养有利于治疗和康复的最佳心身状态。

三、心理护理的方法

（一）通过积极关注、安慰、支持与疏导，进行情绪调节

护理人员通过建立良好的护患关系使患者感到被关心、被支持，从而获得安全感；通过营造和谐的气氛，使患者感到亲切，愿意诉说自己的痛苦和困难；通过和蔼、诚恳的态度，同情、关怀的心情与患者进行交谈，使患者得到精神上的安慰。在此过程中，护理人员需要注意谈话技巧，如用心倾听患者的叙述，鼓励患者表达自己的情绪，尊重患者的感受。

（二）行为评估、训练和指导

心理护理过程中，应当评估患者生病后的行为表现以及日常生活情况，如饮食、排泄、睡眠、自理能力、兴趣的改变、对自己疾病的看法、家庭关系、人际交往等情况。对于不良行为，护理人员可以通过指导、行为训练的方式给予矫正。在进行行为的评估和训练的时候，要注意尊重患者，让患者自愿地接受，如果患者正处于焦虑、抑郁、愤怒或病人对护士不信任的阶段时，不宜进行行为的指导。

（三）通过心理教育进行认知调节

护理人员在观察患者的行为表现和情绪反应的基础上，有意识地通过改变患者对疾病、人际关系以及人生等不合理信念来改变患者。同时护理人员也应掌握相应的疾病知识，向患者解释该类疾病容易出现的心理反应，使患者将自己的病情和情绪反应正常化，从而有效地降低患者的焦虑感和无助感。

（四）通过改善病房环境、人际环境进行环境调节

保持安静、舒适、色彩柔和的病房环境有利于患者放松情绪，同时，护理人员真诚的微笑、亲切的语言和娴熟的技术操作也会令患者在良好的护患关系中更多地感受到积极的关注，从而获得心理的满足。心理护理是整体护理工作的一部分，体现在护士与病人交往的举手投足间，贯穿于整个护理过程中。

四、心理护理与其他护理方法的区别与联系

作为一种护理方式，心理护理与其他护理方法既有区别又有联系，彼此之间不能相互替代，但又统一在系统化整体护理之中。从这个意义上来说，心理护理在临床上，不可能脱离其他护理方法而独立存在。但是，在具体应用时，既可以同步，又可以独立进行。

心理护理与其他护理方法的不同在于，心理护理依据的原理不同，使用的工具也不同。心理护理依据心理学的理论和观点来看待患者出现的某些情绪和行为反应，关注与健康和疾病紧密关联的心理因素，侧重于解决心理问题，较多地运用激发个体的内在潜力、充分调动其主观能动性、注重心理调节等方式来帮助个体实现促进康复或增进健康的目标。如在心理护理过程中，评估患者的个性特征及情绪状态，所采用的方法是遵循心理学理论，使用依据心理学原理研制的心理测评工具。而一般的基础护理方法则侧重于生理指标的评估和恢复，较多地以生物、物理等方式去帮助患者实现其促进康复或增进健康的目标。如测量并评估病人的体温、脉搏、呼吸、血压的过程中遵循的是生物医学的理论，而少考虑心理因素。因此，心理护理与其他护理方法在患者的护理过程中各有侧重，不能相互替代。

心理护理与其他护理方法的联系在于，心理护理与其他护理方法的服务对象是共同的，即患者或健康人群；都有相同的服务宗旨，即促进患者康复和增进人类健康。心理护理和其他护理方法共存于整体护理模式之中，相互依存、相互渗透。临床实践证明，心理护理虽然是重要的一环，但是也只有与其他护理方法更加紧密地结合在一起时，才能更充分地体现其提高患者生命质量、增进人类身心健康的特殊功能。心理护理在具体实施时，有时与其他护理操作同时进行，如在换药、注射时辅以尊重、积极关注的态度、真诚的体态语言。有时也独立展开，如对某些情绪反应强烈、出现不良适应行为的患者给以单独的心理支持和情绪疏导。不过，心理护理是在与其他护理方法的相互配合中起作用的，因此不能完全脱离其他护理方法而孤立地存在。

第二节　不同人群的心理护理

一、医院病人的心理护理

（一）急性患者的心理护理

急性患者，是指那些发病急、病情重因而需要紧急抢救的病人。在以往的医疗观点中，认为急性病人往往病势危急，意识模糊，对这类患者来说保存生命是最重要的，因此，医护人员的任务就是以最好的急救技术和最快的速度抢救病人，无须实施心理护理。然而，随着抢救护理科学的形成和发展，人们越来越认识到，急性患者在发病过程中也会面临很大的心理压力和强烈的负面情绪，只要这些患者是清醒的，他们也同样需要进行心理护理。因为急性病人往往面临生命威胁，或是遭受躯体伤害，心理正处于高度应激状态，而应激状态下人的高度紧张会影响抢救的效果。此时，如果能够得到良好的心理护理，就会缓和其紧张情绪，有助于转危为安。

急性患者的心理表现以恐惧为主，因此，心理护理的主要任务是增强病人的安全感。

1. 护理人员用亲切的话语安慰患者　急性病人大都求医心切，一旦进入医院，都对医护人员给予极高的期望，也希望从医护人员的表情和语言中探寻自己所患疾病的严重程度，试探医护人员是否真正关心自己的病情。这时，医护人员应当做到亲切而又耐心地询问病情，悉心照顾患者，表现得关怀周到，使病人感到亲人般的温暖，从而能够逐渐放松下来，更好地配合治疗。这种医患关系，对抢救过程能否顺利进行将会产生极大的影响，甚至决定抢救和治疗的效果。

2. 护理人员用良好的技术操作给患者安全感　护理人员在抢救过程中表现出的娴熟的医疗操作技术和严谨的工作作风，不仅能够使患者转危为安，还能够给患者带来心理上的支持和鼓舞，使病人感到医护人员是可以相信和依靠的，从而感到安全。而这种安全感有利于患者稳定情绪。

3. 护理人员与家属做好沟通工作，加强患者的社会支持　在急救过程中，家属有时会表现得格外焦虑和恐惧，这种状况会加剧患者本人的心理负担。因此，医护人员还应适时缓解家属的负面情绪，以减轻患者的心理压力。医护人员应当针对患者的具体情况向家属做好心理疏导工作，避免家属对患者的消极影响。

（二）慢性患者的心理护理

慢性患者往往承受了长期的疾病折磨，经历了漫长的病程，其躯体的痛苦和社会功能的受损是长期的，因此容易产生较多的负面情绪和悲观消极的人生观念。

对慢性患者，心理护理的重点应当是围绕慢性疾病病程长、见效慢、易反复等特点，鼓励患者在患病过程中学会自我调节的方式，培养治疗过程中的耐心和信心。

1. 对患者出现的情绪反应进行回应，表现出对患者的关注和支持　护理人员应当对慢性患者的情绪反应给予积极的回馈，表示接纳和理解患者的感受，使患者感受到特殊的人际支持。同时，护理人员也应介绍该种疾病患者常出现的情绪反应和生理转归特点，使患者了解到不只是他一个人面临此类问题，从而减少孤独无助的感觉。

2. 指导患者掌握调节情绪、变换心境的方法　在慢性患者心情较稳定的时候，护理人员可以有意识地同患者讨论保持良好情绪的重要意义，并且指导患者掌握一些情绪调节的方法，如呼吸放松、音乐放松、冥想等方法。在患者躯体和心理状况允许的情况下鼓励其进行练习，使患者学会新的应对方式，从而改善心境。

3. 与患者讨论，改善患者的认知状况　在患者出现心理波动的时候，护理人员应当将心理护理与生理护理结合进行，一面帮助患者应对疼痛、发热、呕吐、呼吸困难、心悸等症状，一面对出现的不良情绪进行安慰和调整。护理人员也可用一些已经好转的患者的事例来鼓励患者，或者通过与患者探讨对疾病的看法，对生活的感悟等形式，鼓励患者树立战胜疾病的信心、耐心和勇气，使患者的情绪向积极的方面转化。

4. 提供良好的心理环境，增强慢性患者的生活适应性　在护理过程中，对患者的饮食起居给予关注和照顾，如营造优雅的就餐环境、舒适的治疗条件。根据慢性患者空闲时间多的特点，组织健康促进活动，如欣赏音乐、绘画、看电视、听广播等，活跃病房生活，使患者在漫长的疾病应对过程中，重新感受生活的美好，确立生命的意义，从而减轻负面情绪的干扰。

（三）手术患者的心理护理

1. 术前患者的心理护理　对于手术患者来说，无论手术大小，对他们来说都是较强的精神刺激。术前患者常有的心理活动是恐惧和焦虑，表现为害怕疼痛，担心手术会出意外、造成残废、毁容或死亡。因此，术前的心理护理是极为必要的。

（1）手术过程中生理、心理反应的告知：护理人员向患者详细介绍手术过程中可能出现的心理反应，表明每个人都会遇到此类情况，让患者意识到自己的反应是正常的，不必过分紧张。如对腹部手术的患者，护理人员可以告知牵拉脏器时会出现一定的不适感和牵拉痛，但是强度是可以忍受的，而且在手术中患者的放松状态可以减轻疼痛。在了解了手术程序和可能出现的不适之后，大多数患者会对手术程序产生一种心理控制感，情绪紧张也会减轻。

（2）帮助患者练习放松方法：虽然患者深刻理解手术带来的益处，也了解手术的整个过程中会发生的各种躯体、心理反应，但在手术临近的时候，仍然会感到不由自主地紧张和恐惧。护理人员可以教授患者一些简单可行的放松方法，帮助患者有效地应对紧张。如可指导患者进行深呼吸练习、想像练习，告知可以在手术台上或等候时自行放松。患者可以在感到无助时使用这些方法，从而缓解紧张、焦虑的情绪。此外护理人员还可以让患者参观一下术后观察室，介绍一下术后护理措施，让患者从心理上做好准备，稳定情绪，配合医护计划。

（3）实施健康教育，告知进行情绪调节的重要性：对于患者的紧张情绪，护理人员可以进行有针对性的健康教育。如告知患者，术前焦虑的程度与手术效果、预后恢复得快慢都有很大的关系，轻度焦虑者，效果较好；严重焦虑者，预后不佳；而无焦虑者，效果往往更差。因为无焦虑的病人由于对医生或手术过度依赖，过分放心，对生理上带来的不可避免的痛苦缺乏应有的心理准备。由此让患者对自己的状态有一个客观的认识，懂得自觉进行情绪调控。

2. 术后患者的心理护理　患者在手术之后，从麻醉中醒来的时候，一方面渴望知道自己疾病的真实情况和手术效果，一方面也由于躯体组织受到程度不同的损伤，体验到刀口疼痛和躯体活动受限带来的焦躁不安的心情。因此，应及时对术后患者进行心理护理。

（1）及时告知术后容易出现的生理、心理反应：手术后，护理人员以亲切和蔼的语言祝贺患者手术的顺利完成，并且告知还需要忍受几天刀口疼痛的痛苦，对于活动受限的患者，还应当告知功能恢复所需要的时间，让患者对自己的病情恢复有充分的了解。有的患者会产生新的心理负担，如怕疼痛，怕伤口裂开，怕出现其他意外。如手术后已经可以下地活动的患者可能因为惧怕伤口的裂开或害怕疼痛而拒绝活动，却由此可能引发便秘等其他问题，从而导致患者更加紧张和痛苦。此时，护理人员可以鼓励患者积极面对，告诉他们适当的活动不会导致伤口裂开。同时护理人员可以多给予言语的鼓励和支持，以免病人术后过度痛苦和焦虑。

（2）帮助患者增强疼痛的耐受力：患者术后的疼痛不仅与躯体的伤害有关，而且与每个个体的疼痛阈值、耐受能力和对疼痛的认识有关。患者如果意志力薄弱、过于烦躁和疲倦，则容易导致疼痛的加剧。此外，如果患者的注意力过度集中在刀口的恢复上，也会造成情绪过度紧张，从而加剧疼痛。病房里的噪声、光亮等因素也都可能加剧疼痛。因此，护理人员应当评估患者的疼痛感觉阈限，观察和询问患者的心情，帮助患者增强对疼痛的耐受能力。也可以采用一些暗示、音乐等方式减轻患者的疼痛感。

（3）调节抑郁、烦躁等负面情绪：术后患者往往由于手术创伤、麻醉、躯体应激反应等因素的影响，出现抑郁、烦躁等反应。主要表现为情绪低落、不愿活动、食欲不振、易激惹及睡眠不佳等。这些情绪反应如不及时得到调解，将影响术后恢复。因此，护理人员应当准确地分析患者的情绪特点和行为表现，主动关心和体贴患者，了解他们出现情绪问题的原因，及时进行排解。

（4）鼓励患者建立积极的人生态度：外科患者手术后大都要经过相当长一段时间的恢复过程。对于术后效果不好或预后不良的患者，心理护理则显得尤为重要。此时病人往往处于情绪的极度低落状态，经不起过多的刺激。因此，对预后不良的病人，需要多给予生活上的悉心照顾、情绪上的安慰和鼓励。在患者情绪较为稳定的时候，鼓励患者积极面对人生，对患者的情绪给予理解和接纳。对于手术后带来部分机体生理功能损坏的患者，则要考虑到躯体缺陷给患者带来的心理创伤，对于这类患者，护理人员应当进行适当的心理教育，鼓励患者接纳现实、接纳人生中的不完美，并可以帮助患者探讨未来人生路中的重要意义和目标，使患者有勇气去面对人生。

（四）传染科患者的心理护理

传染性疾病对于患者来说，不仅代表疾病折磨之苦，还意味着患者自身对家人、朋友和同事是造成威胁的传染源。因此，传染科患者常常都会有一种自卑、孤独的心态。护理人员应当了解传染科患者的心理活动特点及其情绪变化，给予积极的理解和情感的支持。

1. 接纳患者的疾病和负面心态　传染科患者对于人际关系非常敏感，常会猜疑别人会讨厌和排斥自己。在治疗护理过程中，这类患者也会带着此种心理同医护人员交往，甚至有的患者会认为医护人员也只是在表面应付他们。因此，护理人员应当更加表现出真诚、理解、无条件积极关注的态度，既客观地向患者说明传染病并不可怕，只要积极配合治疗是可以好转或治愈的，也表示理解患者的心情，愿意帮助患者应付生活中出现的问题和心理上产生的困惑。通过心理护理，让患者感受到良好的人际关系的力量，从而树立自信心和面对疾病的勇气。

2. 帮助患者正确认识自己的疾病，克服不合理信念　在表示接受患者疾病的同时，护理人员也要对患者的隔离状态表示理解和赞同，并耐心指导他们如何适应暂时被隔离的生活。帮助患者正确看待自己的疾病，即传染科患者也是正常的患者，也具有人格尊严和各项权利，不必为自己所患的疾病而感到自卑。同时，针对患者的愤懑情绪以及"为什么偏偏是我？""所有的人都嫌弃我、讨厌我"等不合理观念进行干预，向患者说明每个人遇到这个问题都会有情绪的波动，大部分人并没有排斥传染科患者的想法，可能只是患者自己的主观臆断。通过不合理观念的调整，患者可能会正视自己的疾病，从而尽早走出羞耻、自卑的心理低谷，尽快地适应病人角色。

3. 指导患者调节自己的不良情绪　许多传染性疾病具有病程长、难根治的特点，患者在经历了漫长的治疗期而又没有显著效果时容易产生急躁、悲观、敏感和猜疑等负性心理。他们常因病情不能迅速好转而烦躁，也常因病情反复而苦恼。同时对周围的事物特别敏感，经常揣度别人尤其是医护人员对自己的态度。根据患者的这些心理特点，护理人员应耐心细致地告知传染病的病程规律，使他们有充分的心理准备。同时也要鼓励患者表达自己的情绪，并寻找相应的方式来调节自己的情绪，如对于音乐爱好者可以鼓励他们去聆听音乐，以获得心理的安宁；对爱好运动的患者，可以鼓励他们去做一些太极、气功等健身活动以修身养性；对于爱好思考的患者，可以介绍他们一些关于生命观念、生活哲学的书籍以获得心灵的平静。由于传染科患者被隔离时，与社会的交往机会减少，容易产生孤独感，护理人员可以有意识地安排一些业余活动以丰富患者的生活，从而使他们能安心养病。

（五）危重患者的心理护理

危重患者在面临临终状态时，常常会有以下五个阶段的心理过程，即否认期、愤怒期、妥协期、抑郁期和接受期。如果在每一阶段都能给予相应的心理护理，就有可能使患者配合治疗，转危为安；或者在死亡来临时安详、平静地离开这个世界。

1. 否认期的心理护理　患者不愿意相信自己的病情很严重，对可能发生的后果缺乏思想准备，也拒绝谈论可能发生的严重后果，有的患者还坚信会有治疗的奇迹出现。有的患者否认自己病情恶化的事实，一直谈论的是病愈后的设想和打算；也有的患者认为否认死亡的来临可以让家人心情更好一些，而更加拒绝面对这一现实。作为一种防御机制，否认可以在一定程度上避免心理受到伤害，对患者的心理具有重要的保护作用。因此，患者出现此种情况时，护理人员不必强求患者面对现实，也可以劝说家属顺应患者的内心需要，这既是对患者的尊重，也可以使病人在心理上得到一定程度的安宁。

2. 愤怒期的心理护理　在患者度过了否认期之后，开始意识到生命已经岌岌可危了，但往往又不情愿接受这个现实，很多患者会转而产生对他人、对社会、对人生的愤怒。愤慨为什么自己会遭此不幸，抱怨世道的不公，甚至会对别人的关心和慰问产生反感，认为别人是见死不救，表现出悲愤、烦躁的情绪，向家属或医护人员发脾气，在行为上拒绝治疗，甚至敌视周围的人，这是患者心理受伤害时产生的攻击性反应。在这个阶段，护理人员要对患者的愤怒表示接纳和理解，在实施护理的过程中要更加真诚和体贴。同时也要做家属的工作，使他们认识到这是患者的正常反应，不必太计较或太紧张，鼓励家属从亲情上多支持患者，帮助患者处理愤怒的情绪。

3. 妥协期的心理护理　经过一段时间的愤怒，多数患者会倾向于妥协，即在心理上已经接受这一现实，显得平静、安详、友善但是不愿与他人交流。在此期间，患者能够顺利地接受治疗，对生活的期望降低，对生理上的舒适要求提高。在此时期，护理人员可以选择恰当的时机与患者进行生命观念、生命意义等问题的讨论，了解患者对于生与死的态度和当前的想法，同时也可以有针对性地安慰患者，并且努力为患者减轻疼痛，缓解症状，使病人身心感到相对的舒适。

4. 抑郁期的心理护理　在这一时期，病人往往已知道自己面临垂危，生命即将走到终点，表现出了极度的情绪低落和绝望。患者往往放弃了各种努力，精神出现衰退，随着身体的日益虚弱，情绪也日益低落，对外界事物完全丧失了兴趣，甚至不愿意同家人接触。这时候的患者常表现出冷漠、无动于衷的行为特点，有时家属还以为患者是适应良好的表现，因此不太在意。作为护理人员，应当认真评估患者的抑郁情况并告知家属这一表现的严重性，如果能够顺利度过，患者可能会趋于良性的情绪反应，否则，有的患者还会采取自弃、自杀等严重行为。因此，护理人员应当同家属合作，让患者有机会表达自己悲哀的情绪，如果患者主动谈到死亡等问题，也不必阻止，应当耐心倾听，给予理解、关注等积极的反馈，让患者感到被理解、被接受。

5. 接受期的心理护理　顺利渡过抑郁期的患者，能够开始正视自己面临的处境。这时的患者，已经从心理上接受自己将要面临死亡的现实，表现出平静、安详的精神状态。这一时期的患者能够理性地思考即将到来的死亡，对自己的身后之事也能够理性的一一安排。在同医护人员交往时也恢复了以往的平静心态，并能够同家人讨论死亡的问题。这一时期的患者非常愿意有亲人陪在身边，因此护理人员应当告知家属尽量地陪伴患者，渡过最后的时光。护理人员也应同患者保持良好的护患关系，每天都能够真诚地给予问候、体贴地进行生活护理，协助患者实现自己的愿望。

二、社区人群的心理护理

社区人群中，主要是儿童和老人，以及家庭为单位的生活群体，以下分别对他们的心理护理的内容和技巧作简单介绍。

（一）儿童患者的心理护理

儿童患者由于年龄小，不理解求医行为的本质，因而多数表现出抗拒、恐惧的表情，有的孩子还将打针、吃药看成父母对自己的惩罚，将穿白大衣的医生、护士视为可怕的人。因此，对待儿童患者，护理人员要格外有耐心和爱心，用儿童能够理解的语言与他们进行交流，使儿童从心理上接受护士，从而有效配合治疗和护理。

6岁以前的学龄前患儿的生活能力差，认知能力低，生活不能自理，对家人表现出很强的依赖性。对这类儿童患者，护理人员应当关心他们的饮食起居，当儿童出现哭闹、发怒、拒绝遵从治疗的行为时，护理人员可以通过先让他们看图片，并给他们讲故事等方式，减轻儿童的焦虑和恐惧，在儿童做自己喜欢做的事情的时候，给予说服和引导，同时根据此年龄段孩子心理的随意性和好模仿的特点，可以通过玩过家家、学习大哥哥大姐姐或者比赛的形式，帮助儿童放松下来，从而更好地配合治疗。

6~14岁左右的学龄期患儿，一般都有了一定的生活常识，懂得了打针吃药的意义。因此，在就医时常常能很好地配合。但是此类儿童仍然会担心自己的病是否很重，对于一些特殊的治疗方法仍然感到极度的恐惧，也会因为耽误上学而表现出焦虑，尤其是性格较内向的儿童，可能会产生抑郁、胆怯等适应不良现象。因此，护理人员应当认真评估该年龄段儿童的心理状态，并进行耐心地询问，对儿童提出的问题要认真解答，以使儿童能够更好的配合治疗，并保持良好的心理状态。

（二）老年患者的心理护理

在社区人群中，老年人群体是一个主要群体，而他们也往往是慢性病患者群体。由于年龄的增长，很多老年人都患有多种慢性疾病而且迁延难愈，给家庭成员带来不少麻烦。因此，许多老年慢性病人容易出现焦虑、内疚和自责的心理，有的老年人还会出现消极悲观甚至绝望厌世的心态。在社区护理中，护理人员应重视老年人的心理异常表现，通过有效的心理护理，让老年人恢复对生活的信心，提高生活的质量。

有些老年患者由于退休在家，又疾病缠身，在求医过程中表现为抑郁少言，或者表现为暴躁、怒气冲冲，遇到一些琐碎小事就大发雷霆。对于这种心理状况，护理人员应当给予理解和谅解，对他们热情关心，耐心引导，帮助病人树立战胜顽疾的信心，同时要维护老年患者的自尊心，以真诚的态度去对待他们。老年患者的负面情绪也常与单调的日常生活有关，护理人员应当鼓励患者丰富自己的生活内容，指导老年患者在病情允许的情况下适当安排文娱生活、体育活动。告知老年人，丰富的休闲生活有助于治疗疾病，克服消极情绪的滋长，缓解忧郁与烦闷的情绪；而单调、乏味的生活，只会增加老人的寂寞感，加重焦虑与烦躁。

老年患者常常由于慢性病需要长期治疗而感到厌烦，而产生急躁的心态。护理人员应当充分调动他们的积极因素，鼓励老年患者主动地配合治疗。通过健康教育，告诉他们慢性病的治疗特点，强调"三分靠药，七分靠养"的理念，鼓励患者在与疾病共存的时候，多进行身心的修养。

（三）家庭心理护理

家庭心理护理是把家庭作为一个整体进行心理护理的方法。在社区中，家庭是主要的生活单元，家庭成员之间的关系不仅影响着各成员的身心健康，而且也影响着他们的工作、学习和生活。家庭中的一个成员生病需要照料，往往改变家庭所有成员的日常生活，而期间任何一个成员的心理负面情绪，对整个家庭都会产生强烈的影响。因此，实施家庭心理护理的基本原理是：帮助病人的家庭成员，找出病人发病、症状持续加重的家庭因素，引导他们共同去克服或消除这些障碍，使病人的病情或症状得到减轻或改善。依据不同理论，家庭心理护理的形式主要有以下几种：

1. 认知取向的家庭心理护理　指护理人员在允许的情况下，让患者和家庭的所有成员在某个时刻聚在一起，讨论他们在一人患病的情况下面临的共同问题和疑问，每个成员可以讲述自己的想法。护理人员可以观察家庭成员之间的人际交流情况，评估此家庭面临的处境和问题。然后给予适当的解释、引导和指导，让他们能通过家庭内彼此交流发现问题的所在，并作适当的调整。此护理过程应有计划有步骤进行，期间应当尊重每一个人的意见和感受，护理人员要尽量摒弃自己的人生观和价值观对于家庭成员的影响，而尽可能客观地反映自己所看到的和所感到的问题，让家庭成员能够理智客观地接受现状，并且愿意尝试改变。

2. 行为主义取向的家庭心理护理　行为学派认为，家庭问题的发生，往往是由于不良行为在家庭成员中不断被强化而形成的；或是因为良好行为没有得到家庭的积极的正反馈而逐渐消退。因此，在实施心理护理时可以帮助家庭成员共同确定行为改善的目标，帮助成员采取良好的疾病应对行为和沟通模式，并通过运用学习的原则，奖励或惩罚的方式给予强化，促进家庭成员的行为改善。

3. 系统论取向的家庭心理护理　系统论观点认为，分化较好的家庭在面临问题和危机时更能够努力地改变而达到新的平衡。如在家庭成员出现重病需要照料的时候，分化较好的家庭成员会注重情感的彼此支持，开诚布公地谈论对疾病的看法，表达对家庭之间亲情的依恋。而分化不好的家庭，虽然每个成员都愿意尽心尽力地照顾生病者，但是可能会由于情感沟通模式过分紧密而导致每个家庭成员都心力交瘁而人际关系紧张，也可能会由于情感沟通模式过分疏远而导致彼此都认为太冷漠而感受不到家庭的温暖。因此心理护理的目标在于发现家庭中分化不良的现象，鼓励家庭成员向更成熟的方向进行分化，使得在照顾患者的过程中，既相互依赖，又能各自独立，共同渡过家庭的困难期。

4. 建构主义取向的家庭心理护理　在建构主义取向的家庭心理护理过程中，强调每个家庭成员对于自己对家庭的看法的解释，包括对家庭中的自己和他人的看法。如有的家庭成员认为父母的关心是一种约束和限制，而父母认为孩子的独立自主意识是对父母的厌弃。这些家庭成员之间的相互误解会导致在成员患病过程中彼此矛盾的激化，不利于患者和家庭成员的共同成长。护理人员在掌握了相应的理论和技巧的时候，可以鼓励家庭成员对自己的原有看法进行再定义，同时，鼓励家庭成员表达自己的依恋，促使家庭成员建立良好的评价体系，共同成长。

（官锐园）

第十二章 护理人员心理

第一节 护理人员的角色心理

一、护理人员的职业角色

角色是个体在社会中所占的地位。每个角色都具有社会所赋予的行为模式，角色承担者要按照这个行为模式进行活动。在护理工作中，护理人员一般扮演以下几种角色：

（一）关怀和照顾者

关怀是大多数护理措施的核心，也是一个专业护理人员必备的技能。传统的保持个人尊严和母性照料活动就包含了护理人员关怀和安抚的角色。但护理工作绝对不是简单的问候或发送药物等，护理人员要用专业知识和技能关心与照顾病人，把病人作为一个整体的人。如当病人因疾病等原因不能自行满足基本需要时，护理人员则提供各种护理照顾，帮助护理对象满足其饮食、排泄、休息和活动等基本需要，以及心理、社会等方面的需要。

（二）计划者

护理人员运用护理专业的知识和技能，为患者制定系统、全面、整体的护理计划，促进患者尽快康复。在这个过程中要求护理人员具有深刻的思维判断、观察分析和果断的决策等能力。

（三）教师

护理人员在护患关系中要起到教师的作用，承担教育者角色。该角色包括两个方面：一是对护理对象的健康知识的教育和指导。因为医疗卫生工作已不仅仅是重视治疗，而是包括预防在内的系统工程。人们迫切需要关于促进健康和维持健康的知识，特别是患病的人更想知道有关自己疾病病因、治疗、预后的知识。护理人员需掌握教与学的原理和方法，为护理对象提供有关信息，促进和改善人们的健康态度和健康行为，这是卫生体系中赋予护理专业人员的主要任务；二是对实习护生和新护理人员的教育和培养，帮助他们顺利进入护理工作领域，发展其护理专长。

（四）咨询者

护理人员通过与病人建立良好的护患关系，不仅要对病人的躯体疾病提供治疗服务，进行有关健康和疾病知识咨询，更要帮助他们识别和应对心理应激或心理问题。如提供情绪和认知等方面的心理咨询和服务；鼓励和帮助病人分析不同行为，明确自己的选择，以获得对自己行为的控制感。护理人员要帮助人们发展新的认知、态度和行为。

（五）辩护人

护理人员是患者利益的维护者，是全民健康利益的代言人，有责任解释并维护患者的权益不受损害和侵犯。有些学者认为，为病人做辩护是护理的基本功能。

（六）协调者

护理人员在工作中需要与有关人员进行联系与协调，维持一个有效的沟通网络，使诊断、治疗、护理工作得以协调进行，保证护理对象获得最适宜的整体医护照顾。在社区护理中，卫生保健工作的涉及面更广，护理人员更需加强与社会各机构及有关人员的协调与配合。

（七）管理者

护理人员需要对日常护理工作进行合理的组织、协调与控制，以有效使用各种资源，提高工作效率，开展优质服务。

（八）健康促进者

健康促进者指能促进变化或帮助别人，对自己或对系统做修正的人。促进变化也是护理关怀的一个基本因素，护理人员运用护理程序帮助服务对象制定计划、实施计划并维持促进健康的各种变化。

（九）研究者角色

科研是护理专业发展不可缺少的活动。每一个护理人员，特别是接受过高等教育的护理人员，在做好临床护理工作的同时，要积极开展护理研究工作，并将研究结果推广应用，使护理的整体水平从理论和实践上不断提高。

二、护理人员职业角色化过程

护理人员的职业角色化是指从事护士这个职业的个体应具有的角色人格和职业行为模式。护理人员扮演着不同的角色，个体如何适应角色的变化和发展，其过程包括对角色的期待、角色学习、角色认知及角色冲突等。

（一）角色期待

角色期待是指社会规定的用来表现角色的行为模式或社会身份的一套行为准则。社会中的一切行为都是与各自特定的角色相联系的，由此而形成了相应的角色期待。如教师的角色期待是知识丰富、循循善诱、为人师表；对父母的角色期待是关心、爱护子女；对医生的角色期待是医德高尚、医术精湛等。

全人类都需要护理工作。护理从本质上说就是尊重人的生命，尊重人的尊严和尊重人的权利。无论国籍、种族、信仰、肤色、年龄、性别、政治和社会地位，一律不受限制，这是社会乃至全人类对护理工作者的一种嘱托或期待，它具体包含以下几方面：

1. 高度的责任心和同情心 护理人员工作要认真负责、一丝不苟，具有人道主义与救死扶伤的精神。护理人员应富有同情心，学会欣赏与赞美别人，对不同的患者，无论其职位高低、男女老少、病情轻重都要一视同仁。因为，患者是为了消除病痛而来就医，如果护理人员工作马马虎虎，粗心大意，轻者会引起患者的反感，心情不快，影响医疗措施效果的发挥；重者会造成护患关系紧张，而导致心身疾病的发生或医疗事故。因此，高度的责任心和同情心是社会对护理人员角色的期待之一。

2. 热情与体贴 护理人员要处处爱护与体贴患者，要满腔热情地对待患者，使患者心理上得到温暖。这有助于消除患者的恐惧感与孤独感，激发起他们与疾患做斗争的信心。反之，护理人员对患者的冷淡，易导致护理对象情绪低落，失去信心，从而加重病情。

3. 尊重与自尊 护理人员要尊重患者，尤其对病情严重或经济困难的患者更应注意尊重，使他们得到安慰与鼓励。在一般情况下，护理人员对住院患者要使用尊称，如老王、小李、张大娘、刘老师等，不要以叫床位号代替患者的姓名，否则易使患者产生失去独立人格之感。

护理人员自己也要自尊自爱，要仪表端庄，谈吐文雅。对待患者要热情而不轻浮，亲切而不矫作，从而受到患者的尊重与爱戴，这也是一种有效的心理治疗，使患者产生信赖感与安全感。

4. 良好的性格　美国著名职业指导专家霍莱的"性格类型-职业匹配"的理论认为，不同职业的心理特征要求由不同心理特征的个体来适应；具有不同心理特征的个体，又具有各自相对易适应的职业范围，这是产生积极效果所必备的条件。护理工作是一个特殊职业，因此护理人员应具备三个方面的性格特征。

(1) 对工作应具有饱满的情绪，快乐的心情；认真负责的态度、机智果断的意志品质；沉着冷静、干净利落的工作作风。

(2) 对患者应诚恳正直，平等相待，要把护理人员个人的价值观、信仰、文化观念、行为标准，也包括个人偏见等暂时忘掉，倾听服务对象的感受，并以中性的态度，开放的思想进入病人的感觉世界中，与病人一道感受他的经历；同时又能意识到自己不在病人经历的事件之中，以保持专业人员的理智。其目的是与患者有同感，真正理解患者的需要。

(3) 对自己应开朗稳重、自信自尊、自爱自强；要有宽容心，即便感到自我形象受到威胁时也不要产生冲动行为；当对病人有帮助时，愿意分享自己的感受与经历。此外，护理人员还应有顽强的意志，在困难面前百折不回；有高度的理智，处事不惊、应对从容。

5. 优美的语言　语言美是以心灵美为基础的，也是个体思维能力的外在表现。然而，语言的表达是一种技巧，是一项艺术，必须不断学习、修炼。与护理对象谈话时，态度要自然、有礼貌，不要高声叫喊，不用命令式语言，不用护理对象不懂的医学术语。交谈要有反馈，要学会倾听，要有耐心。

6. 敏锐的观察力　观察力不是生来就有的，要注重在生活实践中培养。护理人员要善于从患者的语言、行为来了解患者的心理活动。发现患者的异常情况要针对性地做好工作，并及时向有关人员反映，及时采取有力措施，防止意外发生。

7. 敏捷的动作　护理人员的动作应该敏捷而沉着，做事干脆利落，不拖泥带水。护理人员给患者治疗时，操作要力求轻巧，尽量减轻患者的痛苦，消除其恐惧感，取得配合。

(二) 角色学习

角色学习是在相互作用着的人与人的社会关系中进行的。也就是说，角色与角色之间是相互联系着的，如没有家长就无所谓子女，没有患者就无所谓护理人员。因此，个体应学会在不同情境中去扮演符合社会规范的各种角色，并恰如其分地表现其角色行为。角色的学习主要包括两个方面：一是学习角色的权利与义务，二是学习角色的态度与情感。例如，一个人要想成为一个护理人员就必须知道护理人员的职责、护理人员的义务。也要学习如何关心与爱护患者，如何发挥护理人员的才能等。

1. 护理人员角色权利　护理职业的权利是法律、道德所赋予的。法律上的权利是护理人员依法拥有的权力和应享受的利益。道德上的权利是指道义上允许行使的权力和应享受的利益。护理人员的角色权利可以提高护理职业的声誉和社会地位，也可以调动和提高广大护理人员履行护理道德义务的积极性和主动性，从而有利于护理人员在维护和促进人类健康中发挥更大的作用。其职业道德权利包括：

(1) 在合乎护理道德的范围内，有要求其专业被尊重的权利。

(2) 有要求其人格被尊重的权利。

(3) 有要求被保护安全执行业务的权利。

（4）有要求合理待遇的权利。

（5）有要求设定护理最高标准的权利。

（6）有要求参与影响护理政策性决定的权利。

（7）有要求参与影响工作条件决策的权利。

（8）有要求筹组和参加护理专业团体，进行学术交流和接受继续教育的权利。

2. 护理人员角色义务

护理人员角色的义务是其对患者、集体和社会所承担的法律和道德责任以及社会对护理活动中护理人员行为的基本要求。护理人员角色义务有助于其端正专业思想，热爱本职工作，增强责任感，从而促使护理人员的道德境界不断升华。其角色义务包括：

（1）尽职尽责地为患者提供最佳护理服务的义务。

（2）尊重患者的人格、权利的义务。

（3）积极主动而负责地执行医嘱的义务。

（4）保证自己记录真实、完整的义务。

（5）实事求是地对待和处理差错事故的义务。

（6）努力提高专业知识、技术水平和发展护理学科的义务。

（7）保护社会环境和促进社会人群健康的义务。

（8）维护集体、社会整体利益的义务。

（三）角色认知

根据他人所表现出来的言语、表情或姿态等行为，认识对方的地位和行为，称为角色的认知。对角色的认知主要包括两个方面：一是根据某人的行为判断他的职业，如教师、农民、学生、艺术家等；二是对有关角色行为的社会标准的认知，即什么样的角色应有什么样的行为。对社会角色的认知表现在以下几个方面：

1. 感情或情绪　如认为护士应该是情绪稳定而积极的，有良好的调节与自控能力。

2. 目的与动机　如服务员以热忱服务为宗旨，教师以教书育人为目的，学生以努力学习、取得优异成绩为动机，护理人员以为人类的健康全心全意服务为宗旨。

3. 对社会的贡献　如工人为国家多制造产品，农民为国家多打粮食，护理人员为人的健康服务等。

4. 社会上的地位　如教师是人类灵魂的工程师，医护人员是救死扶伤的白衣天使。

（四）角色冲突

当一个人扮演一个角色或同时扮演几个不同的角色时，往往会产生内心的冲突与矛盾，称之为角色冲突。其表现形式有两种：一是角色内冲突，即同一个角色，由于人们对其期待不一致而产生的矛盾。如有的人认为好朋友应该相互帮助，共同提高；但另一些人认为既然是好朋友，即使出现了越轨行为也应该包庇。这就使朋友的角色出现了冲突。二是角色间冲突，角色间的冲突包括了新旧角色间的冲突或多个同时出现的角色间冲突。如护理人员，在工作中具有教师、咨询者、管理者、代言人等多种角色，调配不当易产生角色冲突。造成护理人员角色冲突的原因如下：

1. 护理工作标准高、责任大　"以病人为中心"的护理模式，使护理工作已从单纯的执行医嘱转移到为病人提供生理、心理和社会文化的全面照顾。这是复杂而具有创造性的工作，对护理人员提出了更高的要求，需要其付出更多的劳动和精力，导致部分护理人员工作负荷过重，造成心理高度紧张和身体疲乏，从而影响护理质量或角色的扮演。

2. 护理人员个人期望值与现实的差异　护理人员满怀理想和信心，期望自己能成为人们心目中真正的"白衣天使"，渴望在实际工作中一展自己的才华，所以工作勤奋、努力，以得到人们的理解和支持。然而，一些人对护理工作的重要性认识不足，对护理人员的工作认为是"高级保姆"，不承认护理人员的价值；对她们要求过高，甚至希望护理人员能满足人们所有的需求。这种不公平的社会评价，让许多护理人员心灰意冷。由于期望与现实的差距，往往造成护理人员的不满和心理不平衡，产生自卑、沮丧、失望、焦虑、抑郁，甚至人格异常。所以，护理人员要有心理准备，对于传统的观念、认识，要给予理解。因为传统的医学模式，使护理人员的工作处于被动从属的地位，这就更需要护理人员要严于律己，宽以待人，要靠自己的学识、技能和人品，感化别人，得到社会认可。

3. 知识更新快　在瞬息万变的信息时代，仅有基本专业技术知识的单一型护理人员已不能满足时代所需，社会需要掌握丰富的医学、社会和人文科学知识及护理专业知识的综合性护理人才。同时，由于行业的竞争，减员增效的人事改革制度，使年龄较大或基础较差的护理人员压力增大，无所适从。因此，护理人员要不断钻研业务，丰富自己，提高个人业务水平。

4. 人际关系复杂　护理工作中，众多的人际冲突是影响护理人员进入角色的重要因素。护理人员所面对的人际关系有护患关系、医护关系、护理人员之间以及护理人员与家属之间等错综复杂的关系。如果不能很好地处理，就会陷入人际冲突的困境，发生矛盾。因此，正确处理好护理工作中的人际关系是护理人员角色适应必不可少的环节。护理人员要充分运用沟通技巧，与各种人员交往，尤其要正确分析和处理与服务对象间的冲突，对服务对象的过激行为应采取宽容的态度，冷静地对待他们所出现的激动情绪，以坦荡的胸怀容纳别人的对与错。

（五）角色混乱

角色混乱是指个人无法获得明确清晰的角色期待或因角色期待无法一致而产生的混乱。造成护理人员角色混乱的原因如下：

1. 护理工作目标范围不清　护理人员在执行系统性整体护理时，由于整体护理理论知识不足，出现执行护理计划的困难，造成护理工作目标和工作范围不清的混乱现象。

2. 护患双方素质的差异　由于服务对象的知识程度、文化素养等不同，对护理人员的期望值也有很大的差异，使得护理人员有时无法适从，难以较好的履行角色的期待内容。

3. 服务主体与客体期望值的差异　当医院体制改革、服务转型后，护理对象作为医疗服务的客体，更多的会强调自身的权利，而淡化自身的义务；强调护理人员的义务，而淡化护理人员应享有的权利，从而出现了服务主体与服务客体相互期望中的权利、义务和职责不清的现象。

4. 护理环境条件与护理模式的相互影响　由于整体护理模式的出现，要求护理工作的重点以"以患者为中心"，护理工作越来越系统化、具体化和整体化，而护理人员所面临的现实工作环境、条件与开展整体护理的要求有一定的差距，使得护理人员在执行具体的操作时，产生角色分工不清或职责冲突的现象。

5. 护理队伍庞大但需求难以满足　护理队伍在医院是一个庞大的群体，人员约占院内整个卫生技术人员的 50%。但护理人员的进修学习、职称晋升或提拔等常比其他医务人员差，从而降低了护理人员对自身需求的满意度。这种状况使护理人员经常对其角色产生一种心理困惑或心理冲突。

6. 护理人员受教育程度参差不齐　随着社会的发展，近些年本科学历的护理人员逐年增加，但仍以大专或中专学历护理人员居多，使护理人员学历层次参差不齐。而岗位的使用无明确的界限，造成"人岗不匹配、分配不明确"，使护理人员的积极性和主动性的发挥受到影响，造成角色混乱或护理人员内部的人际冲突增加。

（六）角色缺如

角色缺如是指护理人员未进入角色。护理人员角色缺如表现在以下几方面：

1. 刚从事护理职业者　从一名护生到临床护理人员，可出现角色转变不良的情况，这只是一个过程问题，只要他（她）热爱护理事业、适合做这项工作，很快会适应这种角色的转变。

2. 不适合扮演护理角色　由于我国缺乏完善的职业选拔机制，现在还无法从职业心理的角度去考证什么人适合从事护理职业，什么人不适合从事护理职业。一般而言，相当一部分护理人员，最早的就业行为是"父母所命"，导致了护理人员从业素质方面存在一定的问题。另外，不同的病区、不同的患者，需要不同个性的护理人员进行护理。如果单从病区护理人员的数量考虑，而不注重护理人员所扮演的角色质量，易使社会或患者所期待的护理人员角色与其实际扮演的角色产生不一致，就会出现角色缺如现象。

3. 护理人员自身的问题　由于一些护理人员自身素质较差，不喜欢护理工作，厌恶患者的疾病行为，即缺乏爱心、细心、耐心、同情心和责任心，从而造成角色缺如现象。

（七）角色减退

指已进入角色的护理人员，表现出对护理工作不重视，而影响到护理效果。造成角色减退的原因如下：

1. 家庭事务问题　已婚的护理人员，她们肩负着职业与家庭的双重负担。护理人员的家庭关系、夫妻关系、子女升学就业、赡养老人等问题，会影响到护理人员角色扮演的心理和情绪，从而导致角色减退。

2. 职业兴趣转移　由于社会其他职业的诱惑，特别是更丰厚的物质、金钱诱惑，使得某些护理人员不安心从事护理工作，而导致角色功能减退。

（八）角色行为强化

由于长期从事对患者服务的工作，有的护理人员会不自觉出现一种定势心理，视自己为"母亲"或"照顾者"，把护理对象视为"弱者"和"被照顾者"。如对需要自己锻炼以促进康复的病人，护理人员则认为其"什么都不懂"，"什么都不知道"，而把自己当成是护理活动的决定者、主宰者，给予过度照顾，反而影响了患者主动训练的过程。

三、影响护理人员角色的因素

影响护理人员的角色的因素主要有护理人员的人格因素、个人工作经历、职业教育和社会支持四个方面。

（一）护理人员的人格

护理人员各自有不同的人格，对护理工作有不同的应激反应。有研究者利用艾森克人格问卷及 A 型行为问卷对临床护理人员做调查，结果显示：人格呈外倾型的护理人员，能主动寻求新颖的、变化的活动，而对单调的、重复性护理工作耐受性低，易出现护理工作中的应激性冲突；具有 A 型行为人格的护理人员表现出高水平的应激反应，而具有 B 型行为人格者常常表现出低水平的应激反应。

（二）护理职业经历

护理人员的职业经历对其角色适应也会产生影响。一般情况下，刚参加工作的护理人员，由于刚刚跨出校门，期望值较高，有较强的成就感，但由于工作经验不足，缺乏应对能力，一旦遭受挫折后，易出现强烈的应激反应，影响护理人员角色的扮演；相反，一个有较多工作阅历、经验丰富的护理人员面对应激时则会显得从容不迫、应对自如。

（三）职业教育

职业教育是一种培养专门人才的特色教育。职业教育的灵魂，是职业态度的教育，而职业态度的教育，则是护理人员角色形成和发展的核心。具有积极的职业态度，护理人员才能在职业角色的发展中，充分发挥自身的主观能动性。若职业教育不良，会影响护理人员角色的发展。

（四）社会支持作用

长时间以来，护理人员角色的形成和发展，受到社会支持和文化的影响。护理人员若能处理好各种人际关系，如护患关系、上下级关系、同事关系、家庭关系、亲友关系等，必然会形成一种良好的人际氛围，提高心理社会支持作用，这本身就能缓解各种矛盾，降低应激的产生。

四、护理人员的角色适应

从事护理工作的人员必须学会对护理人员角色、护理对象及护理环境等适应。

（一）适应自己所扮演的角色

加强护理人员职业意识和知识能力的教育培养，是塑造良好的职业形象，适应自己所扮演角色的重要因素。在教育培养中可从以下几个方面进行：

1. 在专业课学习中加强《护理发展史》的学习，学习护理前辈的创业精神，增强职业荣誉感和使命感。

2. 进行岗前心理教育，实施心理引导，树立做好护理工作的信心及克服困难的心理准备。

3. 激发护理人员职业潜能，通过成功的护理个案总结，让护理人员认识到其工作的价值，塑造良好的职业心态。

4. 结合当前市场经济的形势进行教育，以适当的职业危机感刺激护理人员的职业进取意识。

（二）适应护理对象

护理人员为护理对象所提供的专业性帮助，有助于护理对象的康复，但如果稍有不慎也会给患者带来负面影响。因此，必须尽快适应护理对象，确保护理工作质量。

1. 了解患者的心理特征　可通过观察、访谈或测试了解患者的特点，以便采取因人而异的护理措施。

2. 了解患者的需要　包括生理的、心理的与社会的需要。

3. 提高护理观察能力和技术操作能力，及时发现病情变化并及时处理。

4. 注意言行一致　在与护理对象接触的过程中，要真诚，有同感，建立相互信任的护患关系。

5. 加强护患沟通　在护理过程中，注意保持与患者及家属的交流合作。

（三）适应护理环境

不同病区以及病种的工作负荷不同，护理人员情绪紧张的程度也不同。护理人员应学习适应工作环境的变化。

1. 重危病区　如在心血管病房、急诊室和监护病房工作的护理人员，除掌握过硬的护理技术本领外，还要掌握应激的自身心理调节。既能"急中生智"，应对紧张局面，又能在事后及时放松，使之与环境保持一致。

2. 慢性病区　在慢性病区如消化病房、呼吸病房、小儿科、中医病房等，由于病程长，相互接触时间多，护理人员应平和、温良。但要稳中见效，以能适应病情的变化。

3. 传染病区　在传染病区，护理人员首先必须具备传染病的消毒护理知识，切实做好隔离防护，消除不必要的紧张、恐惧心理。

（四）适应护理工作的强负荷

造成护理工作负荷过重的原因，往往由护理人员的数量、工作病区的性质、身体素质及心理素质等决定。因此，对护理工作负荷的适应不仅需要自身的努力，更需要社会的支持和行政手段的干预。

1. 医院应合理增加护理人员编制，合理调配人员，改变当前超负荷工作状态。

2. 管理中应切实重视护理工作，努力改善工作条件，改进护理装备，为护理人员创造良好的工作环境和条件，把护理工作摆到与医疗工作同等重要的位置。

3. 在健康服务中，加快培育和拓展护理市场，使护理工作成为真正的终身职业。

4. 护理人员应做好职业心身调节，学会有计划工作，巧妙交替脑力和体力劳动。尽可能提高自身素质，减少工作压力的负面影响。

第二节　护理人员的心理素质

一、护理人员心理素质的概念、结构及要求

（一）护理人员心理素质的概念

素质是一个外延很广的概念。狭义的素质是指人的解剖、生理特点，主要是感觉器官和神经系统方面的特点。广义的素质是指人在正常的生理、心理基础上，通过后天的教育学习、实践锻炼而形成的品德、学识、思维方式、劳动态度、气质、性格特征等方面的修养水平。护理人员心理素质是指在一般素质基础上，结合护理专业特性，对护理工作者提出的特殊的素质要求。

（二）护理人员心理素质的结构

心理素质包括一个人的性格品质、心理能力、心理动力、心理健康状况及心因性行为的水平或质量五个方面。

1. 性格品质　性格是指人对现实的态度和行为方式中表现出来的稳定的心理特征，在人的个性中具有核心意义。不同的性格品质在自身及社会的价值上存在着质的差别，有优劣之分，将直接或间接地制约其他方面。同时，它的形成是在心理能力的训练中，在心理动力的促动下，在心理健康状态的影响下，在行为结果的反馈中逐步强化、积淀而成的。

2. 心理能力　主要是一个人在认知和心理适应方面表现出来的能力，如自我意识能力、自我发展及人际关系的协调能力，适应社会、生活与环境的能力等。这些能力的形成当然是综合素质作用的结果，但首先离不开优良的性格品质、强大的动力、健康的心态及良好的行

为习惯。其强弱又反作用于心理素质的其他方面，并直接制约行为表现。

3. 心理动力　是由个体的需要、兴趣、动机以及信念、理想、世界观、价值观、人生观等个性心理倾向所产生的，来自主体自身的驱动力。它既有动力大小的量的水平差异，同时也有目的指向所带来优、略的差异。所以，心理动力是一个人的性格优化、能力强化、心态健化、行为良化的内在力量源泉，它对于性格的塑造、心理能力的训练、心理健康状况及行为积极性可起到促进或阻碍作用。另外，心理素质的其他方面以及人的整体素质，又会对心理动力的大小产生强化或弱化的影响，特别是人生观、价值观、世界观等高层次的个性心理倾向和思想道德素质左右着心理动力的目标指向。

4. 心理健康的标准　目前人们对心理健康的标准有不同的理解，以最基本的心理健康的标准来衡量，指个体情绪、认知、性格等方面是否存在心理障碍，有没有心理疾病。性格健全、具备必要的心理能力、行为适应良好、内在动力强大而又积极，这些是心理健康的标志。而心理健康水平低下易导致心理素质不良，直接导致个人行为的改变。

5. 心因性行为　是指直接由个体的心理素质及心理健康状况所引发的行为。此外，人的行为中还有一部分是属于环境压力所导致的被动服从行为。心因性行为表现的适应与否，是一个人心理素质高低与否、心理健康与否的外在体现。而心因性行为所带来的结果又反过来影响性格品质、心理能力、心理动力及心理健康。

总之，以上五方面的内容共同组成广义的心理素质的内在结构，各因素间相互联系，互为基础和条件。

（三）护理人员心理素质的要求

1. 高度的责任感与同情心　护士职业特点决定了要把病人的利益和人类健康放在第一位。护理人员要忠实地执行各项工作规则和职业法则，如工作中要认真执行"三查七对"，自觉维护职业准则，富于爱心，这是由护理工作对象的特殊需要所决定的。

2. 稳定的情绪、职业的情感

（1）护理人员应热爱医疗卫生事业，热爱自己的本职工作，并以此激发积极的动机去努力工作。不论护理人员自身的个性特征差异如何，都应按照护理人员的职业形象约束和规范自己的行为，塑造和完善自我形象。

（2）积极的情绪使人精神饱满、注意广泛、观察敏锐、工作有序、失误少而效率高。情绪低落时恰恰相反，易出事故、差错。情绪激动时则易引起不必要的纠纷或失误。因此，护理人员不能把工作及个人生活中的不愉快发泄到病人身上。这不仅仅是一种职业道德的要求，也是护理人员保持心理健康的一个重要途径。善于自我调节，凡事都能冷静处理和理智应对，运用放松、升华等方法保持情绪稳定，不仅有利于建立良好的护患关系，同时对护理人员的自我形象和个体的身心健康都是有益的。

3. 良好的性格　对工作应当是满腔热情、认真负责、机智果断、大胆细致、沉着冷静、作风严谨、干净利落；对病人要有人道主义的情感，要诚恳正直、热情有礼、随和开朗、乐于助人、善交际易共鸣；对自己应当善于调整自己的心境，开朗稳重、自信自尊、自爱自强、善于坚持与忍耐。

4. 敏锐的观察力　敏锐的观察力是护理人员工作质量优劣的重要标志。护理人员要善于从病人神色、言语、行为特点去发现他们的内心活动。观察必须有科学性与系统性，除注重观察病人诸如体温、呼吸、脉搏、血压等生理指标外，还应观察病人的面部表情、眼神、举止、体态、手势以及言语的声调等，以便了解病人的躯体及内心活动。观察力实际上是广泛的知识、熟练的技巧与高尚道德情感的结合。

5. 坚强的意志　在护理工作中，护理人员要面对的困难很多，如果没有克服困难的坚强意志，就难以很好地完成任务。只有保持坚定的意志、果断的行为、旺盛的精力和坚忍不拔、知难而进的毅力才能做好本职工作。此外，护理人员的沉着、自制、耐心和坚韧也是有效地影响病人意志的重要因素。

6. 沟通的技巧　护理人员与护理对象间的沟通可以分为言语和非言语沟通两方面。护理人员在与护理对象有同感的基础上，引导对方谈话，谈话中要灵活运用尊重、倾听、沉默、重复、反馈等沟通技巧。另外，也要合理运用非言语沟通技巧，如目光接触、手势、面部表情、触摸等。

7. 较健全的社会适应性　护理职业的"社会工作者"属性，要求护理人员要学会对各种环境的适应，包括对各种角色的适应。如能适应不同病房的护理工作；对不同的护理对象的需求，都能保持良好的心境，沉着应对。

二、护理人员心理素质与管理的关系

具有良好心理素质的护理人员，再加上科学的职业管理，将是促进现代护理学科发展及护理人员人才队伍整体水平提高的"最佳组合"。两者彼此相辅相成，缺一不可。对同一管理水平的管理者而言，她所管辖的护理人员的心理素质的优劣，将直接影响其管理的难易程度；而对同一职业心理水准的护理人员来说，管理者的职业管理水平如何，同样对护理人员心理素质的发展进程具有决定性的影响。因此，为了促进护理人员心理素质的优化，管理者要做到以下几方面：

（一）更新观念并澄清概念，是优化护理人员心理素质的前提

很多人不能确切地把握护理人员"心理素质"的概念，尤其是在涉及其具体内涵时，往往把它与"善良、人道、情趣高尚、无私奉献"等一些道德判断的概念相混淆。一些管理者已习惯于把"护理人员职业心理素质"这个心理学概念混同于另一些职业道德概念。若不能将其正确地区分，势必导致管理者在实际工作中出现失误，误导管理工作中解决问题的思路，有时甚至引起下级反感或内心冲突，造成护理人员的心理压力加大，以致其可能在日后的工作中迁怒于患者，形成恶性循环。同时使护理人员自身产生职业角色行为的困惑，对自己成功地扮演职业角色丧失自信心，以致与良好职业心理素质的偏差越来越大。因此，更新陈旧观念，澄清模糊认识，是现代管理者致力于护理人员职业心理素质优化的基本前提。

（二）维护"健康使者"的身心健康，是促进管理者优化护理人员职业心理素质的重要目标

护理人员通常被人们称之为"人类的健康使者"，这充分体现了护理职业的重要社会功能，她们"不仅要帮助患者恢复健康，而且要使健康人保持健康"。而"健康使者"队伍的健康状况能否承担起为全人类提供健康保障的重任，对于她们的工作对象的影响是十分直接和至关重要的。所以，作为管理者，只有高度关注本职业人群的心身健康，把促进本职业人群的心身健康贯穿于管理工作实践的始终，才能使得管理者的工作事半功倍，从根本上保证整体管理目标的顺利实现。

（三）教育管理与关心体恤的有机结合，是保障管理者优化护理人员职业心理素质的基本原则

护理人员也是一个具有"七情六欲的血肉之躯"，她们的心身健康水平受其职业心理素

质、职业环境、自身人格等多因素的影响。护理人员所面对的日常超负荷的工作量、持续性的紧张情境刺激以及身心失衡和求医心切患者的某些冲动性言行等，常易产生心理失衡，久而久之，就可能导致身心健康的不良状态。因此，管理者在实施管理对策前，应分析原因，在教育管理的同时多一些关切和体恤。

（四）掌握动态、制定对策、提供咨询是履行管理者优化护理人员职业心理素质的常规职责

由于护理人员个体心身健康总是处于不断变化、动态发展的过程中，常会有所起伏。因此，管理者必须思考如何根据护理人员心身健康的动态变化而开展工作，以及某种特定状态下实施哪些对策更为有效。如可以通过举办辅导、讲座、宣教等形式，帮助她们提高对各种应激的心理承受力，或以鼓励、支持、关怀为主，协助她们尽快恢复平衡和健康，或采用"倾听宣泄、参与分析"等形式，起到为护理人员提供心理咨询的作用。

三、护理人员心理素质的评估

心理素质的评估应从性格品质的优劣、心理能力的强弱、心理动力的大小、心理健康状况的好坏，以及由心理因素引起的行为表现的社会适应与否这五个方面全面评估。

（一）性格品质方面

1. 护理人员的态度　是自信、自爱、进取，还是自卑、自弃、退缩；对护理对象是宽容还是计较，温和还是粗暴；对工作、学习是喜爱还是厌恶，勤奋还是懒惰，认真还是马虎等。

2. 情绪方面　护理人员在工作中是乐观还是悲观，开朗还是抑郁，稳定还是易波动。

3. 意志品质方面　护理人员的工作是有目标的、具有自觉性和自制力，还是盲目、冲动或放纵，是勇敢、果断还是怯懦或优柔寡断，有恒还是无恒，灵活还是死板。

（二）心理能力方面

1. 认知方面　包括感知、记忆、思维、想象、注意、创造能力等。如护理人员的精神面貌、情绪状态、思维过程，对事物的个别属性和整体属性的认识。

2. 心理适应能力　包括①适应客观的自我意识能力，如自我认知、自我评价及自我接纳能力。②是否适应自我发展所需的自我定向、自我设计、自我监督、自我扬弃、自我表现的能力。③是否适应于角色。如在知觉他人、理解他人的基础上，能否进行照顾、指导、咨询、计划和管理。④人际交往以及人际关系的协调能力。⑤适应社会所需的社会知觉能力、价值判断能力、竞争及协作能力。⑥适应生活与环境所需的自理能力、应变能力、决策能力、承受挫折能力、情绪调适能力、心理保健能力、行为自控能力等。

（三）心理动力方面

评估护理人员个体的需要、兴趣、动机，以及信念、理想、世界观、价值观、人生观等个性心理倾向。如评估她们是否热爱自己的护理事业。尤其对年轻的护理人员更要注重他们的动力指向，以防出现兴趣的偏移，影响护理工作。

（四）心理健康方面

以现有的心理健康标准，评估护理人员的情绪、认知、性格等方面是否存在心理障碍，有无心理疾病。心理健康的好坏，直接影响着护理人员心理素质的提高。

（五）心因性行为方面

评估护理人员个体的心理素质及心理健康状况所引发的行为。如护理人员在工作中遇到

护理对象不理解而产生冲动时，护理人员采取的行为是主动进攻，还是被动服从，或是合理的运用心理防御机制进行化解，尽量减少自己的伤害，但又不损害护理对象。

四、护理人员心理素质的培养

（一）认识自我

客观地认识自我是一件极不容易的事情，特别是当发现客观认识的自我与理想中的自我冲突时，会产生不愉快的感觉。护理人员要关怀和满足护理对象在生理、心理及社会方面的需要，帮助患者和家属应对疾病，甚至是死亡带来的各种情绪反应。因此，护理人员必须有能力检查个人的感受、行为与反应，学习怎样去应对焦虑、愤怒、悲伤与快乐。护理人员的目标是获得真诚的、开放的个体间沟通，只有对自己肯定性的理解与自我接受，才能接受护理对象的不同理念与个体独特性。然而人们对自己的认识，常常把握不准，这就要求人们在不断的学习、实践中，分析自我，增加自我感知，从而认识自我。Johari 发展的认识自我的窗口模式，包括有自知与他知（A）、他知（B）、自知（C）、自己和他人都不知（D）四个象限。如图 12-1 认识自我的窗口模式所示。

A 自知与他知	B 他知
C 自知	D 自、他都不知

图 12-1　认识自我的窗口模式

窗口中第一象限 A 区是开放的，包括行为、感受和思维，是属于自己与他人都了解的自我部分；第二象限 B 区是盲区，包括所有别人了解的自我部分，而自己却不了解自己；第三象限 C 区是隐含区，包括只有自己知道的自我部分；第四象限 D 区是未知区，是自己与他人都不了解的自我部分。此模式强调没人完全了解窗口中的自我，只有通过增大第一象限，缩小第二和第三象限，使第四象限最小，自我的认识才会提高。护理人员首先要增加自己在护理工作中的情感体验、意志品质、能力展现，增强自信，对自己有个正确评价，同时使护理对象及他人对自己也有所认识；其次是减小第二象限，通过倾听别人和向别人学习，提高自我认识。因为，当我们与别人接触时，会增加我们对自己的感知。护理人员要积极地倾听别人，通过别人提供的反馈信息认识自己；最后的步骤是通过自我显露或向别人揭示自我的重要部分，这是人格健康的标志之一，也是获得健康人格的一种方法。

认识自我能使护理人员逐渐增强各种感受能力，如快乐、愤怒、关爱等，而不易产生防御心理，善于以更自然的、真诚的方式与其他人相互联系，这是在护患关系中应具备的心理素质及能力。

（二）学校教育与社会教育相结合

要培养护理人员良好的心理素质，首先必须加强教育。因此，学校在给学生进行护理理论知识教育的同时，要教育学生热爱护理事业，使之具有崇高的敬业精神和为护理事业献身的理想。这样才能真正理解护理工作的社会价值和意义，才能懂得为什么工作或应该怎么工作，从而主动自觉地加强良好心理素质的培养。

（三）规范教育与自我调控相结合

在护理人员心理素质培养的过程中，严格的规范教育是基本训练的核心。与此同时，自我调控的教育也具有重要的现实意义。由于每个人的个性特征、耐受性、敏感性、挫折承受力、认知态度与技能状态不同，往往在相同情况下所引起的心理反应和应激水平不尽相同。因此，培养护理人员的自我调控能力非常重要。

（四）严于律己与宽以待人相结合

从平凡的小事做起，不随波逐流，虚心接受别人的批评，在个人独处时也能谨慎地遵守职业道德和规范。对他人，则要以宽大的胸襟，去理解和接纳别人。

（五）现实形象与理想模式相结合

护理人员心理素质的培养是以最终符合角色需要为目标的。现实形象与理想模式之间多数是会有差距的。通过正面的典型宣传，找出差距，制定目标，并在工作的实践中不断完善自我形象，缩小现实与理想的差距。

（六）社会磨炼、积极进取

社会是最好的熔炉和大课堂。学生毕业后，需要在长期的社会实践中增长才干，调整自我的心态，适应社会的需求。成功的机会往往存在于挫折之中，强者的奥秘就在于自觉运用这个哲理处理生活道路上的困境。因此，护理人员应做到：

1. 自觉实践　在护理实践工作中，有意识地培养自己的心理素质，接受挫折磨砺，要把实践作为培养锻炼心理素质的好机会和好场所。

2. 在实践中比较评价　包括自我评价，对比评价。与过去比、与同志比、与患者的意见比、与应有的优良品质比。通过比较评价，巩固成绩，克服不足。

3. 自觉而严格地遵守制度　自觉而严格的遵守各项规章制度，力争把它们变成自己习惯的行为。

（七）促进心理健康

要培养良好的心理素质，心理健康是基础。因此应做到以下几方面：

1. 欣赏与悦纳自己　德国的一位学者曾说："一个人真正伟大之处，就在于他能够认识自己"，这是发展健康的自我体验的关键与核心。正确评价自己，给自己树立信心，承认自己的缺陷与不足，并正确对待。当自己能够肯定自己、尊重自己时，就易获得他人的尊重和社会的支持。

2. 保持躯体健康　适度有氧运动，保证足够的休息、睡眠及愉快情绪，以促进体内代谢、激发躯体的能量，保持充沛的精力与体力来应对日常繁重的工作。

3. 生活作息弹性化　生活作息时间弹性安排，留给自己一些可完全放松的短暂时间，以调整纷乱的生活步骤，重新界定可行的途径。

4. 寻找专业成长点　肯定自己的专业地位，积极寻找专业的成长点，不断丰富自己，获取真正的实力来面对各种应激。

5. 充实家庭生活　塑造平凡而充实的家庭生活，掌握亲密的人际互助，获得家人的支持与帮助。减轻后顾之忧，专心面对工作的挑战。

6. 面对现实，适应环境　心理健康者总能与现实保持良好的接触。一方面他们能发挥自己最大的能力去改造环境，以求外界现实符合自己的主观愿望；另一方面在力所不能及的情况下，他们又能另择目标或重选方法以适应环境。

7. 培养兴趣与爱好　培养多种兴趣与爱好，游戏于动静之间，既可提高护理工作智能水平，又可训练本领、滋养心灵。

8. 结交知己、与人为善　乐于与人交往，和他人建立良好的关系，是心理健康的必备条件。与他人在一起分享快乐、能力和成就，分担忧虑，同时可得到帮助和获得信息，集思广益，携手克服人生困顿，从而促使自己不断进步，保持心理平衡与健康。与人为善、宽以待人，不要以自己的标准强加于他人。人非完人，世上没有十全十美的人，因此，要宽纳他人，要充分尊重他人的人格。

总之，护理人员只有将自身的心理健康达到一个更高的境界与水准，才能将现代医学模式所要求的护理工作做好。

（姬栋岩）